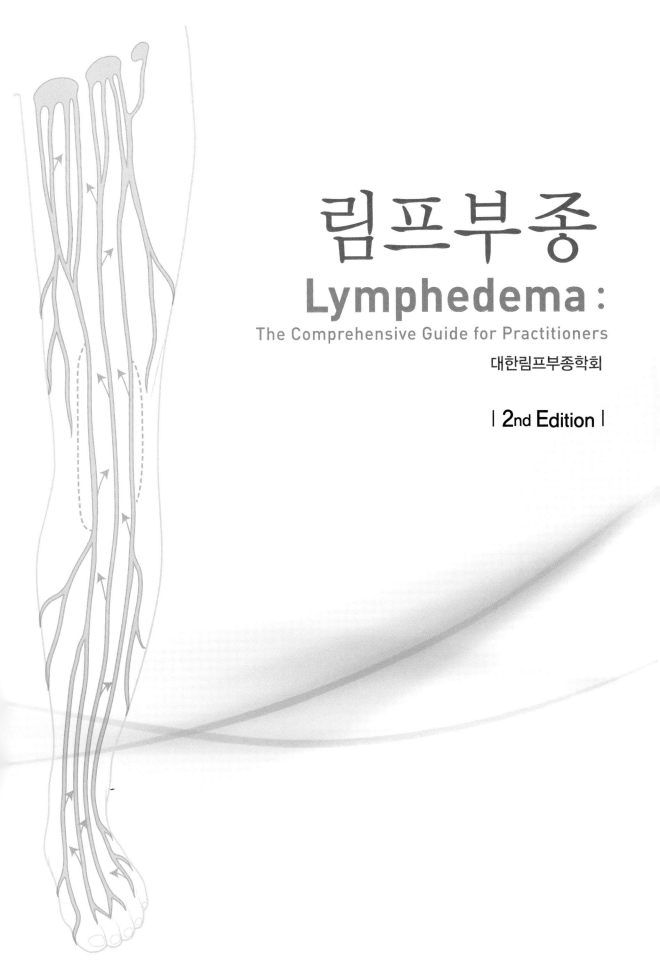

림프부종
Lymphedema :
The Comprehensive Guide for Practitioners

대한림프부종학회

| 2nd Edition |

Lymphedema

림프부종 2nd ed.

첫째판 1쇄 발행 | 2012년 11월 23일
둘째판 1쇄 인쇄 | 2017년 1월 20일
둘째판 1쇄 발행 | 2017년 2월 1일

지 은 이 대한림프부종학회
발 행 인 장주연
출 판 기 획 김재한
편집디자인 조원배
표지디자인 김재욱
일 러 스 트 김경렬
발 행 처 군자출판사
　　　　　등록 제4-139호(1991. 6. 24)
　　　　　본사 (10881) **파주출판단지** 경기도 파주시 회동길 338(서패동 474-1)
　　　　　전화 (031) 943-1888　　　팩스 (031) 955-9545
　　　　　홈페이지 | www.koonja.co.kr

ISBN 979-11-5955-117-8

정가 50,000원

림프부종
Lymphedema

발간사 (첫째판)

림프부종은 오랫동안 의학적인 면에서 관심이 많지 않았음은 부인할 수 없을 것입니다. 최근 삶의 질에 대한 관심이 높아짐에 따라 림프부종에 관한 연구가 많이 진행되고 예방법, 치료법도 많이 발전 되었음은 주지의 사실입니다. 우리나라에서도 2004년 대한림프부종연구회가 창립된 다음 림프부종에 대한 관심이 높아졌습니다. 현재 임상에서 사용되고 있는 림프부종의 진단과 치료법은 적절하고 의학적 근거가 확실하다 하겠지만 아직도 많은 제한점이 있습니다. 그리고 체계적이지 못한 면도 없지 않습니다. 병인론과 병리학적인 면에서도 많은 수수께끼가 존재합니다. 이런 점에서 체계적으로 림프부종을 서술한 교과서가 중요합니다. 그동안 단편적으로 외국 교과서를 번역한 책들은 있지만 림프부종에 관하여 집대성한 교과서가 없어서 우리말 교과서가 필요함은 꾸준히 제기 되어 왔습니다. 이번에 대한 림프부종학회를 중심으로 림프부종에 관한 권위자들이 참가하여 처음으로 우리나라 말로 이루어진 교과서를 발간하게 됨은 시의적절하다 하겠습니다. 물론 처음 나오는 책인지라 내용과 구성이 엉성하고 많은 허점과 과오가 있으리라 여겨집니다. 그러나 첫술에 배부를 수 없는 일인지라 앞으로 좋은 교과서로 태어나기 위한 발판으로 여겨주고 어여삐 봐주시기를 바라는 바입니다. 아무쪼록 이 교과서가 우리나라에서 림프부종에 관한 훌륭한 지침서로 자리매김 하기를 바랍니다.

그동안 림프부종 교과서를 위해 좋은 옥고를 써 주신 필자 여러분께 우선 감사 드립니다. 또한 이 책의 편집을 위해 수개월을 고생하신 편집위원장 나은우 교수, 편집이사 이종인 교수를 비롯한 편집위원들께 거듭 치하를 드리고자 합니다. 그리고 "림프부종"이란 교과서를 훌륭하게 디자인해주신 군자출판사 관계자분들께도 감사를 드립니다.

2012년 10월
대한 림프부종학회 회장
양 정 현

발간사 _(둘째판)

　　2004년 11월 림프부종 관련된 기초 및 임상적 연구와 림프부종의 예방, 교육, 진단 및 치료에 관심이 있는 의료인들 (재활의학, 외과학, 부인종양학, 핵의학과, 방사선종양학, 성형외과, 물리치료사 및 간호사)이 모여 대한림프부종연구회가 설립되었고 연구회 창립과 더불어 본격적인 림프부종에 대한 체계적인 연구와 교육을 시행하였고 이러한 경험과 결과들이 쌓여 2010년 11월부터는 대한림프부종학회로 확대 개편하여 현재 1년에 2번의 정기학술대회 및 워크숍을 개최하고 있습니다. 2016년부터는 워크숍을 치료와 관리워크숍으로 나누어 시행하고 있으며 우리 회원들이 학수고대하던 학술지도 출판되었습니다. 이 모든 성과들이 회원님들의 열정과 관심이 있었기에 가능했던 것입니다. 그리고 우리말 교과서가 없어 아쉬워하던 차에 모든 회원들의 노력으로 2012년에는 국내 최초의 우리말 교과서 "림프부종" 편찬이 이루어졌고 이번에는 첫판에서 아쉬웠던 분야와 내용 그리고 새로이 추가된 지식을 총망라하여 제 2판을 만들어 보았습니다. 이 책이 널리 보급되어 림프부종에 관심 있는 분이나 예방과 치료에 참여하고 계시는 모든 분들에게 하나의 지침서가 되기를 바랍니다.

　　다시 한 번 그동안 림프부종 교과서 출판을 위하여 앞장서서 이끌어주신 황지혜 부회장님과 실무를 책임지고 매진해주신 양은주 간사님을 비롯한 편찬위원님들 그리고 각 분야별 저자님들의 노고에 큰 치하를 드립니다. 아울러 군자출판사와 임직원 여러분들의 노고에도 감사를 드립니다.

2016년 11월
대한림프부종학회 회장
김 이 수

서문

"림프부종" 2판을 펴내면서

제가 림프부종에 대한 진료를 시작했던 처음 그때, 국내는 물론이고 국외에서도 림프부종 전문 의학서적을 찾기란 참 어려웠습니다. 이후 국외 서적들의 출판이 조금씩 늘어났지만, 의사뿐만 아니라 의료기사 및 간호사 등 직접 진단, 치료와 교육을 행하는 의료인들이 쉽게 익혀 바로 임상에 적용할 수 있는 우리 책이 절실히 필요했었습니다. 그래서 2012년 발간된 책이 바로 "림프부종 Lymphedema: The comprehensive guide for practitioners"입니다. 많은 분들이 열정과 시간을 모아 좋은 책을 발간했습니다. 하지만, 임상분야가 매우 다양하고 저자들 개개인의 임상과 연구 경험도 다소 차이가 있다 보니 조금은 미진하고 조화롭지 못한 내용들이 없지 않았던 것 같습니다.

이제 림프부종은 의료의 사각지대를 벗어나 중요한 질환으로 자리매김 하게 되었고, 최근 몇 년 동안 림프부종의 진단, 치료, 교육 및 연구를 전문적으로 하는 분들의 수가 점진적으로 증가하였습니다. 그래서 대한림프부종학회에서는 좀더 보강되고 정리된 개정판의 발간이 시급히 필요하다고 결정하였고 편찬위원회를 중심으로 추진하게 되었습니다.

집필진···

저와 함께 3명(양은주, 장대현, 김지선)의 편찬위원들은 현재 국내외 간행되어있는 주요 관련서적들을 일일이 비교 분석하여 개정판의 목적과 주제, 내용과 각 분야에 맞는 집필진을 선정하였으며 각 저자들에게 원고를 의뢰, 수집하고 또 원고의 교정까지 맡았을 뿐만 아니라 주요 내용의 집필도 맡아 큰 수고를 아끼지 않았습니다. 특히, 편찬위원회 간사인 양은주 교수의 헌신이 없었다면, 개정판을 낸다는 것은 불가능하였을 것입니다.

개정판의 집필진들은 국내 유수의 대학 및 병원들에서 림프부종 관련 분야(재활의학과, 유방외과, 산부인과, 혈관외과, 성형외과, 핵의학과, 방사선종양학과, 물리치료학, 간호학 등)의 임상과 연구를 직접 행하고 있는 34명의 의료인들로 구성되었습니다. 저자 한 분 한 분의 수

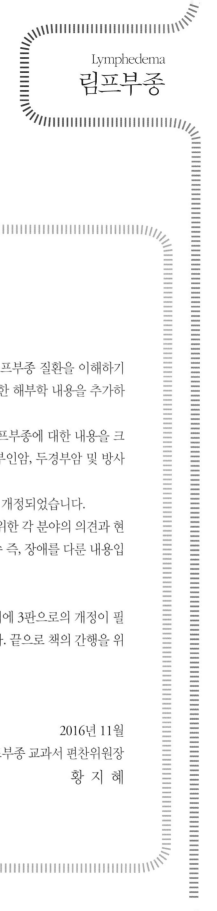

고에 진심으로 감사 드립니다.

2판에서 특히 달라진 내용…

림프계의 해부, 생리 및 병리 등의 기초적인 내용들을 '제 1부 림프부종 질환을 이해하기 위한 기본 지식'이라는 소제목으로 묶었으며, 두경부 림프부종을 위한 해부학 내용을 추가하였습니다.

'제 2부 림프부종의 정의 및 원인' 에서는 전판에 비해 일차성 림프부종에 대한 내용을 크게 보완하였으며, 이차성 림프부종의 경우 주요 원인 질환(유방암, 부인암, 두경부암 및 방사선치료)에 대한 내용들이 최신 내용으로 수정보완 되었습니다.

3부와 4부의 임상적인 내용들은 큰 변화는 없지만, 최신 내용으로 개정되었습니다.

특히, 제 5부는 새로이 추가된 내용으로, 1장은 림프부종 예방을 위한 각 분야의 의견과 현재까지의 근거를 다룬 내용이며, 2장은 림프부종에 대한 사회적 이슈 즉, 장애를 다룬 내용입니다.

대한림프부종학회의 성장 발전과 함께, 이번보다 더 빠른 기간 내에 3판으로의 개정이 필요할 만큼 이 분야가 학문적으로 또 임상적으로 발전하길 기원합니다. 끝으로 책의 간행을 위해 열심히 일해준 군자출판사 직원들께 감사 드립니다.

2016년 11월
림프부종 교과서 편찬위원장
황 지 혜

집필진

편찬 위원장
황 지 혜

편찬실무간사
양 은 주

편찬실무위원
장 대 현, 김 지 선

저자

김 동 익 성균관대학교 의과대학 삼성서울병원 혈관외과
김 명 수 가톨릭대학교 의과대학 · 의학전문대학원 인천성모병원 방사선종양학과
김 연 실 가톨릭대학교 의과대학 · 의학전문대학원 서울성모병원 방사선종양학과
김 이 수 한림대학교 의과대학 한림대학교 성심병원 외과
김 준 성 가톨릭대학교 의과대학 · 의학전문대학원 성빈센트병원 재활의학과
김 지 선 순천향대학교 의과대학 순천향대학교부천병원 유방내분비 외과
나 은 우 아주대학교 의과대학 아주대병원 재활의학과
노 영 남 인제대학교 의과대학 일산백병원 혈관외과
문 구 현 성균관대학교 의과대학 삼성서울병원 성형외과
박 상 윤 국립암센터 부인암연구과

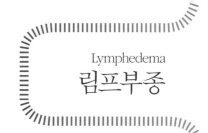

박 양 진 성균관대학교 의과대학 삼성서울병원 혈관외과

배 하 석 이화여자대학교 이대목동병원 재활의학과

복 수 경 충남대학교 의과대학 충남대학교병원 재활의학과

서 관 식 서울대학교 의과대학 서울대병원 재활의학과

신 경 환 서울대학교 의과대학 서울대병원 방사선종양학과

심 영 주 고신대학교 의과대학 고신대병원 재활의학과

양 은 주 서울대학교 의과대학 분당서울대학교병원 재활의학과

양 정 현 건국대학교 건국대학교병원 외과

윤 경 재 성균관대학교 의과대학 강북삼성병원 재활의학과

이 경 복 서울의료원 혈관외과

이 상 길 삼성서울병원 재활의학과 물리치료사

이 세 경 성균관대학교 의과대학 삼성서울병원 외과

이 종 인 가톨릭대학교 의과대학 · 의학전문대학원 서울성모병원 재활의학과

임 명 철 국립암센터 부인암연구과

임 재 영 서울대학교 의과대학 분당서울대학교병원 재활의학과

장 대 현 가톨릭대학교 의과대학 · 의학전문대학원 인천성모병원 재활의학과

장 현 주 삼성서울병원 재활의학과 물리치료사

전 재 용 울산대학교 의과대학 서울아산병원 재활의학과

최 준 영 성균관대학교 의과대학 삼성서울병원 핵의학과

허 수 영 가톨릭대학교 의과대학 · 의학전문대학원 서울성모병원 산부인과

황 지 혜 성균관대학교 의과대학 삼성서울병원 재활의학과

목차

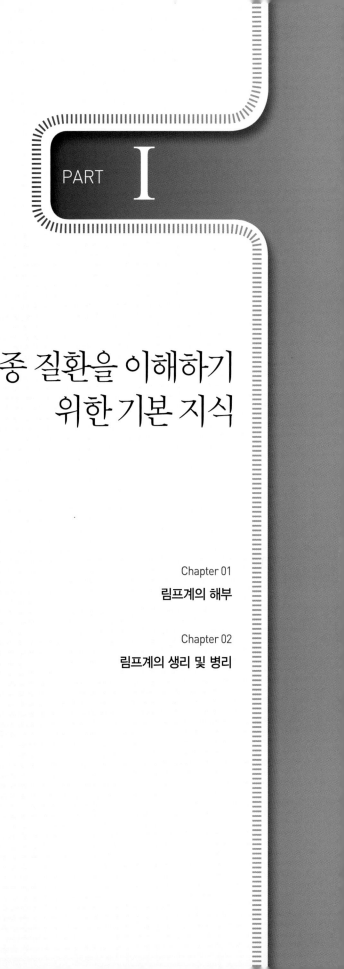

PART I

림프부종 질환을 이해하기 위한 기본 지식

Chapter 01

림프계의 해부

1. 림프계의 형태(Topography)

림프계(lymphatic system)는 림프관(lymphatic vessels)과 림프조직(lymphatic tissue)으로 이루어져 있다. 림프관은 림프액(lymphatic fluid)이 조직에서 정맥으로 이동하는 통로이다. 이러한 림프관의 구조는 일반적인 모세혈관(capillary vessels)과는 달리 모세혈관에서 흡수될 수 없는 종류의 간질액(interstitial fluid)을 흡수하여 정맥으로 이동시키며, 이러한 과정을 통해 몸의 체액(body fluid) 균형을 유지시킨다. 림프조직은 림프구를 생성하고 림프액이 림프절을 통과 할 때 불순물을 여과시켜 면역 반응에 있어 중요한 역할을 한다.

림프계는 정맥계와 병렬 주행을 하며 두 가지 특징이 있다. 첫째, 림프계는 몸의 말초에서 림프 모세관(vessle)으로부터 시작된다. 둘째, 림프계는 중간 중간이 림프절의 체인으로 중단되어 있다. 즉, 림프계는 몸의 말초에 존재하는 림프 모세관(lymphatic capillary vessels, initial lymph vessle)에서 시작되어 전집합관(precollector), 집합관(col-

lector)의 순서로 주행하며 집합관 중간 중간에 림프절(lymph node)이 존재하고 마지막으로 집합관 줄기(collecting trunk)를 통해 우측과 좌측 정맥각(venous angle)에서 합쳐진다. 따라서 림프액

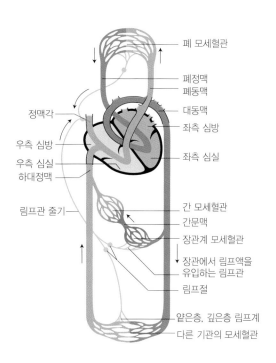

	폐 모세혈관
	폐정맥
	폐동맥
정맥각	대동맥
	좌측 심방
우측 심방	좌측 심실
우측 심실	
하대정맥	
림프관 줄기	간 모세혈관
	간문맥
	장관계 모세혈관
	장관에서 림프액을 유입하는 림프관
	림프절
	얕은층, 깊은층 림프계
	다른 기관의 모세혈관

그림 1 림프수송의 모식도

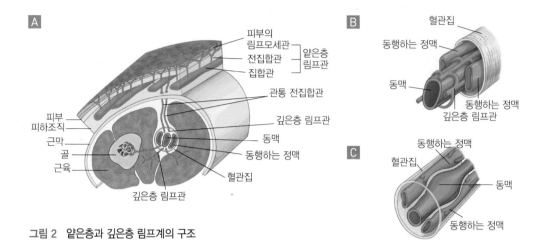

그림 2　얕은층과 깊은층 림프계의 구조

(lymphatic fluid)의 흐름도 간질에서의 림프액이 림프 모세관으로 흡수된 후, 전집합관, 집합관을 통해 이동하며 집합관 줄기를 통해 정맥으로 유입된다(**그림 1**).

　림프계와 혈관계의 비교는 림프계의 역할을 익히기 위해 중요하다. 림프계는 대체적으로 혈관의 구조와 해부학적 위치(얕은층, 깊은층 그리고 내부장기 림프계)가 비슷하며 혈액과 림프액 모두 백혈구, 혈장, 혈청 단백을 포함하는 공통점을 가졌다. 또한, 최종 경로가 심장으로 향하고, 질환과 감염으로부터 몸을 보호한다는 유사점이 있다. 그러나 림프계는 혈관계와 달리 간질액으로 유출된 물질 중 분자량이 큰 물질을 흡수하고 이동시키며, 이러한 물질을 혈액으로 되돌려주는 역할을 한다. 즉, 혈관계는 '심장'이라는 중앙 펌프를 이용해 혈액을 '순환' 시키지만, 림프계는 한 방향으로만 이동하는 반원(semicircle)을 형성하는데 이것은 림프를 움직이게 하는 중앙 펌프가 없기 때문이다. 따라서 림프의 흐름은 '순환(circulation)'이라는 용어 보다는 '수송(transport)'이라는 용어가 더 적합하다(**그림 1**).

　림프계는 형태(topography)와 기능에 따라 얕은층(superficial lymphatic systems), 깊은층(deep lymphatic systems) 그리고 내부 장기 림프계(visceral lymphatic systems)로 구분된다. 내부 장기 림프계(visceral lymphatic systems)는 장기 구조에 따라 다양한 형태학적 차이를 보이며 깊은층 림프계의 하위범주로 생각되기도 한다. 얕은층과 깊은층 림프계는 근막(fascia)에 의해 나뉘는데, 얕은층 림프계를 근막외 림프계(suprafascial lymphatic systems), 깊은층 림프계를 근막하 림프계(subfascial lymphatic systems)로 부르기도 한다. 얕은층 림프계는 근막 위쪽에 위치하는 림프계로 피부와 피하조직에서 체액을 이동시키며 깊은층 림프계는 근막 아래쪽에 위치하여 근육조직, 건초(tendon sheath), 신경조직, 골막, 관절 등에서 체액을 이동시킨다. 얕은층 림프관들은 피하지방층에 있으며 깊은층의 림프관들은 일반적으로 혈관들과 동행하며 공통의 혈관집(vascular sheath)에 함께 둘러싸여 있다(**그림 2**). 일반적으로 얕은층 림프계는 피부와 피하지방층에 위치한다고 알려져 있으나 실제 사지에서 얕은층 림프계가 위치하는 깊이에 대한 연구는 드물다. 최근 사체 연구에서 (integument)를 피부, 피하지방층, 얕은층 근막, 성긴조직, 깊은 근막으로 나누고 피하지방층을 얇고 투명한 격막으로 나누어 얕은층, 깊은층으로 구분하였을때, 얕은층 림프관은 피하지방층 중에서 깊은 피하지방층과 성근조직(loose areolar tissue)에 위치한다고 했다. 이에 비해 정맥과 신경은 주로 성근조직에서 주행하고 있다 하였다. 따라서, 림프부종 치료에서 림프관정맥 문합술의 치료 효과를 높이기 위해 이러한 해부학적 지식을 보다 잘 이해하고 연구하는 것이 필요하다 하겠다.

얕은층 림프계와 깊은층 림프계는 림프의 수송 정도가 뚜렷하게 차이난다. 건강한 다리에서 깊은층 림프계는 얕은층 림프계에 비해 림프 수송이 느리고 그 양도 적다. Brautigam 등은 근막 아래로 방사능 추적자(radioactive tracer)를 주사했을 때와 피하지방(근막 위로)으로 주사했을 때의 서혜부에서 방사능 추적자(radioactive tracer)의 섭취율(uptake)을 연구하였는데, 피하지방에서 주사한 경우는 13%의 섭취율을, 근막하에서 주사했을 경우는 7%의 섭취율을 보여 피하지방에서의 림프 흐름이 근막하에서의 흐름보다 많다고 했다. 또한, Mostebeck 등은 깊은층 림프계의 수송이 얕은층 림프계의 수송 능력의 7%에 불과하다고 했다. 그러나, 최근의 연구에서는 깊은층 림프계의 중요성이 대두되고 있는데, Modi 등은 피하층이나 피부보다 근육에서 림프관의 분포가 많고 크기가 커서 단위시간당 림프액의 통과율이 높아, 부종의 정도는 근막외 림프계의 기능보다 근막하 림프계의 기능에 더 영향을 받는다 하였고, Stanton 등은 림프부종 환자에서 근육에서의 림프액 배액이 피하층의 림프액 배액보다 항상 크고 림프부종의 발생 정도는 근육의 양이 중요하다고 했다. 저자의 연구에서도 상지 림프부종 환자를 대상으로 복합적 림프부종 물리치료와

함께 저강도의 능동적 저항운동을 실시하여 상지 근력과 긴장도를 높였을 때, 림프부종의 뚜렷한 부피 감소를 관찰하였으며, 특히, 근육이 많이 분포되어 있는 근위부의 부종이 더 뚜렷하게 감소되어 림프 부종 치료에 있어 근막하 림프계의 중요성을 확인할 수 있었다. 따라서, 향후 얕은층과 깊은층 림프계의 림프 흐름에 대한 보다 많은 연구가 필요할 것이다.

2. 림프계의 구성(Components)

림프계의 구성은 기능적으로 순환계(circulatory system)와 면역계(immune system)로, 해부학적으로는 림프관(lymphatic vessels)과 림프조직(lymphatic tissue)으로 나뉜다. 림프관은 림프액을 수송하고 흡수하는 역할을 하며 림프조직은 림프절, 비장, 흉선, 장관의 페이어반(peyer's patch), 간, 폐, 골수의 림프조직 등을 포함하며 면역기능에 중요한 역할을 한다.

1) 림프관(lymphatic vessels)

림프관은 혈류 공급이 있는 모든 곳에서 존재하지만, 중추신경계와 손톱, 각막, 머리카락에서만 발견되지 않는다. 림프관은 림프 모세관, 전집합관, 집합관, 림프관줄기로 나뉜다. 이러한 림프관들은 혈관과 유사하게 모두 내피세포의 특수한 구조로 연결되어 있어 단백질이 풍부한 림프의 응고를 방지할 수 있다. 전집합관과 집합관은 내피세포층 바깥쪽에 결합조직층(connective tissue layer)이 있고 집합관은 평활근으로 이루어진 근육층도 있다. 근육층의 세포는 내층(inner layer)에서는 종축의 방향(longitudinally)으로, 외층(outer

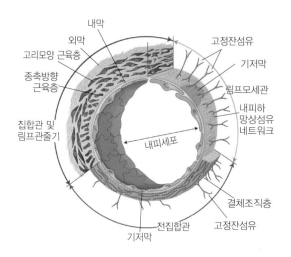

그림 3 림프관 종류에 따른 단면도

layer)에서는 고리모양(annular fashion)으로 분포한다. 집합관의 벽은 정맥의 벽과 유사하게 내막(tunica interna), 중간막(tunica media), 외막(tunica externa)의 세층으로 이루어져 있다(**그림 3**)(**표 1**).

림프관은 흡수관(resorption vessels)과 이동관(conducting vessels)이 있다. 림프모세관은 흡수관이고 집합관과 림프관줄기는 림프 모세관에서 흡수된 림프를 이동시키는 이동관(conducting vessels)의 역할을 한다. 전집합관은 두 가지의 역할을 모두 수행하는데, 역할적인 면에서는 이동관이지만, 림프 모세관의 특징을 동시에 가져 림프를 흡수할 수도 있다. 모세관을 제외하고는 모든 다른 림프관들은 림프액의 흐름의 방향을 결정할 수 있는 밸브가 있다(**표 1**).

(1) 림프 모세관(Lymph capillaries)

림프 모세관은 초기 림프관(initial lymph vessels)으로 부르기도 하며, 림프 이동 체계(lymph drainage system)의 시작이다. 림프 모세관은 점막과 피부의 내피하층의 간질 공간에 막힌(closed)

또는 종말관(dead end tube)의 형태로 모세혈관과 매우 근접하게 위치한다. 얕은층 림프계의 림프 모세관은 서로 연결되어 네트워크처럼 신체의 전반적인 표면을 감싸는 단위를 구성하고 있다. 따라서 이러한 구성은 초기 림프관 얼기(initial lymph vessel plexus)라 하기도 하며, 손가락(flexor aspect), 손바닥, 그리고 발바닥 부위에서 더 촘촘히 구성되어 있다(**그림 4**).

림프 모세관은 모세혈관과 유사하지만 뚜렷한 차이가 있다. 림프 모세관은 모세혈관에 비해 조금 더 크고(최대 100㎛의 직경) 불규칙한 내강(more irregular lumen)을 가지고 있으며 투과성이 더 높다. 이러한 독특한 구조 때문에 림프 모세관은 단백질처럼 큰 분자를 흡수할 수 있다. 림프 모세관의 편평한 내피 세포는 한 층으로 구성되어 있는데 세포 이음부가 아주 치밀하게 구성(tight junction)되어 있고, oak leaf-shape으로 생겨 서로서로 겹치는 양상을 나타낸다. 이러한 겹침 구조는 inlet valve (open junction)를 구성하고 이러한 구조적 특성은 단백질, 물, 그리고 분자의 크기가 큰 물질들이 심혈관계로 이동하는 것을 돕는다(**그림 4**).

림프 모세관은 섬유세포(fibrocyte)들의 그물

표 1 림프관 종류에 따른 특징

	모세관	전집합관	집합관
고정잔 섬유	있다	있다	없다
평활근 존재 유무	없다	때때로 있다	있다
밸브 유무 (이차성 밸브)	없다	있다	있다
흡수기능	기능있음	기능있음	기능없음
전도기능	기능없음	기능있음	기능있음

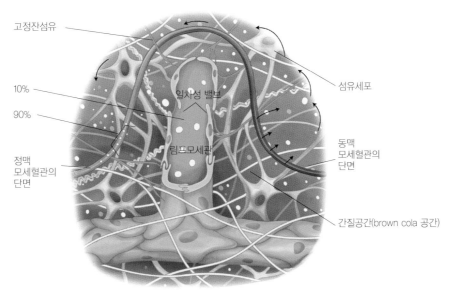

고정잔섬유

10%

90%

정맥
모세혈관의
단면

일차성 밸브

림프모세관

섬유세포

동맥
모세혈관의
단면

간질공간(brown cola 공간)

그림 4 림프모세관과 고정잔섬유

로 이루어진 세포사이 공간(간질 공간)에 있다. 세포사이 공간은 모세혈관 고리(capillary loop), 콜라겐 섬유(collagenous fibers), 탄력 섬유(elastic fibers), 그리고 고정잔섬유(anchoring filament)로 이루어진다. 고정잔섬유(anchoring filament)는 반탄력 섬유(semi-elastic fibers)로써 림프 모세관 주변에 있는 결합조직과 림프 모세관의 내피하 세포에 위치해 있는 미세섬유 네트워크를 연결한다. 이것은 세포사이 공간의 압력이 높은 경우에도 림프 모세혈관의 inlet valve가 열려 있을 수 있는 역할을 한다(**그림 4**).

림프 모세관의 가장 큰 역할은 림프 부하를 흡수해서 림프계로 보내는 림프형성(lymph forma-tion)이다. 모세혈관의 약 20% 정도가 여과되어 간질에 남고 이것은 간질액의 부피와 압력을 증가시킨다. 더 많은 수분이 축적될수록 많은 결합조직섬유가 서로 당겨지게 되고, 이것은 주변 섬유 네트워크와 림프 모세관을 연결하는 고정잔섬유를 당기게 된다. 고정잔섬유는 이러한 힘을 림

프 모세관으로 전달하고 inlet valve가 열린다. 주변 조직의 압력이 높고 림프 모세관의 내강의 압력이 낮아지면 흡입효과(suction effect)가 나타나게 되어 조직 수분과 다른 물질들이 간질액에서 림프계로 이동하는 것을 촉진한다. 림프 부하가 림프 모세관으로 흡수되는 움직임(즉, 림프생성)은 림프 모세관 내에 림프가 충분히 차면 멈추게 되는데 이는 림프 모세관내의 압력이 주변 간질 조직내의 압력보다 높아져 inlet valve가 닫히기 때문이다.

림프생성은 림프 모세관의 열림과 닫힘에 의한 간질공간내의 수분의 양에 의해 조절된다. 이러한 반복적인 과정은 혈액 공급과 모세혈관으로부터의 수분 초 여과가 일어나는 지역에서 계속 발생된다. 또한, 림프 모세관의 열림과 닫힘은 림프마사지와 같이 외부로부터의 결합조직에 조작을 가함으로써 발생할 수 있고 이는 림프 부하의 림프계로의 흡수를 증가시킨다.

림프 모세관은 앞에서 언급했듯이 밸브가 없

다. 따라서 림프액은 자유롭게 초기 림프관 얼기(initial lymph vessel plexus)를 통해 자유롭게 모든 방향으로 이동할 수 있지만, 정상적으로는 전집합관이 좀 더 내강이 크기 때문에 림프 모세관보다 저항이 적어 림프 모세관에서 전집합관으로 이동한다.

(2) 전집합관(Precollector)

전집합관은 림프 모세관과 집합관 사이를 연결한다(150㎛ 직경). 얕은층 림프계의 전집합관은 일반적으로 림프 모세관들을 피하조직에 있는 얕은층 집합관들과 연결한다. 이러한 전집합관들의 일부는 근막을 뚫고 얕은층과 깊은층 림프계를 연결하는 역할을 하기도 하는데 이러한 림프관을 관통 전집합관(perforating precollectors)이라 한다(**그림 3**).

전집합관의 내피세포들은 뚜렷한 폐쇄막(tight junction)을 가지고 있으며 때로는 평활근이 존재하기도 한다. 림프 모세관과 동일하게 내피세포들 사이에 열린막(open junction)이 있으며 집합관보다는 그 수가 적지만 밸브도 있다.

전집합관의 주요 기능은 림프액을 림프 모세관에서 림프 집합관으로 수송하나, 어떤 부위에서는 림프 모세관과 비슷한 구조적 특징으로 인해 림프 부하를 흡수하기도 한다. 이러한 특징으로 인해 일부 문헌에서는 전집합관도 초기 림프관(initial lymphatic vessels)으로 부른다.

(3) 집합관(Lymph collectors)

집합관은 림프액을 림프절과 림프관 줄기로 수송한다. 집합관의 직경은 0.1-0.6mm로 다양하다. 벽은 정맥의 벽과 유사하고, 내피세포와 기저막(basal membrane)으로 구성된 내막, 평활근으로 구성된 중간막, 콜라겐 조직으로 구성된 외막으로 이루어졌다.

집합관은 정맥과 유사하게 밸브를 가지고 있어 근위부로 향하는 한 방향으로만 림프액을 흐르게 한다. 집합관에서 밸브와 밸브사이의 구획

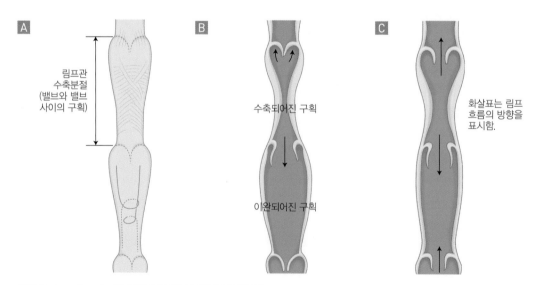

림프관 수축분절 (밸브와 밸브 사이의 구획)

수축되어진 구획

이완되어진 구획

화살표는 림프 흐름의 방향을 표시함.

그림 5 Lymphangion의 모식도 및 밸브 구획의 구조와 기능

은 lymphangion이라 하며, 밸브와 밸브 사이의 거리는 6~20mm로 불규칙하다. Lymphangion에서 밸브가 위치한 곳은 다른 부위보다 평활근이 적고 내강이 좁아지는 부위는 강한 근육띠로 이루어져 있다(그림 5).

건강한 집합관의 lymphangion은 일정한 속도의 수축을 하며 이를 '림프관 운동성(lymphangiomotoricity)'이라 한다. 수축기 동안 근위부 밸브는 열리고 원위부 밸브는 닫히며 이완기 동안에는 밸브의 움직임이 역으로 발생한다. 이러한 밸브의 움직임은 림프액을 원위부에서 근위부로만 흐르도록 조절한다. 그러나, 림프 흐름에 방해가 생기면(interrupted lymph drainage), 울혈과 림프관 확장증(lymphangiectasia)이 발생한다. 림프관 확장증(lymphangiectasia)은 밸브 부전증(valvular insufficiency)을 가져와 림프액이 원위부 lymphangion으로 역류하게 된다(lymphatic reflux). 역류가 피부의 림프 모세관에서 발생하면 피부 역류(dermal backflow)라 하며, 확장된 림프 모세관 네트워크는 다른 림프 영역(lymphatic territory)으로 림프 이동을 촉진시킬 수 있는 교량 역할을 하는 긍정적 효과를 나타내기도 한다.

림프 집합관은 신체의 일정 부분 림프부하의 흐름을 책임지게 되는데 이러한 구역을 배출영역

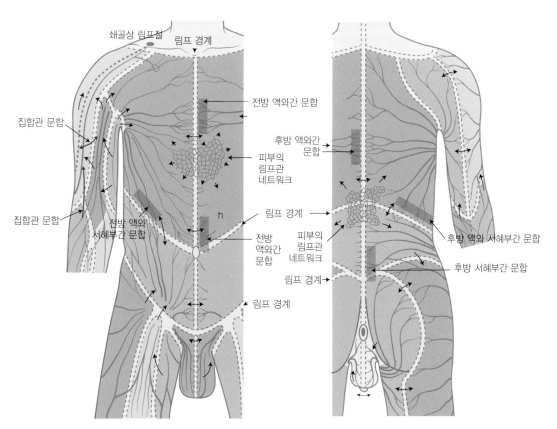

그림 6 **림프영역의 모식도** (A) 몸통과 주변 림프영역의 앞면, (B) 몸통과 주변 림프영역의 뒷면. 화살표는 림프절제술 이후 가능한 림프 흐름의 방향.

(drainage area)이라 한다. 배출영역은 얕은층 림프계에서는 림프 영역(lymphatic territory)으로 나누어 구분한다.

림프 영역은 동일한 신체 지역의 림프 배출을 책임지는 몇몇의 집합관으로 구성된다. 림프영역 내의 모든 집합관은 림프액을 림프절의 동일한 그룹(regional lymph nodes)으로 이동시킨다. 림프 영역은 림프 경계(lymphatic watershed)에 의해 분리되는데 지역 림프절로 연결되는 집합관들은 사지에서는 경계(watershed)에 평행하게 주행하고 몸통에서는 림프 경계(watershed)에서 시작되는 경향이 있다(그림 6).

집합관들 사이의 연결을 집합관 문합(intraterritorial lympho-lymphatic anastomoses)이라 하고, 집합관 문합은 동일 림프 영역(lymphatic territory) 내에서는 흔하게 있으며, 말초지역에서 림프액의 충분한 흡수를 위해 아주 중요한 역할을 한다. 그러나 주변의 다른 림프영역들 사이에서는 집합관의 연결은 흔치 않다. 이러한 집합관 문합(interterritorial anastomoses)은 위치에 따라 다양하며 림프부종 치료에 있어 림프부하를 손상된 림프 영역(affected lymphatic territory)에서 건강한 림프 영역(healthy lymphatic territory)으로 이동시키는 중요한 역할을 담당한다.

전집합과과 집합관의 관절에서의 위치는 인체가 활동하는 동안 림프관 다발의 긴장이 최소화 되는 방향이어야 한다. 이러한 이유로 림프관들은 상지와 하지의 굴곡면(flexor side)에 위치하고 손의 경우에는 신전면(extensor side)에 위치한다(손의 작업시 동작은 손등굴곡의 상태이기 때문이다). 따라서 손의 과도한 복측굴곡시만 림프관이 신장되게 된다. 고관절과 무릎관절의 굴곡은 서로 반대방향이므로, 대퇴에서는 전내측 다발(ventromedial bundle)이 d앞으로 위

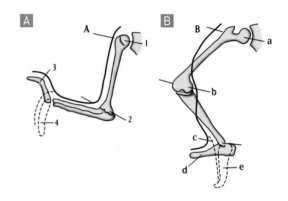

그림 7 **관절 축과 림프관다발의 위치** A. 상지 B. 하지 1. 어깨관절, 2. 팔꿈치관절, 3. 작업시 손의 위치, 4. 최대 손바닥 굴곡, a. 고관절, b. 무릎관절, c. 발목관절, d. 보행시 발의 위치, e. 발끝 자세

치하고 대퇴부의 내측과를 지나면서 뒤로 지나가고 다시 하지로 가면서 앞으로 위치하게 된다. 마지막으로 발을 지나면서 발등으로 위치하게 된다. 발은 보행시 발등굴곡이 생기기 때문에 다발의 긴장이 줄어든다. 이러한 이유로 발끝으로서 있을 때도 림프관은 신전되지 않는다(그림 7).

(4) 림프관줄기(Lymphatic trunks)

림프관줄기는 집합관의 벽 구조와 동일하지만 일반적으로 중막(media)에 있는 근육의 양이 더 많다. 림프관줄기의 밸브도 집합관과 동일한 구조와 기능을 가진다.

① 요추 림프관줄기(Lumbar lumbaric trunks)

좌측과 우측 요추 림프관줄기는 하지와 각 방향의 아래쪽 몸통 사분위(예를 들면 우측 요추 림프관줄기는 몸통의 우측 아래쪽 사분위의 림프액이 흘러간다), 그리고 외음부에서 림프액의 흐름을 담당한다(그림 8). 양측 요추 림프관줄기는 위장관계 림프관(위와 소화관계, 간, 이자로부터 림프액을 가져오는)과 함께 가슴림프관 팽대(cisterna chyli)를 구성한다. 위장관에서 흡수되

어 이동된 chylous 림프액은 다른 다양한 곳에서 온 투명한 림프액과 가슴림프관 팽대에서 합쳐진다. 이러한 가슴림프관 팽대의 위치는 다양하지만 주로, 흉추 11번과 요추 2번의 전면에 위치하고 3~8cm의 길이와 0.5~1.5cm의 넓이를 가지고 있다.

② 흉관(Thoracic duct)

흉관은 가슴림프관 팽대에서 시작되고 몸에서 가장 큰 림프관 줄기이다. 36~45cm의 길이, 1~5mm의 넓이를 가졌으며 복막과 요추사이에 위치한다. 흉관은 대동맥과 동일하게 횡격막을 뚫고 정맥각으로 이동하는데 이러한 흉관은 종격후부(posterior mediastinum)를 통과한다. 대부분의 경우, 흉관은 림프액(전신 림프액의 3/4을 차지하는 3L의 양)을 좌측 정맥각으로 비운다. 좌측 정맥각은 좌측 내경정맥(internal jugular vein)과 쇄골하정맥으로 구성되어 있다.

③ 우측 림프관(Rght lymphatic duct)

우측 림프관은 우측 목 림프관줄기(right jugular trunk), 쇄골상 림프관줄기(supraclavicular trunk), 쇄골하 림프관줄기(subclavian trunk), 복장옆 림프관줄기(parasternal trunk)에서 시작되어 우측 정맥각이 위치한 지역의 정맥계로 연결된다. 마찬가지로, 우측 정맥각은 우측 내경정맥(right internal jugular vein)과 쇄골하정맥(right subclavian vein)으로 구성되어 있으며 하루 동안 정맥계로 흐르는 림프액의 1/3을 차지한다.

목줄기, 쇄골상, 쇄골하 그리고 복장옆 림프관줄기는 양측성이며 신체의 상반신에 위치한다. 그들은 흉관 또는 우측 림프관과 따로 또는 같이 정맥각(venous angle)으로 연결된다.

④ 목 림프관줄기(Jugular lumbaric trunk)

목 림프관줄기는 머리와 목에서 배출되는 림프를 여과하는 내경정맥 림프절에서 오는 수출성

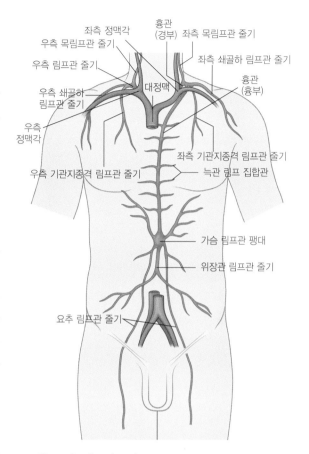

그림 8 림프관 줄기 모식도

림프관(efferent lymphatic vessels)에 의해서 구성된다(**그림 8**).

⑤ 쇄골상 림프관줄기(Supraclavicular trunk)

쇄골상 림프관줄기는 머리, 목, 어깨, 유선에서 배출되는 림프액을 여과하는 쇄골상 림프절(supraclavicular lymph node)의 수출성 림프관(efferent lymphatic vessels)에 의해 구성된다.

⑥ 쇄골하 림프관줄기(Subclavian trunk)

쇄골하 림프관줄기는 상지, 몸통의 위쪽 사분위(upper quadrant), 대부분의 유선과 어깨부위에서 배출된 림프액을 여과하는 액와림프절(axillary lymph node)의 수출성 림프관에 의해 구성된다.

⑦ 복장옆 림프관줄기(Parasternal trunk)

복장옆 림프관줄기는 유선 및 흉벽, 횡격막, 간, 심낭막, 가슴과 복부의 횡문근(striated muscle)에서 배출되는 림프액을 담당하는 복장옆 림프절(parasternal lymph node)로부터 시작된다.

2) 림프조직(Lymphatic tissue)

림프조직은 망상세포(reticular cell)에 의해 생성되는 망상섬유(reticular fiber)로 구성되는데, 비캡슐화 된 림프조직과 림프기관(lymphatic organ)으로 나뉜다. 림프기관은 림프절, 비장, 흉선 등이 있으며 캡슐로 싸여있다. 비캡슐화된 림프조직은 대부분이 몸의 안쪽 표면(소화관 및 호흡계의 점막)에서 발견되는데 섭취한 음식 및 흡입한 공기로부터의 항원과 접촉하면서 첫 번째 방어 작용의 역할을 한다. 이것들은 결체조직에 단단한 결절로 산산히 흩어진 세포의 점처럼 나타나는데 림프조절(lymph follicles, lymph nodules)이라 한다.

(1) 림프절(Lymph node)

림프절은 다양한 기능을 가진 림프기관이다. 림프절은 총 600-700개로, 이중, 100-200개는 장간막 림프절(mesenteric lymph node)이다. 일반적인 림프절의 길이는 성인에서 0.2~3.0mm로 모양, 개수, 크기 등은 나이, 성별 및 체질에 따라 다양하다. 림프절의 개수는 대부분은 출생 때 정해지고 크기가 변하기는 하지만 없어지거나 재생되지는 않는다. 림프절의 대부분은 지방 조직 내에 묻혀있고 그룹 또는 연결망(chain)으로 이루어져 있다. 림프절은 캡슐에 의해 싸여 있는데, 캡슐은 하나의 평활근 섬유와 몇몇의 탄력섬유들, 그리고 단단하게 구성되어진 수많은 콜라겐 섬유들로

이루어진다. 림프절의 문(hilum)은 수출성 림프관이 위치한 곳(림프관이 림프절을 떠나는 곳)이며, 정맥이 림프절에서 나가고 동맥이 림프절로 들어오는 곳이다.

림프절의 기본적인 내부 구조는 결체조직의 잔기둥(trabeculae)으로 이뤄진다. 짧은 잔기둥은 캡슐의 안쪽에서 시작되고, 긴 잔기둥은 림프절의 문(hillum)에서 시작하며 큰 혈관을 포함하고 있다. 이러한 잔기둥은 림프절의 구획을 이루는데 이러한 구획은 망상구조(림프조직)와 림프동을 싸고 있다. 대부분 망상 구조는 림프조직(특히, 림프구)으로 이루어져 있다. 림프동은 망상 조직 사이의 공간으로 림프 순환에 유용한 열린 공간의 역할만 한다. 림프절 피질은 림프조직들이 특히, 밀집되어 있고, 일차성과 이차성 소포(primary and secondary follicles)가 존재하여 특이 면역을 주로 담당한다. 그 외, 불특정성 면역성과 항원제시(antigen presentation)를 통한 특정 면역 반응을 시작하는 곳은 피질보다 안쪽의 느슨한 구조의 림프절 수질(medulla) 지역이며 이러한 영역을 수질삭(medullary cord)이라 한다(그림 9).

림프액은 림프동(sinus)내에서 순환하는데, 림프액이 수입성 림프 집합관을 통해 림프내 림프동계(sinus system)에 들어오면, 림프 속도는 집합관보다 느려진다. 이러한 느려짐은 대식세포가 해로운 물질을 확인하고 탐식하기 쉽게 할 수 있다.

림프절의 주요 기능은 림프액에 포함된 해로운 물질(암세포, 병소, 먼지 등)을 여과하는 방어 기능과 항원촉진림프구를 생성하고 백혈구로써 혈관과 림프계를 순환하는데, 백혈구는 림프절과 비장에서 머무르면서 직, 간접적으로 침입하는 이물질에 대한 면역기능을 담당한다. 또한 림프절내의 혈관은 림프액 내 수분의 많은 양을 흡수

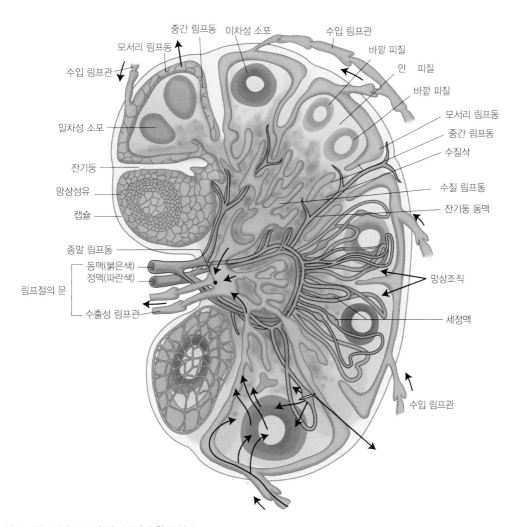

중간 림프동
이차성 소포
수입 림프관
모서리 림프동
바깥 피질
수입 림프관
안 피질
바깥 피질
일차성 소포
모서리 림프동
중간 림프동
수질삭
잔기둥
수질 림프동
망상섬유
잔기둥 동맥
캡슐
종말 림프동
동맥(붉은색)
정맥(파란색)
망상조직
림프절의 문
수출성 림프관
세정맥
수입 림프관

그림 9 림프절의 구조와 림프구의 순환 모식도

하여 정맥계로 들어가는 림프액을 감소시키는 역할(림프액의 비후)을 한다.

(2) 림프액(Lymph fluid)과 림프부하(Lymphatic load)

간질액(interstitial fluid)이 림프계(lymphatic systems)로, 즉 림프관으로 흡수되어진 순간부터를 림프액이라 하며, 일반적으로 투명한 반유동성 상태이다. 그러나 위장관(gastrointestinal system)에서 흡수되는 림프액은 지방산(fatty acid)으로 인해 흐리(cloudy)거나 우유 빛(milky)을 띄고 있다.

간질에서 림프계로 흐르는 모든 물질은 림프부하(lymphatic load)라 하고 림프액은 이러한 림프부하의 일부이다. 림프부하는 단백질, 물, 세포, 지방, 히알루론산으로 구성되어 있다.

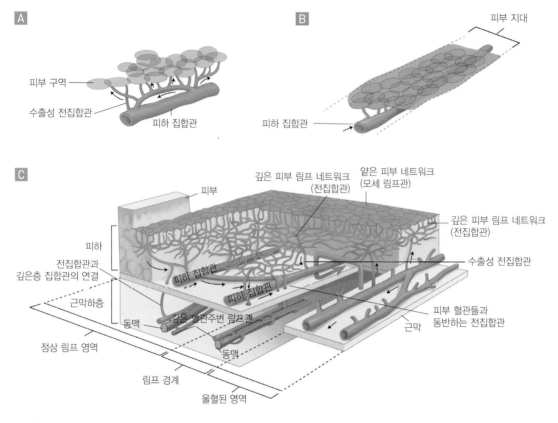

그림 10 **피부 구역, 피부 지대, 림프 영역**   (A) 피부 구역, (B) 피부 지대, (C) 울혈된 림프 영역의 림프 배출

3. 림프 경계(Lymphatic watershed)

림프 흐름에 따라 피부는 피부 구역(skin area), 피부 지대(skin zone), 그리고 림프 영역(lymphatic territory)으로 나뉜다. 피부 구역(skin area)은 한 개의 전집합관이 담당하는 부위를 말한다. 피부 지대(skin zone)는 한 개의 집합관 영역에 속하는 피부 구역(skin area)이 합쳐진 영역이다. 또한, 림프관 다발(lymphatic bundle)에 속하는 모든 집합관이 담당하는 영역이 하나의 림프 영역(territory)을 구성한다. 따라서, 각각의 림프 영역은 그들의 해당하는 림프관 다발의 이름에 따라 불린다(예, 요골 다발과 요골 영역)(**그림 10**).

림프 경계(**그림 11**)는 피부에서 선형의 형태로 나타나는데 서로 다른 림프 영역(territory)을 분리하고 몇몇의 림프 집합관이 포함되어 있다. 동일 림프 영역 내의 림프 집합관은 문합(anastomosis)이 흔하지만 주변의 다른 피부영역들 사이에는 문합이 흔치 않다.

림프계의 주요 림프 경계는 (**그림 11**)와 같다.

1) 시상 경계(Sagittal watershed)

시상경계는 정중 분수령이라 불리기도 하며 두정부에서 회음부까지 앞과 뒤로 연결되어 있다. 이것은 머리, 목, 몸통 및 외음부의 림프 배출

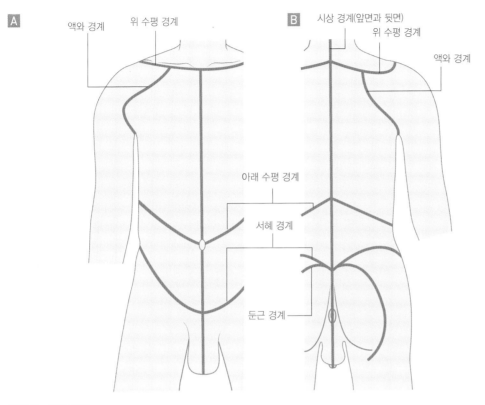

그림 11 림프 경계

부위를 동일하게 반으로 나눈다.

2) 수평 경계(Horizontal watershed)

수평 경계는 2개가 있는데 위쪽 수평 경계는 목과 어깨 영역을 팔과 흉곽 영역으로부터 분리하는데, 복장뼈자루의 목정맥패임(jugular notch of manubrium)으로부터 외측으로 견봉(acromion)을 지나 뒤쪽 척추의 C7과 T2사이의 위치까지 연결된다. 아래쪽 수평 경계는 배꼽에서 시작되어 늑골의 가장 아래쪽을 지나 척추 기둥까지 연결된다. 이 경계는 몸통의 아래쪽 영역을 위쪽 영역과 분리한다.

시상 경계와 수평 경계는 몸통에 4개의 영역을

만들고 이러한 영역들은 사분위로 알려져 있다.

3) 몸통과 사지 사이의 경계

서혜 경계(inguinal watershed)는 하지를 몸통으로 나누는데 이것은 치골결합(pubic symphysis)에서 시작해 장골능선을 지나 장골의 첨부까지 연결된다. 액와 경계(axillary watershed)는 부리돌기(coracoid)에서 시작해 액와주름(axillary fold)을 지나 대략적으로 견갑골 가시(spine of scapula)의 중간부분을 통과한다. 이것은 몸통으로부터 상지를 분리한다.

4. 림프계의 문합(Lymphatic anastomoses)

1) 집합관 주위의 문합

림프계의 문합은 여러 부위에서 존재한다. 팔과 다리의 림프 집합관(lymph collectors)에서 주변 집합관로 문합이 이루어지고 이러한 문합으로 림프액들이 기능적인 집합관으로 흐르게 된다 (그림 12).

문합의 모양은 동일 림프 집합관의 상, 하부에 생기거나 주위 다른 림프 집합관과의 문합이 있다. 문합의 직경은 집합관의 크기와 비슷하다. 주위 집합관과의 문합이 생기는 경우 밸브로 인해 한쪽 방향으로 비스듬하게 흐른다 (그림 13). 이러한 문합은 림프를 한 지역(territory)에서 인접한 지역으로 흐르게 하며 문합의 존재는 부종이 있는 경우 도움을 줄 수 있으나 밸브가 손상되면 오히려 부종을 악화시킬 수 있다. 집합관 주변의 문합은 기존에 생성되어 있는 경우도 있고 림프계의 신생성(lymphangiogenesis)의 결과로도 생길 수 있다.

2) 체간내의 문합

이러한 상지 또는 하지내에 국소적으로 존재

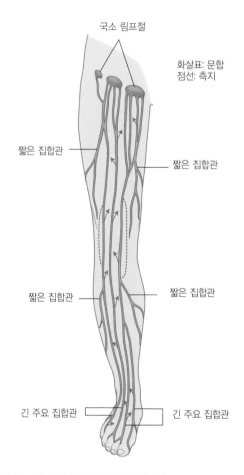

그림 12 림프관 다발(복내측)의 구성 요소

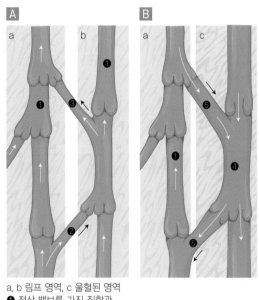

a, b 림프 영역, c 울혈된 영역
❶ 정상 밸브를 가진 집합관
❷ 영역 a에서 오는 구심성 측지
❸ 영역 b에서 오는 원심성 측지
❹ 밸브 부전이 있는 확장된 집합관
❺ 밸브 부전이 있는 확장된 문합 측지 내에서 일어나는 역행성 림프 흐름

그림 13 **문합 가지들의 기능** (A) 정상 순환, (B) 밸브 부전이 있는 확장된 문합 가지에서의 역행성 흐름

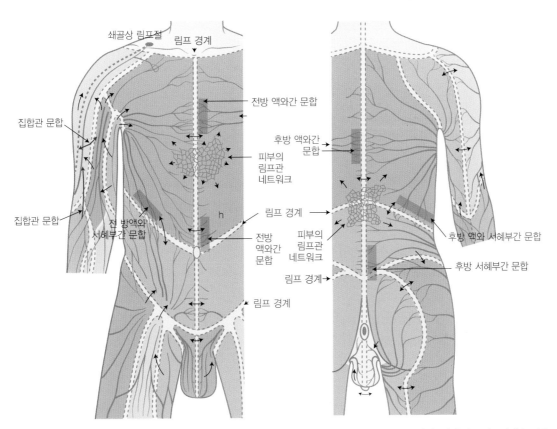

전방 액와간 문합

쇄골상 림프절

림프 경계

집합관 문합

후방 액와간 문합

피부의 림프관 네트워크

집합관 문합

전 방액와 서혜부간 문합

림프 경계

전방 액와간 문합

후방 액와 서혜부간 문합

후방 서혜부간 문합

피부의 림프관 네트워크

림프 경계

림프 경계

그림 14 림프영역의 모식도   (A) 몸통과 주변 림프영역의 앞면, (B) 몸통과 주변 림프영역의 뒷면. 화살표는 림프절제술 이후 가능한 림프 흐름의 방향.

하는 림프계의 문합은 몸 전체를 고려할때도 보다 큰 지역간에 연결을 갖고 있다. 예를 들어 액와간(axillo-axillary), 서혜부간(inter-inguinal), 액와-서혜부간(axillo-inguinal) 문합이 대표적이다. 액와간 문합은 상지와 체간의 편측 상방에서 반대쪽 체간 방향으로 존재하며 서혜부간 문합은 편측 하지에서 반대쪽 서혜부쪽으로, 액와-서혜부간 문합은 편측 액와부와 동측 서혜부와의 연결을 이룬다. 이 문합의 개수와 직경은 사람마다 다르다. 이러한 문합은 부종이 있는 경우 림프 경계(watershed)를 허물고 '기능적 배출 통로'로 작용한다 (**그림 14**).

즉, 상지 또는 하지부종에서 도수마사지를 하는 경우 이러한 통로를 통하여 림프 배출 기능이 유지되는 반대쪽 또는 편측 상, 하지로 고농도의 단백질이 포함된 부종액을 이동시켜 치료에 응용한다. 상처가 있는 조직의 회복이 느리거나 흉터가 남으면 그 부위의 새로운 문합은 생성되기 어려우며 기존에 존재하는 문합도 막히게 된다. 이러한 큰 문합에 대하여는 치료등 이 책 전반에 대해 지속적으로 다루어질 것이다.

5. 지역별 림프절과 림프액 배출
(Regional lymph node and lymphatic drainage)

1) 머리와 목의 림프계

(1) 표층부의 림프절

머리의 림프액 흐름은 표층과 심부로 나눈다. 먼저 대부분의 머리의 림프계를 이루는 표층부의 림프절은 뒤통수(occipital), 꼭지(mastoid), 깊은귀밑샘(parotid), 턱밑(submandibular), 턱끝밑(submental) 림프절이다. 이들은 머리의 주변과 목부위에 있으며 서로 연결되어 순환하는 구조로 이루어져 있다 (그림 15).

심부 림프절은 혀림프절(lingual lymph node)과 인두뒤림프절(retropharyngeal lymph node)이

며 이또한 목부위의 림프계와 연결되어 있다 (그림 16, 17).

① 표층뒤통수림프절(Superficial occipital lymph node)

보통 1-2개로 구성되고 머리반가시근(semispinalis capitis)이 붙는 부위 위에 대후두신경(greater occipital nerve) 및 후두동맥(occipital artery)과 인접해 있다. 림프절에 염증이 생기는 경우 간혹 머리뒤 통증을 호소하기도 한다.

② 심부뒤통수림프절(Deep occipital lymph node)

1-3개가 있으며 위머리빗근(obliquus capitis superior)위에, 머리널판근(splenius capitis) 밑 후두동맥 주변에 있다. 주로 목부위의 근육에서 림프액을 받아들이며 때로는 표층 뒤통수림프절로

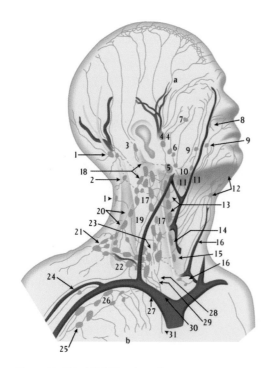

1 Superficial occipital l.n.'s
2 Deep occipital l. n.
3 Retroauricular l. n.
4 Preauricular l.n.'s ⎫
5 Infraauricular l.n.'s ⎬ Superficial parotid l.n.'s
6 Deep parotid l.n.'s
7 Zygomatic (malar) l.n. ⎫
8 Nasolabial l.n. ⎬ Facial l.n.'s
9 Buccinator l.n.'s
10 Mandibular l.n.'s
11 Submandibular l.n.'s
12 Submental l.n.'s
13 jugulodigastric l.n.'s ⎫
14 juguloomohyoid l.n.'s ⎬ Anterior internal ugular l.n.'s
15 Inferior juguloomohyoid l.n.
16 Anterior jugular l.n.'s
17 Lateral internal jugular l.n.'s
18 Substernocleidomastoid l.n.'s
19 External jugular l.n.
20 l.n.s accompanying the accessory nerve
21 Cervical subtrapezoid l.n.'s
22 Supraclavicular l.n.'s
23 Scalene l.n.'s
24 Scalene l.n.'s

25 Central axillary l.n.'s
26 Infraclavicular l.n.'s
27 Subclavian trunk
28 Jugular trunk
29 Supraclavicular trunk
30 Right lymphatic duct
31 Tracebronchial trunk
a Lacrimal gland
b Mammary gland

그림 15 두경부 지역별 림프절– 표층

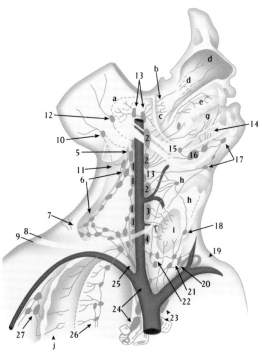

1 Lateral internal jugular l.n.'s
2 Jugulodigastric l.n.'s
3 Juguloomohyoid l.n.
4 Inferior juguloomohyoid l.n. } Anterior internal jugular l.n.'s
5 Substrnocleidomastoid l.n.
6 l.n.'s accompanying the accessory nerve
7 Cervical subtrapezoid l.n.'s
8 Supraclavicular l.n.'s
9 Scalenus l.n.'s
10 Superficial occipital l.n.
11 Deep occipital l.n.
12 Retroauricular l.n.
13 Lateral retropharyngeal l.n.'s
14 Median lingual l.n.
15 Lateral lingual l.n.
16 Submandibular l.n.'s
17 Submental l.n.'s
18 Prelaryngeal l.n.
19 Thoracic duct
20 Left laterotracheal l.n.
21 Pretracheal l.n.'s
22 Right laterotracheal l.n.'s
23 Anterior mediastinal l.n.'s
24 Thoracic laterotracheal l.n.'s

25 Right lymphatic duct
26 Intercostal l.n.'s
27 Axillary l.n.'s
a Tympanic cavity, eardrum, mastoid cells
b Eustachian tube
c Pharynx
d Nasal cavity
e Palate
f Palatine tonsil
g Tongue
h Larynx
l Thyroid gland
j Parietal pleura

그림 16 두경부 지역별 림프절 – 심부층

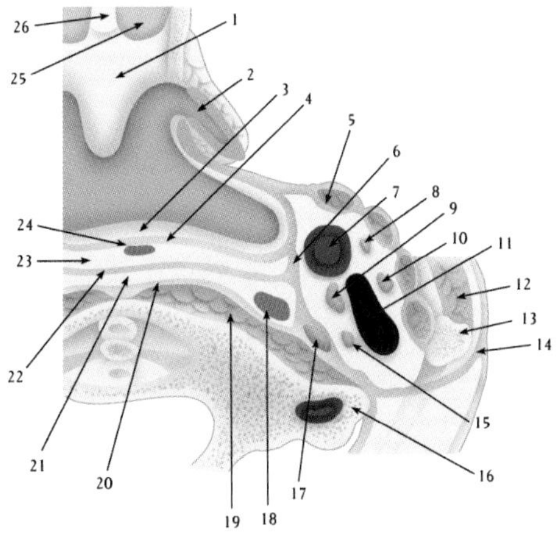

1 Soft palate
2 Eustachian tube
3 Wall of the pharynx
4 Pharyngeal fascia
5 Styloid diaphragm
6 Sagittal septum
7 Internal carotid artery
8 Glossopharyngeal nerve
9 Vagus nerve
10 Accessory nerve
11 Internal jugular vein
12 Sternocleidomastoid muscle
13 Mastoid process
14 Superficial fascia of the neck
15 Hypoglossal (12th cranial) nerve
16 Lateral mass of atlas

17 Sympathetic trunk
18 Lateropharyngeal l.n.
19 Prevertebral musculature
20 Deep fascia of the neck
21 Prevertebral space (danger space)
22 Alar fascia
23 Retropharyngeal space
24 Medial retropharyngeal l.n.
25 Medial retropharyngeal space
26 Nasal septum

그림 17   고리뼈(제1경추) 부위 머리의 수평 단면

부터도 연결되어 림프액의 흐름을 돕는다.
③ 꼭지림프절 또는 귀뒤림프절(Mastoid or retro-auricular lymph node)

유양돌기(mastoid process) 주변의1-2개의 림프절을 말한다. 머리 두정부(parietal)와 귀뒤의 피부에서 생성되는 림프액을 담당한다.

④ 표층깊은귀밑샘림프절(Superficial parotid lymph node)

이하선의 표층에 있으며 귀밑림프절(Infrauricular lymph node)과 귀앞림프절(Preauricular lymph node)로 나뉜다. 귀밑림프절은 1-4개의 림프절로 이하선의 위쪽과 뒷부분에 있으며 머리의 앞쪽과 두정부 부위, 코, 윗눈꺼풀, 아래눈꺼풀의 반, 귓바퀴, 외이도를 담당한다. 귀앞림프절은 1-3개로 이하선의 뒤쪽을 따라 있으며 이하선, 위이, 윗입술, 코, 잇몸의 림프액 흐름을 담당한다. 표층 깊은귀밑샘림프절은 이하선 바깥쪽에 있다.

⑤ 심부깊은귀밑샘림프절(Deep parotid lymph node)

심부깊은귀밑샘림프절은 이하선 속의 4내지 10개의 림프절을 말한다. 이 림프절의 수는 사람마다 매우 다르다. 이 림프절 주변에 안면신경이 주행한다. 이하선, 머리의 앞쪽과 두정부 부위, 코, 눈꺼풀의 바깥쪽부위, 눈물샘, 외이도, 고막, 중이도, 입안으로부터의 림프액의 흐름을 담당한다.

⑥ 턱밑림프절(Submandibular lymph node)

턱목뿔근(mylohyoid)위의 턱밑삼각부위(submandibular triangle)에 있는 3-6개의 림프절을 말한다. 악하선, 설하선, 구강내 아래쪽 바닥, 혀, 구개, 잇몸, 이빨, 눈꺼불의 안쪽부위, 코, 입술, 턱의 바깥쪽 부위의 림프 순환과 연관이 있다.

⑦ 턱끝밑림프절(Submental lymph node)

턱목뿔근위의 턱끝밑삼각형 부위의 2-3개의 림프절을 말한다. 턱, 아랫입술의 가운데부위, 볼, 잇몸, 혀끝, 구강내 바닥의 앞쪽부위의 림프액을 담당한다.

⑧ 혀림프절(lingual lymph node)

이설근(genioglossal) 주위에 있으며 혀의 위쪽 중앙부위를 담당한다.

⑨ 인두뒤림프절(retropharyngeal lymph node)

인두의 뒤쪽과 제1경추 사이에 있다. 비강, 연구개, 유스타키오관, 고막, 인두로부터의 림프액 순환을 담당하며 목의 림프절과도 일부 연결되어 있다.

(2) 목의 림프절 - 전경부 림프절군(Anterior cervical lymph nodes)

목의 림프절은 머리의 림프액 흐름은 두 부분으로 나눈다. 전경부 림프절군은 설하골 근처에 있으며 다시 표층과 심부로 나뉜다.

① 표층 전경부 림프절군 (**그림 15**)

턱끝밑림프절에서 시작하는 전경정맥(anterior jugular vein)을 따라 위치한다. 설하골 아래 부위의 피부와 근육, 갑상선의 협부(isthmus), 후두의 성대문 아래 부위(infraglottic part)를 담당한다.

② 심부전경부 림프절군 (**그림 18**)

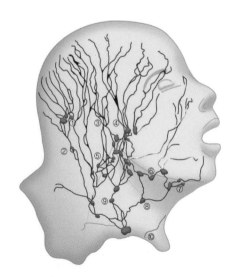

그림 18 머리와 목의 림프배액.
① 표층부후두림프절, ② 심부후두림프절, ③ 후귓바퀴림프절,
④ 앞귓바퀴림프절, ⑤ 아래귓바퀴림프절 ⑥ 턱밑샘림프절,
⑦ 이빨밑림프절, ⑧ 측방경정맥림프절, ⑨ 쇄골위림프절,
⑩ 전경정맥림프절

후두, 갑상선, 기도의 앞쪽과 바깥쪽에 있다. 대부분의 후두와 갑상선, 부갑상선, 기도, 식도를 담당한다.

(3) 머리와 목의 림프 배출 구역 (그림 19)

머리와 목의 림프 배출 지역은 얼굴, 두피, 목과 같이 크게 세 부위로 나뉜다. 얼굴과 앞 뒤 목 부위는 림프계가 적으나 두피 및 측면 목 부위는 밀집되어 있다.

① 얼굴 구역(facial region)

눈썹과 턱의 아래면까지 사이를 말하고 세부적으로는 네부위로 나뉜다.

- 눈꺼풀부위의 바깥쪽은 앞귓바퀴림프절(preauricular node)로, 안쪽은 턱밑림프절(sub-mandibular node)로 흐른다.
- 이빨부위는 이빨밑림프절(submental node)과 턱밑림프절로 흐른다.
- 코 부위는 턱밑림프절과 협근림프절(buccinator node)로 흐른다.
- 입 부위는 협근림프절(buccinator node)로 흐른다.

② 두피 구역(scalp region)

중앙에서 2cm 떨어져서 시작하고 코일 모양으로 아래로 흘러간다. 세부적으로는 세 부위로 나뉜다.

- 앞부분은 심부이하선림프절(deep parotid node), 앞귓바퀴림프절과 후귓바퀴림프절로 흐른다.
- 옆부분은 심부후두림프절(deep occipital node), 앞귓바퀴림프절과 후귓바퀴림프절로 흐른다.
- 뒷부분은 측방경정맥림프절(lateral internal jugular node) 및 표층과 심부후두림프절로 흐

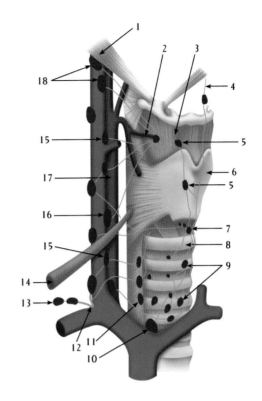

그림 19 후두 및 기도의 경추부위 림프관과 림프절

1 Digastric muscle 2 Superior laryngeal artery 3 Thyrohy-oid membrane 4 Anterior jugular pathway 5 Prelaryngeal l.n.'s 6 Thyroid cartilage 7 Cricothyroid l.n. 8 Cricoid cartilage 9 Pre-tracheal l.n.'s 10 Brachiocephalic angel node 11 Recurrent chain 12 Right lymphatic duct 13 Supraclavicular l.n.'s 14 Omohyoid muscle 15 Internal jugular chain 16 juguloomohyoid l.n. 17 Common carotid artery 18 Subdigastric l.n.'s (lymph vvessels and nodes are black)

른다.

③ 목 구역(cervical region)

앞부위의 광경근아래(sub-platismal layer) 부위는 쇄골위 림프절(supraclavicular node) 또는 전방경정맥림프절(anterior internal jugular node)로 흐르고 광경근 윗부위는 턱밑림프절과 쇄골위 림프절, 이빨밑림프절로 흐른다.

- 목의 뒷부위는 쇄골위 림프절로 흐른다.

2) 가슴의 림프계

(1) 벽쪽 림프절(Parietal lymph node)

가슴의 림프절은 후방, 전방, 하방 가슴부위에 있는 있는 벽쪽 림프절과 종격(mediastinum)에 있는 내장쪽 림프절(visceral lymph node)로 나눈다.

① 늑간림프절(intercostal lymph node)와 척추곁 (juxtavertebral) 림프절 **(그림 20)**

벽쪽 림프절은 1-2개의 콩알크기의 늑간림프절과 척추곁 림프절이 있고 후방 흉곽에 위치한다. 늑간근, 심부요추근, 벽쪽 늑막, 척추체로부터 림프액을 받으며 여러 문합이 존재한다. 가슴 림프관팽대(cisterna chili)나 가슴림프관(thoracic duct)가 발달하지 않은 경우 대체흐름을 담당한다.

② 전방 위가로막림프절 (supraphrenic lymph node) **(그림 21)**

심장막(pericardium)과 칼돌기(xiphoid process)사이에 있으며 심장막, 횡격막, 간의 윗부분으로부터 림프액을 받아들인다.

③ 외측 심장막림프절(lateral pericardiac lymph node)

위가로막림프절의 일부이며 전방 및 후방 종격 림프절, 흉골옆 림프절, 심장곁 림프절과 연결되어 있다. 이 림프절을 따라 기관지암이 횡격막으로 전이된다.

④ 흉골옆 림프절(parasternal lymph node)

보통 9개가 있으며 흉골 옆 늑간 사이에 위치한다. 갈비뼈와 종격의 앞쪽 반, 앞쪽과 바깥쪽의 흉곽, 흉골, 유선, 전방 목부의 위쪽으로부터 림프액을 받는다.

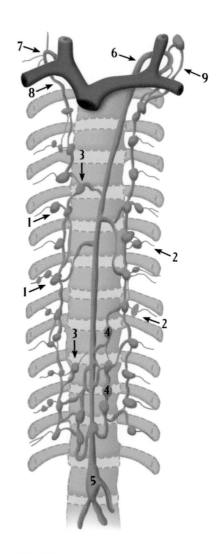

그림 20　등쪽 흉벽의 림프절

1 Right intercostal l.n.'s　2 Left intercostal l.n.'s　3 Lateroverbral (juxtavertebral) l.n.'s　4 Prevertebral l.n.'s　5 Cisterna chyli　6 Thoracic duct　7 Right lymphatic duct　8 Right intercostal trunk　9 Left intercostal trunk

(2) 내장쪽 림프절 (Visceral lymph nodes)

① 팔머리각림프절(brachiocephalic angle lymph node) **(그림 21)**

팔머리 정맥(brachiocephalic vein)이 꺾이는 곳에 위치하며 갑상선과 후두로부터 림프액을 흡수한다.

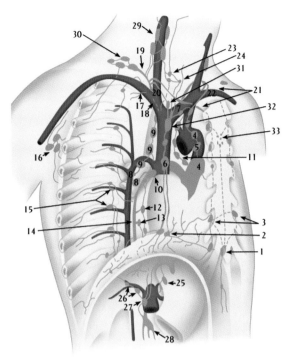

1 Prepericardiac l.n.'s
2 Lateropericardiac (juxtaphrenic) l.n.'s
3 Parasternal l.n.'s
4 Left anterior mediastinal l.n.'s
5 Botall's lymph node
6 Right anterior mediastinal l.n.'s
7 Intermediate anterior mediasinal l.n.'s
8 Pulmonary root l.n.'s
9 Superior trachebronchial and right laterotracheal l.n.'s
10 Bifurcation l.n.'s
11 Superior trachebronchial and left lateralotracheal l.n.'s
12 Juxtaesophageal l.n.'s
13 Juxtaaortic l.n.'s
14 Thoracic duct
15 Intercostal l.n.'s
16 Axillary l.n.'s
17 Right subclavian trunk
18 Right tracheobronchial trunk
19 Right lymphatic duct
20 Right anterior mediastinal trunk
21 Parastenal trunks
22 Left anterior mediastinal trunk
23 Recurrent chain
24 Pretracheal l.n.
25 Juxtacardiac l.n.'s
26 Inferior diaphragmatic l.n.'s
27 Lumbar l.n.
28 Cisterna chyli
29 Right internal jugular l.n.'s
30 Right supraclavicular l.n.'s
31 Brachiocephalic angle l.n.
32 Cardiac l.n.
33 Retromanubrial l.n.'s

그림 21 흉벽과 종격동 림프절

② 심장 림프절(cardiac lymph node) **(그림 21)**

횡격신경(phrenic nerve)의 안쪽으로 팔머리각 림프절과 상대정맥(superior vena cava) 사이에 있다. 심장, 심장막, 흉선으로부터 림프액을 받는다. 팔머리각 림프절과 같이 우측 전방 종격 림프절(right anterior mediastinal lymph node)을 구성한다.

③ 보탈 림프절(Botall's lymph node)

보탈로인대 주변에 있으며 간혹 되돌이후두신경(recurrent laryngeal nerve)과 붙어있다. 좌측 전방 종격 림프절의 가장 아래부분이며 좌측 폐, 심장막, 늑막, 흉선에서 림프액을 받는다. 좌, 우측 전방종격림프절은 횡단림프절(transverse lymph node)로 연결되어 있다.

④ 폐내림프절(intrapulmonary lymph node)

위치에 따라 폐문림프절(pulmonary hilus lymph node)과 폐엽간림프절(interlobar lymph node)가 있다.

⑤ 폐외림프절(extrapulmonary lymph node)

폐내 림프절로부터 림프액을 받아 가슴림프관으로 흐르도록 한다.

⑥ 후방종격림프절(posterior mediastinal lymph node)

기관지가 분지되는 곳과 횡격막 사이 식도를 따라 있는 림프절과 식도에서 대동맥 사이, 대동맥 뒤 부위의 림프절들을 말한다. 횡격막, 식도, 심장막, 폐의 아랫부위에서 림프액을 받는다.

3) 상지의 림프계

(1) 액와림프절 (Axillary lymph node) **(그림 22)**

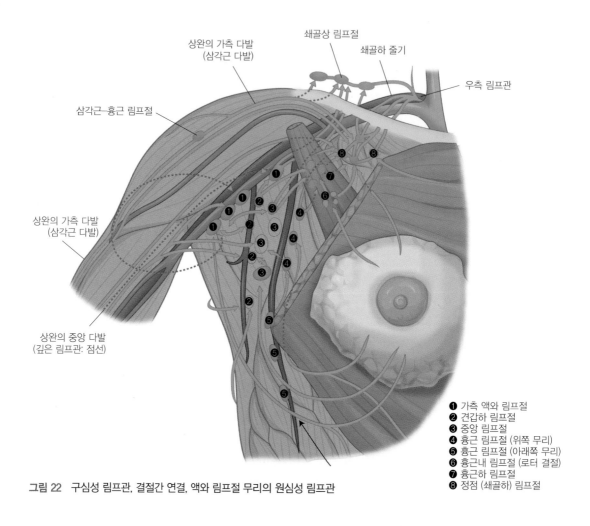

상완의 가측 다발
(삼각근 다발)

쇄골상 림프절

쇄골하 줄기

우측 림프관

삼각근 · 흉근 림프절

상완의 가측 다발
(삼각근 다발)

상완의 중앙 다발
(깊은 림프관: 점선)

❶ 가측 액와 림프절
❷ 견갑하 림프절
❸ 중앙 림프절
❹ 흉근 림프절 (위쪽 무리)
❺ 흉근 림프절 (아래쪽 무리)
❻ 흉근내 림프절 (로터 결절)
❼ 흉근하 림프절
❽ 정점 (쇄골하) 림프절

그림 22   구심성 림프관, 결절간 연결, 액와 림프절 무리의 원심성 림프관

액와림프절은 상지, 어깨, 배꼽위 부위의 림프 배액을 담당한다. 보통 10-12개의 림프절이 있으며 크기는 0.1 ~ 8 cm이다. 림프절의 크기는 액와주름(axillary fold) 부근이 크며 쇄골 부위로 갈수록 작아진다. 표층과 심부 액와 림프절로 구분되며 가슴근(pectoral)림프절, 견갑하(subscapular) 림프절, 외측액와 림프절이 표층이며 쇄골하(infraclavicular)림프절과 중앙(central) 림프절은 심부에 속한다.

① 외측 액와 림프절(lateral axillary lymph node)

액와정맥(axillary vein)을 따라 분포한다. 상지의 표층과 심부 림프 집합관으로부터 림프액을 받아 중앙, 견갑하, 쇄골하, 쇄골위 림프절로 전달한다.

② 견갑하 림프절(subscapular lymph node)

견갑하동맥(subscapular artery)를 따라 위치하며 주변에 견갑하신경과 가슴등신경(thoracodorsal nerve)이 있다. 어깨와 경부제대(nuchal)부터 등 부위로부터 림프액을 받아 중앙과 쇄골하 림프절로 전달한다

③ 중앙림프절(central lymph node)

늑간상완신경(intercostobrachial nerve)와 같이 있으며 다른 림프절에 비해 크다. 상지와 유선, 주위 림프절로부터 림프액을 받으며 쇄골하 림프절로 보낸다. 간혹 쇄골위 림프절로 바로 연결되기도 한다.

④ 가슴근림프절(pectoral lymph node)

앞톱니근(serratus anterior) 앞에 외측흉동맥(lateral thoracic artery)을 따라 있으며 긴가슴신경(long thoracic nerve)이 주변에 있다. 중간에 가장 큰 것은 Sorgius 림프절이며 유방의 상방 외측부 위로부터 림프액을 받고 암 전이가 제일 먼저 일어날 수 있는 부위이다. 간혹 보다 내측으로 가슴근하림프절(subpectoral lymph node)가 있다. 가

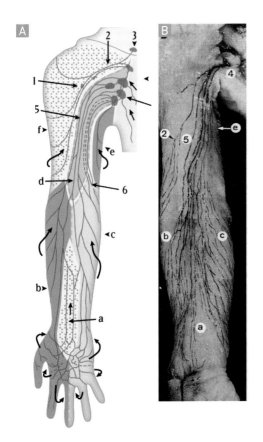

그림 23 상지의 림프관 다발과 림프 영역(손바닥쪽 관점)
(A) 림프 영역의 분포와 이를 구분하는 림프 배액의 도식적 그림, (B) 주사를 한 표본 (태아, 20cm SSL)

a 전완의 정중 영역과 정중 전완 다발 b 요측 다발의 영역 c 척측 다발의 영역 d 상완의 내측 영역 e 상완의 전내측 영역 f 상완과 어깨의 전외측 영역 g 몸통의 상부 영역

1 삼각근–흉근 림프절 2 외측 상완이나 삼각근 다발 (짧은 유형) 3 쇄골상 림프절 4 액와 림프절 5 상완의 정중 다발 6 얕은 팔꿈치 림프절

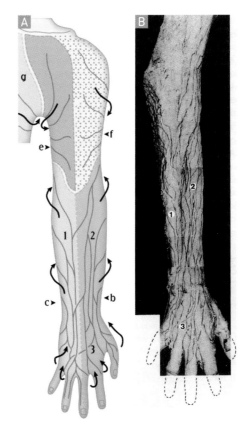

그림 24 상지 배측부의 림프 다발과 영역
(A) 림프 영역의 분포의 도식, (B) 주사를 한 표본

1 척측 다발 2 요측 다발 3 손의 배측에서의 요측과 척측 집합관 간의 긴 횡측지

b 요측 다발의 영역 c 척측 다발의 영역 e 상완의 전내측 영역 f 상완의 전외측 영역 g 몸통의 상부 영역

습부터 배꼽 위까지 복부 앞쪽으로부터 림프액을 받으며 중앙, 가슴근하, 쇄골하림프절로 보낸다.

⑤ 쇄골하림프절(infraclavicular lymph node)

첫번째 갈비뼈 위 오목한 부위에 위치하는 1 ~ 12개의 작은 림프절이다. 모든 액와림프절로부터 림프액을 받으며 가슴의 근육과, 유선, 삼각근 부위로부터도 직접 받는다. 쇄골위림프절과 연결되며 오른쪽은 오른림프관(lymphatic duct), 왼쪽은 정맥으로 림프액을 보낸다.

⑥ 가슴근사이 림프절(interpectoral lymph node, Rotter's node)

가슴근 사이에 있으며 유선으로부터 림프액을 받아 가슴근하, 쇄골하 림프절로 보낸다.

(2) 상지의 림프 배출 구역 (그림 23, 그림 24)

상지의 림프 배출은 표층과 심부로 나뉜다. 심부의 림프 흐름은 혈관과 같이 주행하며 표층의 림프 흐름은 각 구역을 따라 흐르게 된다. 이러한 구역 사이는 서로 구분되어 림프액이 흐르지 않는 분수령(watershed)를 이룬다. 림프액이 배출되는 구역은 전완부와 상완부 각각 세부위로 나뉜다. 즉, 전완부에서는 요골측(radial), 척골측(ulnar), 중앙(middle) 전완부 구역으로 나뉘고 상완부에서는 중앙, 후내측(dorsomedial), 후외측(dorsolateral) 상완부 구역이다.

4) 하지의 림프계

(1) 표층 서혜부림프절(Superficial inguinal lymph node) (그림 25)

대복재정맥(great saphenous vein) 말단부를 따라 6~12개의 림프절이 대퇴 삼각부(femoral triangle)내 위치한다. 5개의 부위로 나눈다. 배꼽 아래 피하층, 외음부, 둔부, 복박으로부터 림프액을

받아 혈관칸(lacunar) 림프절과 장골(iliac) 림프절로 보낸다.

① 상외 서혜부 림프절 (superolateral inguinal lymph node)

서혜인대와 평행하게 천장골회선정맥(super-

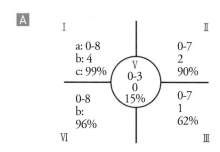

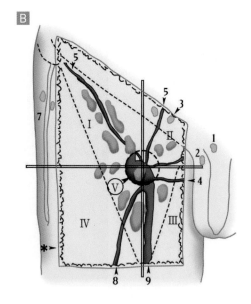

그림 25　표층 서혜부 림프절

A.
Ⅰ 상외 서혜부
Ⅱ 상내 서혜부
Ⅲ 하내 서혜부
Ⅳ 하외 서혜부

B.
Ⅰ 상외 서혜부 림프절
Ⅱ 상내 서혜부 림프절
Ⅲ 하내 서혜부 림프절
Ⅳ 하외 서혜부 림프절
Ⅴ 전복재 림프절

1 전두덩 림프절 2 음경림프절 3 상복부 림프절 4 외측 음부 정맥 5 상복부 정맥 6 상 장골회선정맥 7 가측 표피 신경 8 가측 덧두렁정맥 9 대복재 정맥

ficial circumflex iliac vein) 주변에 있다. 등, 바깥쪽 복부, 둔부의 위쪽, 음경 또는 음핵으로부터 림프 액을 받는다.

② 상내 서혜부 림프절(superomedial inguinal lymph node)

천복벽정맥(superficial epigastric vein)과 외음 부정맥(external pudendal vein)의 끝부분에 있는 두 개의 림프절이다. 배꼽아래 앞쪽복벽, 외음부, 질의 아랫부위, 복막, 고환 피부, 항문 주변으로부 터 림프액을 받는다.

③ 하내 서혜부 림프절(inferomedial inguinal lymph node)

한 개의 림프절이 있으며 외음부, 질의 아랫 쪽, 하지로부터 림프액을 받는다.

④ 하외 서혜부 림프절(inferolateral inguinal lymph node)

4개의 림프절이 있으며 하지의 림프액 배출을 담당한다.

⑤ 전복재 림프절(presaphenous or central lymph node)

15%의 경우만 존재하고 대부분에서는 없는 경우가 많다.

(2) 심부 서혜부 림프절(Deep inguinal lymph node) (그림 26)

대퇴혈관을 따라 있으며 복부의 림프절과 연 결되어 있다. 하지의 근육, 관절과 같은 심부 조직 과 음경, 음핵, 표층 서혜부 림프절로부터 림프액 을 받고 내측 혈관간 림프절로 보낸다.

(3) 슬와 림프절(Popliteal lymph node) (그림 27)

표층과 심부로 나뉘며 무릎 아래의 깊은 층으 로부터 림프액을 받는다.

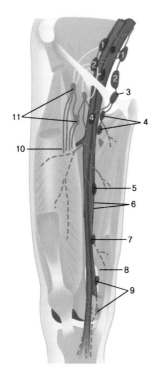

그림 26　심부서혜부 림프절
1 외장골 림프절 2 요와 림프절 3 Rosenmuller 림프절 4 심부 서 혜부 림프절 5 전상 대퇴 림프절 6 대퇴 림프관 7 전하 대퇴 림프 절 8 내전근관 9 심부 슬와림프절 10 배측안쪽 다발 11 표면 서 혜부 림프절

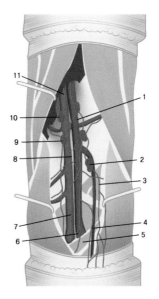

그림 27　슬와 림프절
1 슬와정맥 2 표피 슬와 림프절 3 후외측 다발 4 소복재 림프절 5 가자미궁 6 경비림프절 7 슬와 림프관 8 과하 림프절 9 과간 림프절 10 과상 림프절 11 내전근관과 대퇴 림프관 12 심부 슬와 림프절 13 비복근두 종자골

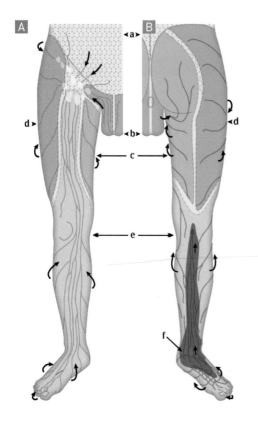

그림 28 하지와 근처 몸통의 배액 영역. (A) 전면 모습, (B) 후면 모습

a 몸통의 하부 영역 b 바깥쪽 음부와 회음부 영역 c 허벅다리 의 전내측 영역 d 허벅다리의 전내측 영역 e 전내측 다발의 영역 f 전외측 다발의 영역

엷은 노란 선은 림프 경계를 의미함.

(4) 하지의 림프 배출 구역 (그림 28)

① 전방내측구역(ventromedial territory)

발가락, 발바닥, 발등, 발목, 종아리, 무릎에서 림프액을 받는다. 이 부위가 손상되면 서혜부 림 프절이 제거되었을 때와 같이 하지의 부종을 일 으킨다..

② 후방외측구역(dorsolateral territory)

발의 외측, 발목의 외측, 종아리 내측에서 림 프액을 받는다.

③ 허벅지후방외측구역(dorsolateral territory of thigh)

허벅지로부터 후외방 둔부까지 부위에서 생 기는 림프액을 받으며 표층 하외 서혜부 림프절 과 연결된다.

④ 허벅지후방내측구역(dorsomedial territory of thigh)

허벅지로부터 후내방 둔부까지 부위에서 생 기는 림프액을 받으며 표층 하내 서혜부 림프절 과 연결된다.

참·고·문·헌

1. Joachim E. Zuther. Lymphedema management. the comprehensive guide for practitioners 3rd edition edition, New York, Stuttgart: Thieme, 2013, 1-16.

2. Michael Földi, Ethel Földi, Földi's Textbook of Lymphology: for Physicians and Lymphedema Therapists, 3e 3rd Edition by , Urban & Fischer; 3 edition (May 14, 2012)

3. Byung-Boong Lee, John Bergan, Stanley G. Rockson. Lymphedema A cncise compendium of theory and practice ; Springer, 49-56

4. R. Putz and R. Pabst. Sobotta atlas of human anatomy; head, neck, upper limb, thorax, abdomen, pelvix., lower limb. 14th ed. One volume ed. Elsevier Urban & Fischer. 2009

5. Mostbeck A, Partsch H. Isotope lymphography: possibilities and limits in evaluation of lymph transport(in German). Wein Med Wochenschr. 1999; 149:87-91

6. Modi S, Stanton AW, Mellor RH, Peters AM, Levick JR, Mortimer PS. Regional distribution of epifascial swelling and epifasciallymph drainage rate

constants in breast cancer-related lymphedema. Lymphat Res Biol. 2005;3(1):3-15

7. Stanton AW, Modi S, Bennett Britton TM, Purushotham AD, Peters AM, Levick JR, Mortimer PS. Lymphatic drainage in the muscle and subcutis of the arm after breast cancer treatment. Breast Cancer Res Treat 2009; 117: 549-57

8. Kim do S, Sim YJ, Jeong HJ, Kim GC. Effect of active resistive exercise on breast cancer-related lymphedema: a randomized controlled trial. Arch Phys Med Rehabil. 2010 Dec;91(12):1844-8

9. Tourani SS, Taylor GL, Ashton MW. Plast Reconstr Surg. 2014 Nov;134(5):1065-74. Understanding the three-dimensional anatomy of the superficial lymphatics of the limbs. Tourani SS1, Taylor GI, Ashton MW.

10. Foldi, M., and J.R Casley-Smith. 1983. Lymphangiology. Stuttgart, New York: Schattauer.

11. Hollinshead, W.H. 1966. Anatomy for surgeons. Vol. 1-3. Int. Edition. New York, London:Hoeber-Harper.

12. Williams, P.L., and R. Warwick. 1980. Lymph nodes and vessels. In Gray's Anatomy. 36th Edition, 767-773. Edinburgh-London-New York: Churchill Livingstone.

13. Caplan, I. 1982. Lymphatic drainage of the mammary gland (based on 300 cases). Anat. Clin. 4:329-335

14. Cucin, R. L., R.H.Guthire, E.E. Deschner. 1975. Lymphatic drainage of the breast on and through the pectoral muscles: Importance in breast cancer. Cancer 35:260-262.

15. Eberbach, M.A., and R.L. Wahl. 1989. Lymphatic anatomy: Functional nodal basins. Ann. Plast. Surg. 22:25-31

16. Kubik, S. 1974. The anatomy of the lymphatic system. Recent Results in Cancer Research 46:5-17

17. Larson, D.L., and S.R. Lewis. 1967. Deep lymphatic system of the lower extremity. Am. J. Surg. 113:217-220

18. Zeidmann, L., and J.A.M.Buss. 1954. Experimental studies on the spread of cancer in the lymphatic system. Part I. Cancer Res. 14:403-405

19. M. Foldi, E. Foldi, S. Kubik. Textbook of Lymphology. 1st Edition. Munchen. Elsevier GmbH and Urban & Fischer. 2003. 2-108

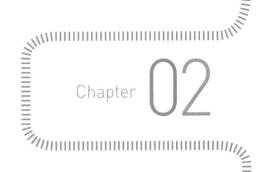

Chapter 02

림프계의 생리 및 병리

1. 림프계의 생리

림프액은 조직간질과 초기 림프관 사이의 압력차이에 의해서 생성된다. 초기 림프관에서의 림프액 이동은 평활근세포가 없어서 주변 조직의 운동(근육운동, 호흡 및 심장박동)과 동맥 수축 등으로 발생된 간헐적 압착에 의해 구동되며, 상부 림프관에서는 자체 평활근세포 등이 존재하여 내인성 율동성 수축에 이어서 근위부 림프관 반동(recoil) 등으로 이동된다고 알려지고 있다. 림프이동은 국소 물리적 인자(압력/신장, 림프양/전단응력)에 의해서 조절되고 있다. 상기 기전에 대한 폭넓은 이해는 림프부종에 대한 정확한 진단과 치료법 개발에 기여할 수 있다.

1) 세포외액의 대사

림프계는 간질액을 모으는 림프모세관, 전집합관 등의 수입림프관을 통해 림프절로 유입되며 수출림프관을 만들고 체강내 흉관을 통하여 좌측 쇄골하정맥으로 유입된다. 간질액이 림프계로, 즉 림프관으로 흡수되는 순간부터를 림프액이라 하며, 일반적으로 투명한 반유동성 상태이나 위장관에서 흡수되는 림프액은 지방산으로 인해 흐리거나 우유 빛을 띄고 있다.

림프액은 '림프부하(lymphatic load)'의 구성인자로 림프부하는 Foldi에 의해 정의되었고 간질에서 림프계로 흐르는 모든 물질을 의미한다. 림프부하는 단백질, 물, 세포, 지방, 히알루론산(hyaluronan) 등으로 구성되어 있다.

(1) 림프단백질부하(lymphatic protein load)

우리 몸에 순환하고 있는 혈장단백질은 약 150~200g 정도이다. 24시간 내에 순환혈장 단백질의 50%가 확산(diffusion)과 여과(ultrafiltration)를 통해 모세혈관과 후모세관정맥을 떠나 간질 공간으로 이동한다. 간질 공간으로 이동한 단백질은 림프계로 유입되고 림프계를 통한 수송 후 혈관계로 다시 돌아온다. 이처럼 혈관을 떠난 단백질은 모세혈관을 통해 직접 혈관으로 다시 들어올 수 없는데, 이는 혈장내의 단백질 농도가 간질의 단백질 농도보다 더 높기 때문이다. 간질 내의 단백질은 세포 영양, 면역 반응, 혈액 응고 등의 다양한 역할을 수행한다. 또한, 간질내의 단백질은 지방, 미네랄, 호르몬, 노폐물의 수송 역할을 하며, 체액 평형(fluid balance)에도 중요한 역할을 한다.

단백질에 대한 모세혈관과 후모세관정맥의 투과성은 급성 염증이 동반되면 증가하게 되어 림프단백질부하가 증가하게 된다. 림프단백질부하의 증가는 초기림프관(initial lymphatic vessels, lymphatic capillary)으로 단백질의 흡수가 많아지게 되고 집합관(lymph collector)으로의 이동도 증가시키게 되어 림프부종의 원인이 되기도 한다.

손상 또는 외상은 세포 사망을 일으킨다. 이때 분비된 세포 단백은 혈액과 함께 림프단백부하를 증가시킨다. 간질에 들어온 세균은 면역체계에 의해 파괴되어 세균 단백을 분비하게 되는데, 이러한 세균 단백은 림프단백부하의 한 구성요소가 되고, 세균 단백이 림프절에 도달하면 방어 기재 작동을 촉진시킨다.

(2) 림프물부하(lymphatic water load)

우리 몸에서는 매일 20L 정도의 물(혈장의 0.5%에 해당)이 비신장 모세혈관(nonrenal blood capillary)에서 간질 공간으로 여과된다. 모세혈관에서 여과된 물의 약 10~20% 정도(약 2.5~3L)가 림프물부하에 해당되며 나머지 80~90%는 다시 모세혈관으로 재흡수된다. 즉, 림프부하에서 물이 차지하는 것은 여과된 후 재흡수 되지 않은 순여과(net ultrafiltration)분을 말한다.

정상 생리적 상황에서는 림프부하의 물 성분이 림프계에서 수송해야 하는 단백질의 용매 역할을 하고, 체내의 수분 조절의 중요한 역할을 한다. 이러한 림프부하는 가슴림프관(thoracic duct),

우측림프관(right lymphatic duct), 정맥각(venous angle)을 통해 순환혈액으로 되돌아간다. 림프관은 정맥과는 달리 구멍이 있어 일부 림프는 순환 도중 림프관을 떠나 림프관의 외막(adventitia)과 주변의 결합조직에 있는 모세혈관을 통해 혈류로 유입되기도 하지만, 대부분 많은 양의 림프물부하가 가슴림프관과 우측림프관으로 이동하고, 이러한 물은 림프관이 아닌 림프절에서 모세혈관으로 재흡수되어 림프액의 농도를 높인다.

(3) 림프세포부하(lymphatic cell load)

백혈구와 몇몇 적혈구는 내피세포사이 접합부를 통해 모세혈관을 빠져나온다. 이러한 세포들은 간질로 이동하고 기림프관으로 들어간다. 그러므로 수입림프관(afferent lymph vessel)에는 림프구(lymphocytes), 대식세포(macrophages), 과립구(granulocytes), 적혈구 및 랑게르한스세포(Langerhans cells)가 수송된다. 수출림프관(efferent lymph vessel)에는 수입림프관에 비해 림프구의 개수가 더 많은데 이는 림프절 내에서 림프의 물이 혈류로 재흡수 되고, 새로 형성된 림프구가 림프에 유입되기 때문이다. 림프구가 림프의 수송을 통해 혈류로 되돌아가는 것은 몸의 면역 반응에 매우 중요하다.

그 외, 호흡기를 통해 흡입된 입자나 위장관에서 흡수된 것, 손상을 통해 몸에 들어온 입자들은 림프관을 통해 흡수되어 림프절로 수송되는데, 이러한 과정을 통해 면역반응이 작동하고 활성화된다. 외상 또는 조직 생성으로부터 발생된 세포 및 세균, 암세포도 림프계를 통해 수송되는데 세균의 경우 림프절로 수송된 후 면역작용으로 소실되지만 바이러스의 경우 림프절 내에서 조차 증식할 수 있다. 특히, 암세포들은 림프계를 통해 림프절에 전이를 발생시키며, 이것이 순환혈액에

도달하면 다양한 장기로 전이를 발생시킨다.

(4) 림프지방부하

지방 성분 중의 일부는 장관의 모세혈관을 통해 재흡수 될 수 없고 장관의 림프관, 즉 유미관(chylous vessels)을 통해 재흡수된다. 유미관은 지방산과 지방 성분들을 림프관을 통해 혈류로 되돌리는데, 지방이 림프의 일부로 포함되면 정상적으로 투명한 림프액은 우유빛을 띄게 된다.

2) 림프모세관에서 림프액 생성 및 영향인자

림프모세관은 한쪽이 폐쇄된 구조로 한 방향으로 간질액이 압력차에 의해 유입되는데 콜라젠으로 구성된 고정 잔섬유가 림프내피세포와 기질에 연결되어 간질압력이 높을 경우 림프혈관내강의 허탈을 방지하며, 한편으로는 조직활동의 기계적 힘을 림프관에 전달하게 된다. 내피세포들의 경계부는 비스듬하게 주행하여 세포질들이 겹쳐지면서 내피세포의 간극을 형성하고 이 부분이 일차성 밸브(inlet valve)(1장 그림 참조)를 형성한다. 내피세포의 간극을 통하는 림프액의 이동성은 다음 식으로 기술된다.

$$J_{lymph} = K_{lymph} \times \triangle P_{TM}$$
$$(K_{lymph} : 림프전이계수,$$
$$\triangle P_{TM} : transmural\ pressure\ gradient\ ;\ P_{in} - P_{lymph})$$

Jlymph 는 직접적으로 간질액내 압력에 의존하는데 이는 조직운동의 결과로 압력이 전달된 경우와 간질내 수액상승으로 P_{in} 이 상승된 경우, 그리고 림프혈관내 평활근세포가 존재하는 원위 림프관에서는 림프관수축분절(lymphangion) 벽의 자발성수축에 의한 $\triangle P_{TM}$이 상승된 경우 림프

액이 생성되어 이동하게 된다. 흥미로운 점은 신경근육계 전도가 차단된 쥐에서 수동적인 유도호흡에 의한 조직운동으로는 $\triangle P_{TM}$ 이 0으로 림프액을 생성시키지 못하는 것으로 알려져, 단순한 기계적 조직운동이 아닌 조직내 입자에 의한 신호전달계가 존재함을 제시하고 있다. 한편, 또 하나의 고려 요소로는 외부기계적 운동힘이 림프계 혈관으로 전달되고 림프관내 압력파로 전환되는 과정에서 림프관벽 및 주변 기질의 기계적 특성이 큰 영향을 미치게 된다.

3) 림프관에서 림프이동

말초 림프관에서의 평균 림프관내압은 최종 근위부 림프관(가슴림프관), 그리고 쇄골하 정맥으로 갈수록 높아지게 된다. 또한 직립위에 있을 때 발에서 쇄골하 정맥부위까지 정수분압차는 -150mmHg정도로, 말단원위부위에서 근위부로의 림프액의 이동이 수동적으로 이루어질 수가 없다. 그러나 압력차는 림프관내의 밸브 그리고 림프절 구조 존재로 많이 상쇄되어 림프액 이동을 저해하는 정수압차는 효율적으로 줄어들게 되고 림프펌프 및 밸브작용으로 원활한 이동이 이

표 1 림프관 정수압

혈관	정수압(mmHg)
경정맥(jugular vein)	5.8
가슴림프관(thoracic duct)	5.1
우측림프관(right lymphatic duct)	2.1
좌측목림프계(left jugular lymphatics)	0.8
허리림프계(lumbar lymphatics)	2.7
창자림프계(intestinal lymphatics)	3.6
대퇴림프계(femoral lymphatics)	0.5

루어진다. 결과적으로 림프계의 기능 및 이상에 대한 연구는 자연적으로 펌프 및 밸브의 기능과 연관되어진다(**표 1**).

(1) 이차성 밸브(intraluminal valve)

림프관에는 양쪽벽에서 기원하는 밸브잎(endothelial leaflet)에 의해 형성되는 이차성 밸브가 있다. 이차성 밸브 사이 분절은 림프혈관계의 기능적 단위인 '림프관 수축분절(lymphangion)'로 알려지고 있다. 림프밸브 기능은 림프압과 림프양에 의해 조절되는 것으로 생각되며 밸브의 닫힘에는 특별한 림프근육이 역할을 하는 것으로 보인다. FOXC2 유전자는 림프밸브의 결정인자로 알려져 있는데 FOXC2 유전자변이는 사람과 마우스에서 림프부종을 유발한다. 백서의 장간막 림프관 수축을 통해 3 간의 림프밸브 개폐과정을 관찰해보면 림프확장기에서는 림프관 직경이 $105\mu m$정도이며 밸브잎은 약간 열려있다(**그림 1, A**). 림프관 수축기에는 직경이 $60\mu m$로 좁아지면서 밸브잎은 열리게 된다(**그림 1, B**). 수축 후기에는 밸브 상방 림프관 분절이 부풀면서 밸브가 효율적으로 닫히게 되고(**그림 1, C**) 다시 확장기로 되어 밸브가 열리게 된다(**그림 1, D**). 림프밸브는 림프액의 역류를 최소화하고 중력에 의한 정수압차를 경감시켜준다. 또한, 림프밸브는 림프관 수축분절이 순차진행으로 형성시켜주며, 마지막으로 림프흐름 전단력을 감지하는 부위로서 산화질소의 생성 및 림프관 수축 조절에 중요한 역할을 하리라 생각된다.

(2) 림프펌프

① 외인성 림프펌프

외인성 림프펌프에는 림프관 외부에서 발생하는 모든 힘을 모아서 중심림프액을 이동시키는

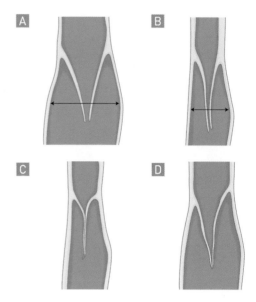

그림 1 림프액 이동 중 림프관 밸브모식도(이차성 밸브의 기능적 움직임)

데, 림프관 주변 조직들에 작용하는 힘으로는 심장수축, 호흡, 근육운동, 혈관의 박동, 그리고 장운동 등을 포함한다. 조직액이 림프모세관으로 흘러 만들어진 림프액은 림프모세관에 작용하는 림프관압이 높을수록 림프집합관으로 많이 이동하게 된다. 흉강내에서는 심장 및 호흡기 조직 운동이 림프관을 주기적으로 압박하여 림프압을 만들어내게 한다. 운동시 다리근육도 수축과 이완을 반복하면서 림프관을 비우고 다시 채우게 한다. 정상 상황에서는 대부분의 림프액은 소화기계에서 생성되는데, 이 역시 장의 연동운동 그리고 장압 등이 림프액이동의 중요한 구동력이된다.

② 내인성 림프펌프

림프액 흐름을 위해서 사람을 포함한 대부분의 포유류에서는 림프벽 근육세포들에 수축기관을 가지고 있다. 림프관내에 존재하는 기능적으로 유능한 밸브들 사이의 자체 수축기능을 수행

하는 기능적 단위를 림프관수축분절이라고 명명한다. 림프관수축분절의 위상수축동안 림프액을 중심정맥으로 올리기 위해 압력차를 생성하는데 한 림프관수축분절에서 만드는 힘은 림프조직의 순응도가 좋아 림프망을 통하여 이동시키기에는 부족하다. 그러므로 림프관수축분절에서 전기적인 연쇄반응으로 위상수축이 전파되게 되며 림프액 이동이 일어나게 된다. 이처럼 건강한 집합관의 림프관수축분절은 일정한 속도의 수축을 하며 이를 '림프관운동성'이라 한다. 그러나, 림프 흐름에 방해가 생기면 울혈과 림프관 확장증(lymphangiectasia)이 발생한다. 림프관 확장증은 밸브 부전증(valvular insufficiency)을 초래하여 림프액이 원위부 림프관수축분절로 역류하게 된다. 역류가 피부의 림프모세관에서 발생하면 피부 역류(dermal backflow)라 하며, 확장된 림프모세관 네트워크는 다른 림프 영역(lymphatic territory)으로 림프 이동을 촉진시킬 수 있는 교량 역할을 하는 긍정적 효과를 나타내기도 한다. 반면 림프관은 도관의 기능도 가져야 하므로 림프관내 근육의 수축과 이완기능과는 별개로 유출로의 저항을 조절해야 한다. 즉, 림프관은 심장과 도관기능을 같이 유지하여야 한다는 것이다.

(3) 림프위상수축에 영향을 미치는 인자

① 압력/신장(pressure/stretch)

림프관의 신장은 림프관내 고압력을 초래하고 이는 림프펌프를 자극하여 림프관 수축 빈도 및 강도를 올리게 된다. 다른 종이나 조직들에서 림프관들은 다른 압력하에서 내인성 펌프의 작동이 일어나게 되는데, 일반적으로 $3cmH_2O$~$20cmH_2O$정도의 상대적으로 낮은 압력으로 알려지고 있다. 예를 들면 백서의 장간막 림프관내 압력은 $5cmH_2O$에서 내인성 펌프가 작동되고 반면 백서의 흉관에서는 $3cmH_2O$에서도 내인성 펌프가 작동되는 것으로 관찰되고 있다. 말 림프관에서의 상대적으로 높은 압력에서 내인성 펌프가 작동되는 것은 근위부위의 유출로 저항을 고려하였을 때 합목적적인 현상으로 이해되고 있다.

② 유량/전단응력(flow/shear stress)

액체로 채워진 도관에서 작동하는 유체역학 요소는 유량/전단응력이다. 특히 전단응력은 오래전부터 혈관에서 혈류를 조절하는 주요 요소로 알려져 있다. 비록 림프관에서는 동맥이나 정맥보다 낮지만, 림프관 수축기능에 영향을 주는 주요 인자로 받아들여지고 있다. 백서로부터 분리된 4군데의 다른 부위(경부, 대퇴부, 장간막, 흉관)에서 분리, 관류하는 실험에서 유량의존 림프 펌프의 억제기전이 모두 관찰되었다. 즉 림프흐름의 총량은 외인성/내인성 펌프의 합이므로 림프유량이 많은 경우 내인성펌프 작동이 억제되며 이는 불필요한 에너지소모를 막는다고 할 수 있다. 차이가 있다면 압력/신장 기전에서 보았듯이 말초림프관(대퇴부, 장간막)에서는 림프액 흐름이 유지되고 있는 상황에서도 내인성 펌프가 어느 정도 작동되나(압력에 높은 민감도, 유량에 낮은 민감도), 근위부 림프관(경부, 흉관)에서는 림프액 흐름에 내인성 펌프의 억제가 관찰되는바(압력에 낮은 민감도, 유량에 높은 민감도) 중심정맥에 가까운 림프관은 상대적 도관으로서의 역할을 수행하는 것으로 보인다.

(4) 림프수송에 영향을 미치는 다양한 요인

림프의 수송은 다양한 방법에 의해 조절된다.
① 림프관수축분절의 수축은 얕은 림프계와 깊은 림프계 모두에서 림프의 능동적인 수송을 가

겨온다.

② 능동적이고 수동적인 신체 움직임은 림프관을 압박하거나 신장시키는 방법으로 림프를 움직인다.

③ 동맥의 맥박은 깊은층 림프계와 흉관에서 림프 이동에 효과적이다.

④ 근육 펌프는 소매 같은 양상의 근막내의 깊은층 림프계에서 림프의 움직임을 도와준다. 수축된 근육은 혈관 외피에 압력을 가하고 이러한 힘이 정맥과 림프관을 비우는데 도움을 준다.

⑤ 마사지는 림프를 말초에서 지역 림프절로 이동시킬 수 있다.

⑥ 호흡 중 흡기 과정은 흉관과 우측 림프관으로부터 림프를 정맥각으로 흐르게 한다. 따라서 호흡 운동이 치료에 도움을 준다.

(5) 림프관의 단절 이후 림프 흐름의 복구

집합관의 손상이나 지역 림프절의 제거(예, 림프절 절제)는 특정 지역에서의 림프 흐름의 단절을 발생시킨다. 단절 이후의 증상(부종 발생)과

림프 흐름의 복구 정도는 단절 정도에 따라 달라진다. 몇몇 개의 말초에 위치한 집합관의 제한된 개수의 손상은 적절한 짧은 집합관에 의해 복구되거나 문합 가지(anastomosis branch) 또는 곁가지(collaterals)에 의해 림프 흐름의 복구가 가능하기 때문에 일시적인 부종만 발생한다. 그러나 림프절 절제는 일반적으로 더 심각한 부종을 발생시키고 림프 흐름의 복구가 어렵다. 많은 연구자들에 의해 밝혀진 림프흐름의 복구 방법은 아래와 같다. 첫째, 존재하고 있는 곁가지 경로를 이용하는 것이다. 그러나, 림프절을 우회하는 곁가지는 매우 드물고 모든 지역에서 나타나는 것은 아니다. 둘째, 새로운 곁가지 경로의 발달이다. 새로운 곁가지는 존재하는 림프관의 확장에 의해 발생한다. 어떤 림프관의 어떤 부위든 단절이 발생하면 울혈, 확장, 밸브부전증 및 역류가 발생하게 된다. 이러한 새로운 곁가지 경로를 통해 울혈된 림프가 마사지에 의해 이웃의 손상되지 않은 지역으로 이동할 수 있다. 그리고 셋째, 림프관의 재생이다. 림프관의 재생은 손상된 림프관의 끝부

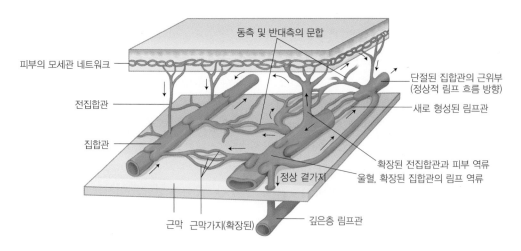

그림 2 단절된 림프 흐름의 복구

분의 내피세포 증식에 의해 발생한다. 손상된 집합관의 절단단 또는 절제된 림프절의 수입 집합관과 수출 집합관의 절달면이 림프관의 재생에 의해 발생한다.

또한, 림프 흐름의 손상이 발생한 경우 우회로(bypass)에 의해서도 복구되는데, 이러한 우회로는 피하지방에서도 발생한다.

① 울혈된 림프관의 확장된 부분의 가지들은 근막 가지(fascial plexus)를 발생시킨다.

② 확장된 전집합관은 림프를 집합관으로 보내지고 림프모세관으로 역행시킨다(피부 역류). 그리고 확장된 림프모세관 네트워크는 손상되지 않은 집합관으로 림프를 이동시킨다.

③ 림프는 확장된 관통 전집합관(perforating pre-collector)을 통해 깊은층 림프계로 이동한다 **(그림 2)**.

그동안 림프이동을 조절하는 생리적 조절기전에 대해 많이 이해하게 되었음에도 불구하고 아직까지도 초기단계이다. 림프이동 장애는 림프부종, 면역기능저하, 지질 대사장애를 포함한 만성질환의 병태생리에 깊숙이 관여하고 있다. 림프밸브의 작동, 림프관 근육수축에 대한 물리적, 생리적, 분자생물학적 조절기전에 대해서는 많은 연구가 필요한 실정으로 이에 대한 진전만이 WHO에서 지정한 해결이 요한 만성질환 10개 중의 하나인 림프부종 치료에 기여할 것으로 판단된다.

2. 림프계의 병리

림프계의 수송능력이 림프계 부하 보다 적어지면 림프계 기능부전(insufficiency)이 야기되어 국소적 또는 전신적 부종 또는 림프부종을 발생시킬 수 있다. 세 가지 형태 - 동적(dynamic), 기계적(mechanical) 및 복합적(combined) 림프기능부전이 있을 수 있다.

동적 기능부전은 과대용적 기능부전(high-volume insufficiency)이라고도 알려져 있으며 임상에서 가장 흔한 형태이다. 즉, 림프수송능력은 구조적, 기능적으로 정상이나 수분 또는 수분과 단백질 부하가 지나치게 과도하여 부종이라는 증상이 발생되는 상태로서 임상 질환으로는 심장기능부전, 만성정맥기능부전 임상 1기 및 2기, 저단백혈증, 임신 및 부동(immobility) 등에 의한 경우들이다. 만일 동적 기능부전이 장기간 지속되면 림프계에 구조적, 기능적인 이차적 손상이 유발되어 수송능력이 저하되어 복합적인 형태로 변하게 된다. 그러므로 수분량을 최소화하고 국소적 부종을 감소시키기 위해 상하지 거상(elevation), 압박, 운동 등을 시행해야 한다.

기계적 기능부전은 저용적 기능부전(low-volume insufficiency)으로서 림프 생성은 증가되지 않았으나 아래 설명되는 기질적, 기능적 원인들로 인해 림프수송능력이 저하된 경우로서 임상질환으로 림프부종이라 진단되는 상태이다. 수술, 방사선 조사, 손상과 염증 등의 기질적 요인들이나 특정 약제나 독소(예, 필라리아시스)에 의해 림프혈관계가 마비되거나 또한 림프판막 손상, 림프압 상승 및 림프혈관벽에 단백질이 침착되어 생기는 림프혈관벽 기능부전(mural insufficiency) 등의 기능적인 요인들에 의한다. 예를 들어 임상적으로 가장 흔한 이차성 림프부종의 원인인 림프절절제술이 시행되면 림프절은 재생되지 않으므로 절제된 림프절의 구심성, 원심성 림프혈관들은 새로 생성된 아주 가는 혈관들로 서로 약하게 연결되게 된다(lympho-lymphatic anastomosis). 이로 인해 후부하(afterload)가 증가되므로 초기에는 림프혈관 수축 빈도를 늘려 조절하다가 결국에는 과부하로 인해 림프판막의 기능에 문제가 생기고 증가된 림프압에 의해 림프계 전체에 연쇄적인 변화가 유발되게 된다. 치료되지 않으면 단백질이나 조직 내 폐기물들이 아래에 다시 설명되는 만성적인 고유의 조직 변화를 유발한다.

복합적 기능부전은 두 가지 형태의 복합형으로 림프수송능력이 정상보다 저하 되어 있으면서 림프 생성도 증가되어 있는 경우이다. 이는 심한 조직 손상과 만성 염증 상태를 초래한다. 앞에서 설명된 바와 같이 동적 또는 기계적 기능부전은 모두 복합적 형태로 진행될 수 있다.

림프계 기능부전으로 인해 림프액 수송 능력이 저하되면 다양한 정도의 부종이 발생된다. 또한 단백질 성분이 풍부한(high-protein edema) 조직액의 순환이 원활하지 못하게 되므로 인해 단

순한 부종뿐만이 아니라 조직 내에 구조적, 기능적인 변화가 발생되며, 이 같은 병적 조직 변화 소견들은 림프계 순환 기능부전의 특징적 소견이라 할 수 있다.

림프계 기능부전은 면역학적 흐름(immune traffic)을 교란시키고(sterile inflammatory process) 정상적인 피부 구조와 기능 상실을 일으킨다고 잘 알려져 있다. 만성적으로 림프액의 흐름이 정체되어 발생되는 조직학적 변화로는 피부층에 각질세포(keratinocyte), 섬유모세포(fibroblast) 및 지방세포(adipocyte)들의 수가 증가하고, 만성염증 소견을 보이는 것이다. 또한 림프혈관 기저막이 두꺼워지고 탄력섬유가 절단되고, 콜라겐 침착이 두드러져 궁극적으로 만성 림프부종에 의한 가장 특징적인 소견인 피부 및 피하조직의 경화(fibrosis) 소견이 보이게 된다. 최근에는 림프계 기능부전이 피부지방에도 매우 독특하고 중요한 영향을 주는 것으로 보고되고 있다(그림 3).

림프부종의 병태생리는 실험적으로 밝혀져 있는 바가 매우 적다. 그 이유 중 하나는, 아직까지도 임상적이고 병리적인 림프부종 양상을 재현할 수 있는 동물모델 실험이 매우 제한적이라는 점이다. 실험동물의 신체 일부(꼬리, 상지 또는 하지)의 림프혈관을 절단하거나 림프절을 절제하면 일정 기간 동안 차단된 이하 부위에 부종이 발생된다. 그러나 부종은 일주일 정도를 정점으로 감소되기 시작하여 지금까지 다양한 모델들이 제시되었음에도 불구하고 약 3주에서 1개월 정도이면 정상화되는 결과를 보이는 것이 보편적이다. 그러므로 임상적으로 보여지는 만성적인 병적 변화들을 실험적으로 재현하기에는 문제가 있다. 한편, 일부 연구에서는 부종이 소실된 상하지에 림프그라피를 시행한 결과 부종은 호전되었을지라도 림프계 기능은 정상적이지 않으며 조직 소견

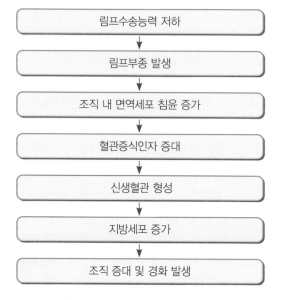

그림 3 만성림프부종에서 발생되는 조직학적 변화

또한 병적 변화를 보이므로 임상적으로 부종이 발생되기 전 즉, 잠복기(latent stage 또는 stage 0)를 의미한다고 보고한 바 있다.

이 같은 동물실험 결과들을 통해 림프혈관을 차단한 경우 림프수송능력은 재생 반응이 동원되므로 인해 완전히 차단되기 어려우며, 부종은 보이지 않으나 기질적, 기능적으로 건강하지 않은 시점(잠복기)에 조직미세여과율(ultrafiltration)을 증가시킬 수 있는 또는 림프수송능력을 저하시킬 수 있는 요인이 재발생(예, 봉와직염, 림프혈관 손상 등) 되면 임상적인 림프부종이 발생될 수 있을 것으로 생각된다.

1990년대 말, 혈관내피성장인자 C와 D(vascular endothelial growth factor, VEGF-C, VEGF-D)가 림프혈관에 선택적으로 작용함이 알려지고 그 수용체 단백질(receptor protein)인 VEGFR-3가 알려짐에 따라 림프혈관 발생, 병태생리 및 림프혈관신생(lymphangiogenesis)에 대한 분자 수준의 연구가 체계적으로 수행되게 되었다.

수술적 모델 중 하나인 생쥐꼬리모델을 이용한 최근 연구에 의하면, 수술 후 약 30일 정도 부종이 유지되며 초기에는 대식세포 침윤, 진피와 피하조직 콜라겐 분해 소견을 보이고 이후 림프내피세포가 증가되고 피하지방이 침착되는 반응을 관찰할 수 있었다. 특이할 점은 림프혈관 과다증식 정도와 부종의 정도가 비례적이어서 연구자들은 부종 자체가 림프혈관신생을 작동시키는 요인일 것으로 예측하였으며, 림프혈관계 기능 차단 후 초기에 일어나는 림프혈관신생은 VEGF-C/VEGFR-3 경로와 무관한 다른 기전에 의하고 VEGF-C에 의한 림프혈관 증식은 보다 후기 기전일 것이라고 하였다.

유사한 모델을 이용한 또 다른 연구에서는 인체와 유사한 진피역류(dermal backflow) 소견을

보이는 림프신티그램 결과와 염증반응, 면역반응 및 섬유화 등의 조직 소견을 보고하였다. 이때 피부층에서 LYVE-1 양성 림프혈관들이 관찰되어 앞선 연구들에서 예측한 부종 부위의 림프 울혈 자체가 림프혈관신생을 유도한다는 가설을 객관적으로 증명하였으며 또한 조직소견을 통해 림프울혈이 단순히 림프액 항상성 장애라기보다 전조직에 걸친 매우 복잡한 병리적 반응을 유도한다는 사실을 시사하였다.

최근의 동물모델 실험들을 통해 가장 새롭게 알려진 것은 림프울혈에 의해 마치 다발성경화증이나 건선 등과 유사한 염증반응의 조직 소견이 보인다는 점이다. 이것이 단순히 면역세포 제거 장애에 의한 것인지 또는 항원들의 제거 장애가 염증반응을 유도하는 것인지는 아직 불확실하다. 그러나 염증과 면역기전이 림프울혈에 의한 조직 반응의 핵심이 되므로 이를 생물학적으로 감소시키는 것이 림프부종 치료의 새로운 목표가 될 수 있을 것으로 생각되고 있다.

참·고·문·헌

1. Foldi. Definition and pathophysiology. In: Foldi, editor. The textbook of lymphology, 2nd ed,Munchen : Elsevier 2006. 224-231

2. Rockson SG. Current concepts and future directions in the diagnosis and management of lymphatic vascular disease. Vasc Med 2010; 15(3): 223-231

3. Rutkowski JM. Secondary lymphedema in the mouse tail: lymphatic hyperplasia, VEGF-C up-regulation, and the protective role of MMP-9. Microvasc Res 2006; 72: 161-171

4. Schulte-Merker S, Sabine A, Petrova TV. Lymphatic vascular morphogenesis in development, physiol-

ogy, and disease. J Cell Biol 2011; 193(4): 607-618

5. Shin WS and Rockson SG. Animal models for the molecular and mechanistic study of lymphatic biology and disease. Ann NY Acad Sci 2008; 1131: 50–74

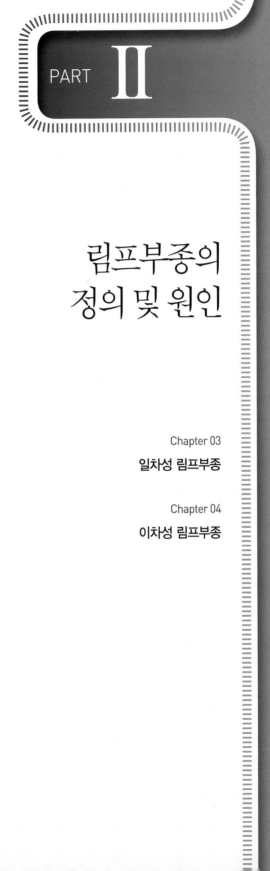

PART **II**

림프부종의
정의 및 원인

Chapter 03

일차성 림프부종

1. 정의 및 분류

림프부종은 일반적으로 림프계 손상이나 기능 이상에 인한 림프액 수송 능력 저하에 의해 신체의 내외 기관에 국소적 또는 전신적으로 발생되는 부종으로 정의된다. 하지만 신체 조직 내에 단순한 부종 이상의 복잡한 구조적 및 기능적 병변을 야기하므로, 림프액의 저류에 의한 모든 질환적 양상을 총칭한다고 할 수 있다. 흔히 일차성과 이차성 림프부종으로 분류하여 이차성 림프부종은 감염, 수술, 종양, 방사선 조사, 외상 등으로 림프계의 손상이 발생에 의한 림프부종이다. 이러한 원인이 없이 선천적으로 혹은 원인 미상으로 발생하는 림프부종을 일차성 림프부종이라고 한다. 일차성 림프부종은 림프계 배액의 내재적인 이상으로 인한 주로 하지의 만성 조직부종으로 인구 10만명에 1.15명 정도로 보고되고 있는 드문 질환이다.

일차성 림프부종은 1934년 알렌 (Allen)이 최초로 림프부종 발현 시기에 따라 2가지로 분류하였는데 첫째는, 출생시 또는 출생 이후 짧은 기간 내에 발생하는 선천성 림프부종과, 둘째는 출생 이후 주로 청소년기 여자에게 흔한 조발성 림프부종으로 기술했다. 이후 Kinmonth 등은 조발성 림프부종을 발생연령 35세 미만으로 국한시키고, 35세 이상에서 발생하는 림프부종을 지연성 림프

표 1 일차성 림프부종

	선천성 림프부종	조발성 림프부종	지연성 림프부종
발생시기	1세 이하	1–35세	35세 이상
기타 명명	Hereditary Lymphedema, Type I Milroy disease	Herediatary Lymphedema, Type II Meige Milroy disease	Delayed onset Lymphedema
비율	6–12%	77–94%	11%

43

부종으로 정의하였다. 따라서 흔히 Milroy disease으로 불리우는 선천성 림프부종은 흔히 출생시나 1세 미만에서 발견되는 가족성 림프부종을 일컫으며, 1-35세에 발생하는 일차성 림프부종은 조발성 림프부종, 이후에 발생하는 경우는 지연성 림프부종으로 분류하게 되었다(표 1).

하지만 이러한 연령에 따른 일차성 림프부종의 분류는 너무 단순하고, 애매모호한 경우가 있어서 실제 임상에서 그 진단이나 기술에 어려움이 있다. 또한 일차성 림프부종은 다양한 증후군으로 발현되는 림프부종이 보고되고 있고 많은 유전자가 관여되어 있으며, 선천성 기형이 동반되거나, 이열첩모 (Distichiasis), 안검하수, 담즙정체와 같은 다양한 이상이 동반되어 있기도 하여 최근 2013년 Connell 등은 일차성 림프부종의 표현형과 가족력, 전신 및 장기 침범, 타 증후군과의 관련, 혈관 기형 등에 따라 정확하게 분류하고 관련 유전자에 따라 진단하고자 하는 알고리즘을 제시하였다. 실제 일차성 림프부종은 매우 다양한 표현형의 질환이 포함되어 있으며, 여러 가지 유전방식과 수많은 동반된 기형들이 보고되어 있어 아직까지 정확한 병태, 병인은 완전히 파악되지 않고 있다. 이에 따라 표현형과 최근 급속도로 많이 밝혀지고 있는 관련유전자에 따른 정확한 분류를 통해 일차성 림프부종의 원인병태생리를 더 정확하게 이해하고 향후 치료에도 도움이 되고자 하였다. 2013년 Connell 등이 제시한 일차성 림프부종 분류체계는 1) 증후군의 한 형태로 나타나는 일차성 림프부종, 2) 전신성/장기 침범형 일차성 림프부종, 3) 성장기형/혈관 기형 또는 피부 병변을 동반한 림프부종, 4) 선천성 림프부종, 5) 지연형 림프부종으로 5가지 큰 카테고리로 구분하고 관련 유전자를 기술한다(그림 1). 비록, 모든 일차성 림프부종을 이 카테고리에 다 포함시

킬 수는 없지만 이러한 분류체계는 일차성 림프부종을 진단하고, 전반적으로 이해하는데 도움을 줄 수 있을 것으로 생각된다. 이후의 일차성 림프부종 소개는 이 흐름도에 따른 분류를 기술하고자 한다.

2. 증후군에서 나타나는 일차성 림프부종

많은 증후군 질병에서 림프부종이 관찰되는데, 이 때 발생되는 림프부종은 증후군의 근본적인 문제라기보다는 하나의 증상으로 보아야 한다. 이러한 증후군의 대표적인 3가지는 Noonan 증후군, Prader Willi 증후군, Turner 증후군이다. (표 2)에서 일차성 림프부종이 관찰될 수 있는 증후군과 문제가 되는 유전자 및 염색체 부위를 기술하였다. 일부 증후군으로 알려진 질환 중에서는 일차성 림프부종이 주요 증상이 되기도 하며 이러한 증후군은 추후 따로 자세히 논하려고 한다.

3. 전신성/장기 침범형 일차성 림프부종

전신성 또는 내부 장기 침범형 일차성 림프부종의 경우 림프계 형성 발달 전반에 걸쳐 문제가 있는 경우를 말하며, 일차성 림프부종은 사지의 말단에 국한되지 않는다. 이러한 림프계 형성의 문제가 태아기부터 진행되었다면, 수흉증(hydrothoraces)이나 태아수종(hydrops fetalis)이 관찰될 수 있다. 태아수종은 바이러스 감염이나 혈액형 불일치, 기타 면역 질환에서도 나타날 수 있기 때문에 일차성 림프부종의 진단에서 주의를 기울여

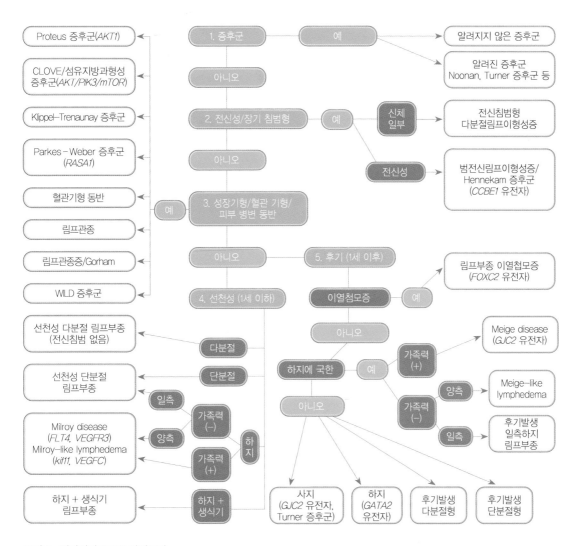

그림 1 일차성림프부종 카테고리

야 한다. 출생 이후 전신성 림프부종은 심낭삼출 (pericardial effusion), 흉막삼출(pleural effusion), 암죽복수(chylous ascites), 흉복부 림프관확장증 (lymphangiectasia)으로 나타날 수 있으며, 내부 장기 림프관확장증이 있는 경우 복통이나 설사 등의 소화기계 증상이 나타날수 있다. 전신성 일 차성 림프부종의 치료는 복합적으로 이루어져야 하며, 삼출액의 배액과 식이요법 등이 있을 수 있

다. 빠른 초치가 예후에 중요하기 때문에 초기 증 상에 따른 조기 진단이 필요하다. 이러한 전신성/ 장기 침범형 일차성 림프부종은 전신침범형 다 분절림프이형성증(multisegmentallymphatic dys- plasia with systemic involvement, MLDSI)과 범전 신림프이형성증(generalized lymphatic dysplasia, GLD)으로 구분될 수 있다.

표 2   일차성 림프부종과 관련되는 것으로 알려진 증후군 및 염색체/유전자 이상

증후군	염색체/유전자 이상
Aagenaes 증후군	알려지지 않음
Carbohydrate deficient glycoprotein types	1a, 1b, and 1h *PMM2, PM1, ALG8*
Cardio–facio–cutaneous 증후군	*KRAS, BRAF, MAP2K1, MAP2K2*
CHARGE 증후군	*CDH7*
Choanal atresia–lymphoedema	*PTPN14*
Ectodermal dysplasia, anhidrotic, immunodeficiency, osteopetrosis and lymphoedema (OL–EDA–ID 증후군)	*IKBKG (NEMO)*
Fabry disease	*GLA*
Hennekam 증후군	*CCBE1*
Hypotrichosis–lymphoedema–telangiectasia	*SOX18*
Irons–Bianchi 증후군	알려지지 않음
Lymphoedema–myelodysplasia (Emberger 증후군)	*GATA2*
Macrocephaly–capillary–malformation (MCM)	*PIK3CA*
Microcephaly–chorioretinopathy–lymphoedema–mental retardation (MCLMR)	*KIF11*
Mucke 증후군	알려지지 않음
Noonan 증후군	*PTPN11, KRAS, SOS1*, and others
Oculo–dento–digital 증후군 (ODD)	*GJA1*
Progressive encephalopathy, hypsarrhythmia, optic atrophy (PEHO)	알려지지 않음
Phelan McDermid 증후군	22q terminal deletion or ring chromosome 22
Prader Willi 증후군	15q11 microdeletion or maternal UPD 15
Thrombocytopenia with absent radius	1q21.1 microdeletion and *RBM8A*
터너(Turner) 증후군	45XO
Velocardiofacial 증후군	22q11 microdeletion
Yellow Nail 증후군	알려지지 않음

1) 전신침범형 다분절림프이형성증

(multisegmentallymphatic dysplasia with systemic involvement, MLDSI)

전신침범형 다분절림프이형성증은 신체의 다른 부분에 림프부종이 전신적으로 나타나나 분절형으로 이환되는 것을 특징으로 한다. 이러한 패턴은 이환된 반신의 반측안면부종과 결막부종을 보이기도 하며, 편측 상하지로 나타나기도 하며, 반대측 사지의 패턴으로도 나타난다. 정확한 원인은 알 수 없으나 모자이시즘의 문제로 생각되며 지능이나 기타 다른 기관에 증상을 보이지는

않는다.

2) 범전신림프이형성증(generalized lymphatic dysplasia, GLD)/Hennekam 증후군

범전신림프이형성증 환자는 신체 전반에 걸쳐 일정하게 림프부종이 관찰되는 양상을 말하며 태아기에는 태아수종이 발생할 수 있다. 상염색체 열성 질환의 가족력을 갖는 경우가 빈번히 보고되고 있다. Hennekam 증후군은 범전신림프이형성증의 하나의 예로서 다른 질환의 표현형으로 범전신림프이형성증이 나타나기도 하지만 원인유전자가 밝혀진 질환은 Hennekam 증후군이 유일하다. Hennekam 증후군은 lymphoedema-lymphangiectasia-mental retardation 증후군으로 알려진 질환으로 사지 림프부종, 폐 및 내부장기 림프관확대증, 다양한 중증도의 학습지연, 특이한 얼굴형태(편평한 얼굴, 편평하고 넓은 콧잔등, 눈 사이의 거리가 멈)의 증상을 보인다. Hennekam 증후군은 염색체 18q21에 위치한 *CCBE1* (collagen and calcium binding EGF-domain 1) 유전자의 이상에 따른 상염색체 열성으로 유전되나 *CCBE1*는 전체 Hennekam 증후군의 23%에서만 발견이 되어 기타 다른 유전자의 이상도 있을 것으로 추측된다. *CCBE1* 유전자의 정확한 기능은 잘 알려져 있지 않으나, VEGFC에 따른 림프관생성성을 촉진하는 것으로 알려져 있다.

4. 성장기형/혈관 기형 또는 피부 병변을 동반한 림프부종

일차성 림프부종은 다른 혈관기형 및 성장기형 또는 피부병변과 동반되는 경우가 있기 때문

에 이러한 병변을 확인하는 것이 진단에 중요하다. 여기서 성장기형이란 뼈나 연부조직의 과형성 또는 저형성으로 인해 사지의 일부 또는 신체의 일부가 길이 또는 부피의 변화가 있는 것을 의미한다. 이 분류 체계에 포함되는 일차성 림프부종은 다른 임상 증상이 중첩되거나 기존 문헌에 다양하게 분류되어 있었기 때문에 명확하게 구분되기에는 어려움이 있으며 최근에는 이러한 패턴의 일차성 림프부종은 de novo 패턴의 체세포 모자이시즘 돌연변이가 원인이다고 생각되고 있다.

1) *AKT/PIK3/mTOR* pathway

AKT/PIK3/mTOR 유전자는 편측비대, 과다성장, 혈관기형, 색소 침착과 관련된 것으로 알려져 있으며 이러한 유전자의 문제에 따른 임상양상은 매우 다양하기 때문에 특정화하기에는 어려움이 있다. 대표적인 질환으로는 CLOVE (congenital lipomatous overgrowth, vascular malformations, epidermal naevi and skeletal abnormalities, 선천성 지방종비대 증후군, 혈관기형, 표피 모반, 골격 기형) 이 있으며 *PIK3CA* 유전자에 이상이 있는 것이 보고되고 있다.

2) Klippel−Trenaunay 증후군, Parkes − Weber 증후군

Klippel-Trenaunay 증후군은 드물게 나타나는 산발적 돌연변이 유전문제에 따른 일차성 림프부종으로 3가지 특징을 가지고 있다. 첫째, 모세혈관 기형(적포도주색 혈관 기형) 둘째, 주로 하지에 국한되는 골격계 과형성 또는 저형성 셋째, 비전형적인 주로 외측 정맥류이다. Klippel-Trenaunay 증후군은 복합적인 혈관기형을 보이는데 이

는 정맥, 모세혈관, 림프혈관을 포함하며 동정맥 션트(arteriovenous shunt)는 보이지 않는 것으로 고혈류의 동정맥션트를 갖는 Parkes–Weber 증후군과 구별된다. 원인 유전자는 다양하게 보고되고 있다.

3) Proteus 증후군

Proteus 증후군은 점진적으로 분절적 비대가 피부, 결체조직, 뼈 및 중추신경계에서 진행되는 것을 특징으로 하는 질환이다. 모세혈관을 따라 주행하는 림프혈관의 기형이 특징적인 혈관 병변이며 주로 *AKT1*, c.49G>A (p.Glu17Lys)의 유전자 손상에 따른 것으로 알려져 있다.

4) WILD 증후군

WILD (warts, immunodeficiency, lymphoedema, anogenital dysplasia, 사마귀, 면역결핍, 림프부종, 항문생식기 이형성) 증후군은 다양한 정도의 비대칭적인 림프부종이 얼굴, 결막, 생식기 등에 보고되고 있으며 모세혈관 기형이 동반되기도 한다.

5) 선천성 다분절 림프부종(Congenital multi-segmental lymphedema)

비대칭적 일차성 림프부종이 선천적으로 나타나는 것으로 피부병변이나 골격계의 문제 및 다른 혈관기형이 보고되지는 않으나 de novo 패턴의 체세포 모자이시즘 돌연변이가 원인으로 고려됨에 따라 분류를 선천성 일차성 림프부종과 혈관기형과 관련된 림프부종으로 중복하여 분류한다.

5. 선천성 일차성 림프부종

1) Milroy disease, Milroy-like lymphedema

선천성 림프부종은 Milroy disease 라고도 불리는 드문 질환으로 대략 유전성 림프부종의 2% 정도로 추산된다. 1891년 Nonne이 최초로 기술하였으며, 1892년 William Milroy 가 통증이 없고, 진행하지 않는 하지에 국한된 선천성 림프부종을 가진 가족을 기술하였다. 최근에 분자의학의 발전으로 이러한 유전성 림프부종이 염색체 5q35에 위치한 유전자 *FLT4*의 이상에 의한 것으로 밝혀졌다. *FLT4*는 VEGFR-3를 발현하는 것으로서 티로신 키나아제 수용체이며, VEGF-C 와 D 에 의해서 자극을 받아 배자발생기에 림프계 발생에 관여하게 된다.

10가족 71명에서 분석한 연구에 따르면 90%에서 하지 부종이 발생하였으며, 두 명을 제외하고는 태아 때부터 부종이 발현되었고, 그 외의 증상으로는 감염이 20%, 하지 정맥 혈관의 굵어짐 23%, 유두종증이 10% 동반되었다. 림프부종이 동반된 다른 증후군들과는 달리 Milroy disease에서는 장기 기형 등의 구조적인 이상이 거의 동반되지 않는 것이 특징적이다. 림프혈관조영술 검사에서는 림프계 형성 저하증이 관찰되며, 림프 시티그라피에서는 장골서혜 림프절의 동위원소 섭취가 감소되거나 소실되어있다.

임상적으로 Milroy disease는 하지에 국한된 선천성 림프부종이 있는 경우에 의심해야 한다. 부종은 흔히 나무와 같은 갈색 색조를 띠게 되고 발톱이 작고, 발톱 위에 깊은 골이 있으며, 다리와 발의 혈관이 굵어져 있는 것이 특징이다. 남자에서의 음낭 수종, 요도의 이상을 제외하고는 주요 구조적인 기형은 동반되지 않는다. 가족력이 필수적인 진단 기준은 아니며, *FLT4* 유전자 돌연변이는 전형적인 Milroy disease의 표현형을 가지는 환자의 68%에서 확인되며, 가족력이 동반된 경우에는 75%에서 확인되고 상염색체 우성유전한다. 일부에서는 이렇게 가족력이 없거나, FLT4 돌연변이가 확인되지 않으나 전형적인 Milroy disease의 특징을 가지는 환자군을 Milroy-like lymphedema로 분류하기도 하며 최근 4q34 염색체의 *VEGFC* 유전자에 이상소견이 보고되기도 하였다.

2) MCLMR (microcephaly-lymphoedema-chorioretinal dysplasia, 소두증-림프부종-맥락망막이형성) 증후군

소두증과 일차성 림프부종을 특징으로 하는 질환으로 1985년 Leung이 보고하였다. 최근 10q24 염색체의 위치한 *KIF11* 유전자의 이상이 보고되었으며, 림프부종은 주로 양하지에 국한된다.

6. 후기 발생 일차성 림프부종(Late onset primary lymphedema)

후기 발생 일차성 림프부종은 1세 이후에 발생하는 일차성 림프부종을 지칭하며 다양한 질환을 포함한다.

1) Meige disease

가족성 조발성 림프부종, Nonne-Milroy-Meige Syndrome, 유전성 림프부종 2형 등의 이름으로 불리우기도 하며, 무릎 밑 하지에 국한된 림프부종을 특징으로 한다. 비 증후군의 일차성 림프부종에서 가장 흔한 질환으로 주로 여성에서 흔하며 유소아기에는 확인되지 않다가, 학령기나 성인기에 나타난다. 가족력이 있는 경우가 많으며 상염색체 우성이 다양한 발현도로 유전되는 특징을 가진다. 아직까지 명확하게 규명되는 유전자의 돌연변이는 확인되지 않았으나 최근 *GJC2* 유전자의 이상이 보고되었다. 림프신티그라피에서는 표피 림프계의 기능저하가 확인되며 슬와부 림프절의 동위원소 섭취가 증가되는 심부 림프계 재순환이 확인된다.

2) 림프부종 이열첩모증 증후군(Lymphoedema distichiasis syndrome)

림프부종 이열첩모증은 사춘기 이후에 양측성 하지 림프부종으로 발생하며, 이열첩모가 특징적이다. 이열첩모란 눈꺼풀의 마이봄선에서 비정상적으로 자라나는 속눈썹이다. 그리스어 distikhos는 두개의 열을 의미한다. 상염색체 우성으로 유전되며, 16q24 염색체에 위치한 *FOXC2* 돌연변이에 의한 단일 유전자 질환으로 알려져 있다. 이열첩모증은 진단하기 어려운 질환이다. 주로 각막 자극, 반복되는 결막염, 광과민성 등의 증상이 있거나, 안검하수가 있으면 의심해 봐야 한다. 이열첩모는 선천성으로 출생시에 나타나지만 림프부종은 사춘기 이후에 나타나게 된다. 림프부종은 남자에서 여자보다 조금 더 일찍 나타나며, 양측 하지에서 시작해서 허벅지까지 부종이 생기기도 한다. 구순열과 선천성 심장 이상이 동반되는 경우가 있는데, 각각 4%와 7%로 보고되어 있다.

림프부종 이열첩모증 환자에서는 림프신티그라피 검사에서 림프 판막 이상으로 인한 원위부 림프 역류가 관찰되며, 이러한 이상은 *FOXC2* 돌연변이를 가진 모든 환자에서 확인된다. 이러한 판막 이상에 의한 역류는 림프혈관뿐만 아니라 정맥혈관에서도 관찰된다.

3) Emberger 증후군

골수형성이상증후군(myelodysplastic syndrome) 또는 급성골수성백혈병(acute myeloid leukemia)과 동반되어 나타나는 일차성 림프부종은 1979년 Emberger에 의해서 처음 기술되었다. Emberger 증후군은 감각신경성 청각소실이 흔하게 동반되고 선천성으로 나타나기도 한다. 일차성 림프부종은 아동기, 주로 6세 이상에서 일측 또는 양측 하지에 나타나고 생식기 림프부종이 동반되기도 한다. 심각한 사마귀가 빈번하게 보이며 골수형성이상증후군은 다양한 병기로 나타나는데 비교적 많은 수가 급성골수성백혈병로 진행하며 높은 사망률을 갖는다. 염색체 3q21에 위치한 *GATA2*의 돌연변이와 관련되어 있으며 상염색체 우성 유전한다.

참·고·문·헌

1. Blatt J, Powell CM, Burkhart CN, et al. Genetics of hemangiomas, vascular malformations, and primary lymphedema. Journal of pediatric hematology/oncology. 2014;36(8):587-593.

2. Connell F, Brice G, Jeffery S, et al. A new classification system for primary lymphatic dysplasias based on phenotype. Clinical genetics. 2010;77(5):438-452.

3. Connell FC, Gordon K, Brice G, et al. The classification and diagnostic algorithm for primary lymphatic dysplasia: an update from 2010 to include molecular findings. Clinical genetics. 2013;84(4):303-314.

4. Gloviczki P, Driscoll DJ. Klippel-Trenaunay syndrome: current management. Phlebology. 2007;22(6):291-298.

5. Lee BB, Andrade M, Antignani PL, et al. Diagnosis and treatment of primary lymphedema. Consensus document of the International Union of Phlebology (IUP)-2013. International angiology : a journal of the International Union of Angiology. 2013;32(6):541-574.

6. Northup KA, Witte MH, Witte CL. Syndromic classification of hereditary lymphedema. Lymphology. 2003;36(4):162-189.

7. Rezaie T, Ghoroghchian R, Bell R, et al. Primary non-syndromic lymphoedema (Meige disease) is not caused by mutations in FOXC2. European journal of human genetics : EJHG. 2008;16(3):300-304.

Chapter 04

이차성 림프부종

이차성 림프부종은 일차성보다 흔하게 발생되며 림프관의 방해나 막힘을 초래하는 여러 가지 원인으로 발생한다.

선진국에서는 악성종양 및 방사선요법이나 근치적 림프절절제술과 같은 악성종양의 치료가 가장 흔한 원인이나 개발도상국에서는 사상충증(filariasis)이 림프부종의 가장 흔한 원인이다.

암에 대한 수술적 치료 과정 중에 근치적 림프절 절제술을 시행한 경우 림프부종 발생이 호발한다. 유방암 환자가 액와부 림프절 절제술을 시행받은 경우 유방과 체간 및 수술측 상지에서 부종이 발생할 수 있다. 부인암이나 비뇨기계 암의 경우에도 골반부 림프절 절제술을 시행한 이후에 하지나 회음부의 림프부종이 유발될 수 있다.

하지만 종양 치료이후에 발생하는 이차성 림프부종의 약 10%에서는 원발암의 전이나 국소 재발에 의해 부종이 발생할 수 있으므로 새로 발생한 림프부종에서는 이러한 재발의 가능성을 고려하여야 한다. 즉 재발에 의한 부종 발생의 가능성이 배제된 이후에 수술로 인한 이차성 림프부종으로 진단을 할 수 있다.

일반적으로 방사선 치료를 시행한 양이 많을수록 림프절의 크기 변화와 기능에 영향을 미치게 되고 림프 혈관의 손상과 섬유화 등이 일어날 수 있으며 이로 인해 부종이 유발될 수 있다.

최근에 수술적 암치료시 림프절 절제술 범위를 줄이려는 시도와 방사선 조사 범위를 정밀하게 제어할 수 있도록 방사선치료 기술이 발달하게 되어 암 치료로 인한 이차성 림프부종의 중증도는 점차 감소하고 있다.

그 외에도 외상, 재발성 세균감염, 갑상선피부병(thyroid dermopathy), 만성 정맥기능부전(chronic venous insufficiency) 등에 의해서도 림프부종이 발생 할 수 있다.

1. 유방암 관련 림프부종

림프 부종은 피부와 피하 조직 내에 단백질이 풍부한 간질액이 축적되는 것을 말하며 림프부종은 대개 피하 조직에 국한되어 나타난다. 근육이 존재하는 깊은 조직 내에서 림프부종이 발생하는 경우 임상적으로 증상이 잘 나타나지 않아 림프부종을 정의할 수 없기 때문이다. 원인을 알 수 없는 경우 또는 선천적으로 림프액 체계에 문제가 있어 제대로 기능이 이루어 지지 않는 경우를 일차성 림프부종이라고 하며 이러한 경우는 많지 않다. 그러나 선행되는 원인이 있으며 그에 따른 결과로 림프부종이 발생하는 경우가 좀 더 흔한데 이러한 경우를 이차성 림프부종이라고 한다. 이차성 림프부종은 수술, 방사선 치료 또는 종양 침습에 의한 림프절 손상에 의해 발생할 수 있으며 그 외에 염증, 감염 등에 의해서도 흔하게 발생할 수 있다.

유방, 겨드랑이와 상지의 림프절 체계에서 상지를 순환하는 림프액은 상지에 분포하고 있는 림프절과 림프관을 따라 겨드랑림프절로 흘러 들어가게 된다. 하지만 액와 부위의 수술 또는 방사선 치료 등의 원인으로 액와림프절 또는 림프관에 손상이 있을 경우, 상지에서 순환하는 림프액이 제대로 순환되지 않고 저류하게 되면서 겨드랑 말단의 상지 부위에 림프부종이 발생할 수 있게 된다. 하지만 이러한 설명만으로 모든 림프부종을 설명할 수 있는 것은 아니다. 첫 번째, 유방암 치료를 받는 모든 여성에서 림프부종이 발생하는 것이 아니라, 단지 소수의 환자에게서만 발생한다는 점, 두 번째, 부종이 팔에 전반적으로 나타나는 것이 아니라 대개는 국한된 부위에서 나타난다는 점, 세 번째, 이러한 부종이 수술 직후에 나타나는 것이 아니라 어느 정도 시일이 지난 후에 발생한다는 점 등을 설명하기 위해서는 다른 설명이 필요할 것으로 생각된다. 우선 생각해 볼 수 있는 것은 림프체계에는 원래 존재하는 림프액 순환 통로 외에 다른 통로가 존재하여 손상을 받은 후에도 충분한 림프액 순환이 이루어 질 수 있도록 도와준다는 것이다. 또한 림프절 손상

을 받은 후 이를 복구하기 위한 재생능력이 있다는 것이다. 유방암 수술을 받은 환자 중 림프부종이 있다가 림프부종이 없어진 환자에서 림포신티그라피(lymphoscintigraphy) 검사를 시행한 경우, 림프관이 저절로 재생되어 다시 림프관이 재연결된 소견을 보여주었다. 이러한 발견을 바탕으로 림프부종이 발생한 환자의 경우에는 림프절 체계가 손상된 후 손상을 복구하는 보상 체계가 충분치 않다는 가정을 해볼 수 있다. 그 외에 아직까지 밝혀지지 않은 정확한 메커니즘에 대해서는 지속적으로 연구가 되어야 할 것이다.

상지의 림프부종은 1921년 Halsted에 의해 처음으로 설명이 되었으며, 미국에서는, 상지 림프부종은 액와림프절 제거술 후 가장 흔하게 발생하였다. 현재 일반적으로, 상지 림프부종은 유방암 환자에서 치료적 목적으로 시행하는 액와림프절 절제술 후 가장 흔하게 발생할 수 있는 합병증으로써, 잠재적으로 환자들에게 기능적이고 미용적인, 그리고 정신적인 문제를 일으켜 삶의 질을 저하시킬 수 있다고 여겨진다. 게다가 림프부종은 장기적으로 보았을 때, 상지 외의 부위에서도 합병증을 발생시킬 수 있다. 지난 몇 십 년 동안 유방암 환자에게서 액와림프절 절제 후 상지 부종 어느 정도의 빈도로 발생하는 지에 대한 많은 연구들이 이루어졌다. 유방암 치료 후 발생하는 상지 림프부종의 발생률은 림프부종을 정의하는 방법, 유방암 치료 방법 또는 치료 후 재발되는 시기 등등에 따라서 매우 광범위하게(2~56%) 보고하고 있으며 액와림프절 제거술과 방사선 치료를 받은 환자의 경우 77%까지 높게 보고하는 문헌도 찾아볼 수 있다. 일반적으로, 유방암 치료를 받은 환자들 중 10-20%에서 상지 림프부종을 경험하고 있다고 생각하고 있다. 최근에 들어서, 액와림프절 제거술과 다르게 감시림프절 조직 검사

와 같은 치료 방법이 생김에 따라 치료 방법의 변화가 생기면서 림프부종 발생률은 낮아지고 있다. 감시림프절 조직 검사가 확실히 이환률을 낮추어 주어 감시림프절 조직검사만 시행한 경우에는 환자의 약 2~7%에서 림프부종을 경험했다고 보고하고 있다. 몇몇 논문들에서, 비록 관찰 시간이 길지는 않으나 림프절 제거술을 시행한 환자보다 감시림프절 조직검사만 시행했던 환자에서 림프부종의 발생률이 낮아지고 있음을 보여주었다. ALMANAC trial에서 954명의 환자를 치료한 후 설문 조사를 하였다. 수술 후 12개월 내에 중등도 또는 중증의 림프부종을 경험했다는 환자는 액와림프절 제거술을 받은 환자와 비교해서 감시림프절 조직 검사만 받은 경우 0.37의 상대 위험도를 보여주었다. 게다가 객관적으로 상지의 둘레를 측정해보았을 때 액와림프절 제거술을 받은 환자에서 그렇지 않은 환자보다 더 크게 측정된 것을 발견할 수 있었다. 그 차이는 수술 후 1, 3, 6 개월 째에 통계적으로 유의하게 의미가 있었으나 12개월 째 에는 통계적인 차이는 보여주지 않았다. 아직까지 감시림프절 조직검사를 시행한 경우와 액와림프절 제거술을 시행한 경우의 차이를 장시간 동안 관찰한 연구 논문은 아직 발표되지 않았으며 아직 연구 중에 있다.

유방암 환자에서 액와림프절 제거술 외에 상지 림프부종이 발생하는데 관여하는 다음과 같은 여러 위험인자들이 있다.

- 나이 > 60세
- 액와 방사선 치료
- Taxanes계 항암제
- 감염 (봉와직염 등)
- 수술 후 합병증 (장액종, 피판 괴사(flap necrosis), 감염)

- 불량한 위생 상태
- 불량한 영양 상태
- 비만 (높은 체질량지수(BMI))
- 광범위한 액와림프절 절제술
- 외상
- 유전자 변이(HGF/MET, Cx47)
- 다른 질환 때문에 이미 액와림프절 전이가 있는 경우

위에 나열한 위험인자들에 대해 좀 더 자세히 알아보자.

(1) 방사선 치료

대부분의 연구에서 방사선 치료는 상지 림프부종을 일으키는데 있어서 주요한 위험요소가 될 수 있다는 것을 보여주었다. 수술을 하지 않은 경우에도, 액와 방사선 치료만으로 림프부종 발생 위험이 방사선치료를 받지 않은 경우에 비해 2-4배까지 올라갈 수 있다. 액와림프절 절제술과 방사선 치료를 하는 경우 시너지효과로 8-10배까지 림프부종 발생 위험도가 올라갈 수 있다. 그리고 방사선 치료를 받은 환자들의 경우 받지 않은 환자들에 비해서 림프부종의 정도가 더 심하며 그 외에도 다른 합병증-통증, 이상 감각 등-을 심각하게 발생시킬 수 있어 환자들의 기능적 손실을 유발하며 삶의 질에도 관여할 수 있다는 것을 보여주었다.

(2) 액와림프절 절제술의 범위

일반적으로 액와림프절 절제를 많이 할수록 림프절 체계에 더욱 손상을 유발하여 결국 림프부종을 잘 유발할 수 있다는 것은 널리 받아들여지고 있다. Larson 등의 논문에 따르면, 액와림프절의 일부(level 1, 2)를 절제한 경우 환자의 약

8%에서만 림프부종을 경험하는 것에 비해, 겨드랑림프절을 모두 제거한 경우 환자의 약 37%에서 림프부종을 경험했다고 보고하였다. 또한, 제거된 액와림프절 개수도 림프부종 발생과 연관이 있을 수 있다고 보고하였다. 즉, 10개 이상의 림프절을 제거한 한자의 약 28%에서 림프부종을 경험한데 비해 그렇지 않은 환자에서는 오직 9%에서만 림프부종을 경험하였다. 이러한 비슷한 보고들을 다른 연구들에서도 발표하였다. 하지만 아직까지는 논란의 여지가 많으며 추가적인 연구가 이루어져야 할 것으로 생각된다.

(3) 체질량지수(BMI)

비만(BMI>25)은 림프부종과 중요하게 연관이 되어 있다고 알려져 있다. Werner 등은 높은 체질량지수가 림프부종 발생과 연관된 유일한 위험요소라고 밝혔으며, 특히 수술 후 체중이 많이 증가된 환자에서 림프부종이 좀 더 많이 발생할 수 있다고 보고하였다.

(4) 환자의 연령

환자가 60세 이상인 경우 수술 후 림프부종이 발생할 확률이 높으며 60세 이하의 환자에서는 림프부종이 더 낮은 빈도로 발생할 수 있다. 한 연구는 60세 이상의 환자에서 액와림프절 절제술 후 환자의 약 25%에서 림프부종을 경험했으나, 60세 이하의 환자의 경우 7%에서만 림프부종이 발생했다고 보고하였다. 고령의 나이에서 림프부종이 잘 발생하는 이유는 혈관계와 림프계를 연결하는 림프정맥계 문합(lymphovenous anastomoses)이 보다 젊은 연령에서 발달해 있기 때문이라고 여겨진다. 정상 환경에서는 이러한 통로가 중요한 역할을 하고 있지 않으나 림프계에 손상을 입어 림프액 순환이 원활히 이루어지지 않을 때, 이러한 부차적인 통로를 통해서 림프액 순환이 이루어지면서 림프부종이 발생하지 않도록 도움을 준다는 것이다. 하지만 나이가 들어감에 따라서 이러한 기능은 점점 떨어져 결국 림프부종을 유발할 수 있게 된다.

(5) Taxanes계 항암제

Vignes등은 최근(2007) Taxanes사용과 림프부종과의 상관 관계에 대한 연구를 보고하였다. 항암 치료를 받은 1,693명의 환자를 1년간 임상 관찰한 결과, doxetacel을 이용한 항암치료를 받은 환자의 24%에서 림프부종이 관찰 되었으며, 3년 관찰 결과, Taxanes계 항암제를 사용한 환자 군에서 사용하지 않은 환자 군에 비해 림프부종이 높게 나타났다고 보고하였다.(Taxanes계 사용 환자 군-20% / 사용하지 않은 군-11%)

(6) 그 외 다른 위험요소들

수술 후 합병증-장액종, 혈종, 피판 괴사(flap necrosis)-이 발생할 경우 림프부종이 잘 발생할 수 있다. 하지만 고혈압, 당뇨, 흡연, 보조항암치료, 타목시펜 복용 등은 림프부종 발생에 관여하지 않는다. 그리고 그 기전은 잘 알 수 없지만, 환자의 위생 상태가 불량한 경우 또는, 영양 상태가 좋지 않은 경우에는 유방암 치료 후 림프부종이 잘 발생할 수 있다고 한다. hepato growth factor receptors/high affinity hepato growth factor receptors (HGF/MET) and Connexin (Cx47) 유전자 변이도 이차적 림프부종이 있는 환자에서 많이 나타나며, 현재 연구가 활발히 진행되고 있다.

상지의 림프부종으로 고생하는 환자들은 정확히 언제부터 부종이 발생하기 시작했는지 기억하기는 어렵다. 대체로 처음 인지하게 되는 것은 영향을 받은 손, 팔 또는 어깨 주변에서 꽉 조이는 느낌이 든다는 것이다 . 그 외에 팔이나 손목, 손등을 움직일 때 움직이기가 힘들다고 느끼거나 무겁게 느낄 수 있다. 림프부종은 유방암 치료 시기 동안 어느 시점에서든 나타날 수 있으며 증상이 발생할 경우 증상이 유지되는 시기에 따라서 급성 림프부종과 만성 림프부종으로 나누어 생각해 볼 수 있다. 급성 림프부종은 짧게는 3개월 길면 6개월 미만 정도의 기간 동안 발생하며, 피부에 압력을 가할 시에 만지는 부위가 움푹 들어가는 현상(pitting edema)을 볼 수 있다. 부종의 정도는 하루에도 변동이 심할 수 있으나 대개 아침에는 부종의 정도가 심하지 않고 저녁이 되면서 부종이 심해질 수 있다. 대개 림프부종이 수술 후 6개월 이내에 생기는 경우 일시적이며 자발적으로 회복되는 경향이 있다. 급성 림프부종이 생긴다고 하여 이것이 만성 림프부종으로 이어지는 것은 아니다. 만성 림프부종은 적어도 3개월 이상 동안 증상이 나타나야 하며. 피부를 눌렀을 때 만지는 부위가 움푹 들어가는 현상이 잘 나타나지는 않는다. 그 외에 주목할 만한 피부의 변화-주로 피부가 두꺼워지거나 딱딱해짐-가 일어날 수 있다. 가끔 peau d' orange 변화를 보일 수 있는데 이런 경우 봉와직염과 피부 궤양 등이 잘 생길 수 있다. 만성 림프부종의 경우 환자의 일생에 걸쳐서 계속 반복적으로 나타나며 증상이 좋아졌다가 나빠지는 과정을 밟으면서 지속하게 된다. 심각한 경우에 림프부종은 전체 손과 팔을 포함하여 흉부에까지 생길 수 있다.

Petrek 등의 보고에 따르면 유방암 치료를 받고 난 후 상지 림프부종이 발생한 환자의 약 3/4(77%)이 치료 후 대개 3년 이내에 림프부종을 경험했다고 한다. 림프부종이 이보다 뒤 늦게 발생하는 경우는 흔히 감염이나 수술 부위 손상의 병력과 연관될 수 있다. 아무리 심각하지 않은 염증이나 손상일지라도 림프부종을 유발할 수 있으며 림프부종의 증상을 더 악화시킬 수 있다. 상지 림프부종을 진단받은 환자라고 하더라도 아무런 증상을 호소하지 않을 수 있지만 대개, 상지 림프부종을 경험한 환자들은 다음과 같은 증상을 호소한다.

- 팔의 부종
- 영향을 받은 팔의 피부가 붉어짐
- 영향을 받은 팔이 무겁고 묵직하게 느껴짐
- 팔을 눌렀을 때 피부가 팽팽하고 단단하게 느껴짐
- 팔을 움직이기 힘들거나 구부리기 힘든 느낌
- 옷을 입거나 장신구를 찰 때 평상시와 다르게 꽉 조이는 느낌
- 팔이 약해졌다고 느끼거나, 아프고 쑤시는 느낌, 또는 이상 감각.
- 피부의 조이는 느낌(이런 증상은 부종이 있기 전에 나타날 수 있다.)
- 피부를 눌렀을 때 만지는 부위의 피부 함몰

환자들의 대다수에서 병력과 신체검진을 통해서 림프부종의 진단을 내릴 수 있다. 과거에는 여러 많은 방법들이 액와림프절 절제술을 받은 환자들을 대상으로 이루어 졌으나, 이러한 방법들은 임의적이거나 주관적이어서 임상적으로 중요하게 쓰이지 못했다. 최근 에는 water displacement volumetry, limb circumference measurements, bioimpedance spectroscopy, dual X-ray absorptiometry (DXA), and perometry등을 이용하여 사지의 두께를 측정하기도 한다. 그러나, 지금까지 발표된 논문들을 비교하여 상지 림프부종을 가진 환자들을 진단할 수 있는 간단하고 정확하고 널리 쓰일 수 있는 방법을 찾고 있으나, 아직까지는 모든 사람이 인정하는 표준 방법은 없다.

그러나 계속 개발하고 발전시켜 나가 객관적으로 팔의 두께나 부피를 측정하는 것이 표준 방식이 되어야 한다. 팔의 부피 또는 둘레에 대한 측정은 처음 방문 시에 이루어 져야만 하며 추후에도 지속적으로 규칙적인 간격을 두고 치료의 평가를 확인하기 위해 정확하게 측정되어야 한다. 측정 전, 일반적인 활동은 가능하나 압박복을 착용하지 않아야 한다. 환자의 팔의 두께나 부피는 장시간의 경과 관찰 기간 동안 체중 변화, 치료적인 요소 등에 의해 변화할 수 있다는 사실을 인지하여야 한다. 그리고 영향을 받은 팔에서만 측정하는 것이 아니라 반대쪽 팔도 측정하여 서로 비교하는 것이 중요하다. 게다가 자주 사용하는 팔의 경우 근육이 발달하면서 생길 수 있는 미약한 차이에 대해서도 인지하고 있어야 한다. 팔의 한 부위에서만 측정하는 것이 아니라 여러 부위에서 측정하여야 하며 대체로 림프부종은 양팔을 비교하였을 때 가장 크게 차이가 나는 부위에서 측정을 하여 그 차이에 바탕을 두고 진단을 내려야 한다. 객관적으로 부피와 두께를 측정하는 방법에 대해서는 다음 장에서 더 자세히 이야기될 것이다.

림포신티그라피(lymphoscintigraphy)는 성공적으로 림프관의 해부학적 구조를 보여줄 수 있고 림프액 순환의 역학을 평가할 수 있다. 림프관조영술(lymphangiography)은 림프관을 손상시키거나 림프부종을 악화시킬 수 있어 최근에는 림포신티그라피로 대체되었다. 전산화 단층촬영(CT) 또는 자기공명영상(MRI)은 악성 종양을 배제하는 데 유용하게 쓰인다.

심장, 신장 또는 간질환 등은 림프부종을 진단하는 데 있어서 감별되어야 한다. 자세하게 환자의 병력을 청취하고 이를 구별해야 하는 검사를 진행하는 것이 중요하다. 상지 통증과 소양감을 동반하는 만성 정맥 부전과 정맥염후 증후군 또

한 감별되어 져야 한다. 신체 검진을 통해서 피부에 헤모시데린(hemosiderin)이 침착 되어 있는지, 피부 퇴색, 정맥 울혈, 정맥류 또는 심각한 경우에 피부 궤양 등의 소견이 있는지 관찰해야한다. 피부에 비정상적으로 점액성 물질이 축척되는 갑상선 점액수종(myxedema)의 경우 림프부종과 감별이 힘들 수 있다. 점액수종이 있는 경우 손바닥, 발바닥, 팔꿈치, 무릎 등의 피부가 거칠어지며 때때로 땀분비가 적어지고 피부가 노랗게 되며 머리카락 또는 심지어 손, 발톱이 얇아진다. 갑성선중독증의 경우 이러한 변화는 전경골(pretibial) 부위에 국한될 수 있다. 그러나 갑상선 저하증의 경우 전신적으로 발생하는 경우가 더 흔하다.

림프부종 치료의 목표는 림프액 부하와 이를 해결하는 능력 사이의 균형을 복구하는 것이다. 림프부종을 완전하게, 그리고 영구적으로 치료하는 방법은 없다. 환자는 반드시 이러한 상태가 지속된다는 것, 부종 및 합병증을 예방하는 데 있어 환자 자신의 역할이 중요하다는 것을 이해해야만 한다.

체중을 감량하고, 상지를 심장 높이까지 들어 올리는 것은 팔의 부종을 줄이는 가장 중요한 방법 중 하나이다. 환자들은 반드시 부종이 발생하는 팔을 올리고 자야만 한다. 슬링(sling)이 하나의 도움을 주는 방법이 될 수 있다. 압박 슬리브(elastic compressive sleeves)가 낮 동안에 상지의 부피를 유지하는 데 있어서 쓰일 수 있다. 그 길이는 부종이 생기는 길이에 맞추어서 제작이 되어야 한다. 또한 계속 사용할 수 있도록 편안하게 조이는 느낌이 있어야 한다. 간헐적인 공기압박 치료(pneumatic compression)가 상지에 과도하게 림프액이 모이는 것을 방지할 수 있으며 경화성 변화가 일어나지 않는 림프부종 초기에 매우 유용하게 사용되어 질 수 있다. 이러한 치료는 규칙

적인 간격을 갖고 계속된다면 매우 효과적인 치료 방법일 수 있다. 하지만 심부전, 활동성 감염, 심부정맥 혈전증을 앓고 있는 환자에게는 금기이다. 그 외에 상지 림프부종의 구체적인 치료 방법, 치료 계획 및 예방법에 대해서는 추후 다음 장에서 자세하게 다뤄질 것이다.

2. 부인암 관련 림프부종

림프부종은 단백질이 풍부한 간질액이 피부와 피하 조직 내에 축적되는 것을 말하며, 일차성 림프부종과 이차성 림프부종으로 분류된다. 일차성 림프부종은 원인을 알 수 없는 경우 또는 선천적으로 림프액 체계에 문제가 있는 경우에 발생하는데, 임상증상이 처음 발현되는 시기에 따라 1세 미만에서 발생하는 선천성 림프부종, 1세에서 35세에 발생하는 조발림프부종 (lymphedema praecox), 35세 이후에 발생하는 지연림프부종 (lymphedema tarda)으로 세분된다. 이차성 림프부종은 일차성보다 흔하게 발생되며 림프관의 방해나 막힘을 초래하는 여러 가지 원인으로 발생한다. 개발도상국에서는 반크롭트사상충 (Wuscheria bancrofti)에 감염되어 발생하는 사상충증 (filariasis)이 림프부종의 가장 흔한 원인이며, 선진국에서는 악성종양 및 방사선 요법이나 근치적 림프절절제술과 같은 악성종양의 치료가 가장 흔한 원인이다. 그 외에도 외상, 재발성 세균 감염, 갑상선피부병 (thyroid dermopathy), 만성정맥기능부전 (chronic venous insufficiency) 등에 의해서도 발생할 수 있다.

림프부종은 체내 어느 곳에서도 발생할 수 있지만 우회림프배출 (collateral lymphatic drainage)의 발달이 제한적인 상지와 하지에서 주로 발생하게 된다. 하지의 림프부종은 남녀에게 모두 발생하지만 여성에서 더 많은 것으로 알려져 있다. 하지 림프부종은 2/3에서 일측으로 발생하며, 하지의 원위부에서 시작하여 근위부로 확장된다.

유방암과 관련된 상지 림프부종의 발생 빈도 및 치료 방법 등에 대하여 많이 논의 되어 왔던 것과는 대조적으로 산부인과 영역에서의 하지 림프부종의 발생 빈도 및 관련인자에 대해서는 많은 연구가 되어 있지 않다. 다행스럽게도 최근 부인암에서도 20항목으로 구성된 Gynecologic Cancer Lymphedema Questionnaire (GCLQ) 설문지를 이용한 연구 결과가 도출되고 있다. Gynecologic Oncology Group (GOG) 연구를 포함한 대부분의 전향적 무작위 연구에서도 본 GCLQ 설문지를 사용하고 있어서, 향후 이에 대한 근거 수준이 높은 연구결과가 나올 것으로 사료된다. 골반 내 림프절의 커다란 림프절병 (lymphadenopathy)을 일으키는 진행성 부인암의 경우 직접적인 림프혈관의 압박으로 하지 림프부종을 발생시킬 수 있다. 그러나 대부분 하지 림프부종은 부인암 치료를 위한 수술 및 방사선 치료 후에 발생한다.

1) 부인암 치료 후 하지 림프부종의 발생

지금까지 발표된 연구들에 의하면 부인암 치료 후 발생하는 하지 림프부종의 유병률은 매우 다양한 것으로 보고되었다. 이러한 유병률의 차이는 표준적인 진단기준이 마련되어 있지 않아 림프부종의 진단이 정확하게 이루어지지 않았기 때문이다. 또한 자궁경부암, 자궁내막암, 난소암 및 외음부암을 모두 포함한 연구들도 있어 유병률이 다르게 보고 될 수 있다. 최근 개발된 Gynecologic Cancer Lymphedema Questionnaire (GCLQ) 설문지는 임상이나 연구에서 활용될 수 있다. GCLQ설문지는 하지 림프부종에 대한 객관적이고, 재현성이 있고, 특별한 장비나 비용이 필요 없는 것이 장점이고, 한글판이 확립되어 있다.

부인암의 수술적 치료에서 골반내 림프절 절제술 및 대동맥주위 림프절 절제술은 진단적, 치료적 효용성에 대한 일부 논란이 있지만 대부분 기본적으로 시행되는 술기이다. 림프절과 혈관의 절제는 림프 울혈(congestion)을 일으키게 된다. 염증이나 손상은 세포막투과성에 영향을 주고 체액, 단백질, 세포들이 조직 내 공간으로 이동하게 된다. 결국 순환하는 림프액이 제대로 순환되지 않고 저류하여 많은 양의 단백질이 함유된 부종을 일으키게 된다. 그러나 림프절 절제술을 시행받은 모든 환자에게 림프부종이 발생하지는 않는다. 이는 림프체계에 림프액 순환통로 이외의 다른 순환체계가 있어 손상된 림프액 순환통로를 대신할 수 있다는 가능성을 보여 주는 것이다. 또한 유방암 환자의 수술 후 시행된 림포신티그라피(lymphoscintigraphy) 검사에서 손상된 림프관의 재생이 일어나는 것이 확인되었는데, 림프부종이 발생하는 환자는 림프절 체계가 손상된 후 손상을 복구하는 과정에 문제가 있을 가능성이 있다.

2000년 초까지 자궁경부암 환자에서 하지 림프부종의 발생빈도는 대부분 수술 후 합병증의 한가지로 조사되었다. 이러한 연구들은 대개 진단방법이 기술되어 있지 않고, 자궁경부암의 병기 및 치료방법 등에서 차이를 보였으며, 하지 림프부종의 발생율은 1.19%에서 49%까지 다양하게 보고되었다. Abu-Rustum (2003년)등은 방사선 치료를 받지 않은 자궁경부암 병기 Ia1-Ib1 환자 195명을 대상으로 자궁절제술 및 골반내 림프절 절제술을 시행하여 하지 림프부종의 유병율이

3.6%(7명)라고 발표하였다. 특히 복강경하 근치적 자궁절제술 및 림프절 절제술을 받은 환자 19명에서는 하지 림프부종이 발생하지 않았다고 하여 수술방법에 따라 림프부종의 발생율이 달라질 수 있다고 하였다. 그러나 이 연구는 환자군의 수가 너무 적고 후향적 연구라는 제한점이 있었다. 또한 이후의 연구들에서는 림프부종의 발생이 수술방법과는 상관관계가 없는 것으로 보고되었다. 특히 2010년 Halaska MJ 등의 전향적 연구 보고에 의하면 자궁경부암으로 근치적 자궁절제술을 개복하여 시행 받은 39명과 복강경하 근치적 자궁경부절제술/자궁절제술 및 골반내 림프절 절제술을 시행 받은 21명을 비교하였을 때 하지 림프부종의 발생율(35.9% Vs 47.6%)은 유의한 차이가 없었다.

자궁경부암 환자는 수술을 받은 경우에도 병리조직학적 결과에 따라 수술 후 보조치료로 방사선 치료 또는 동시화학방사선 치료를 받고 있다. 또한 진행된 병기에서는 방사선 치료 또는 동시화학방사선 치료를 받는다. 방사선 치료는 하지 림프부종 발생의 중요한 위험인자로서 여러 연구자들이 추가적인 방사선 치료 후 하지 림프부종 발생이 증가하는 것을 보고하였다. 림프부종의 발생이 증가하는 정확한 기전은 밝혀지지 않았지만, 대개 수술로 인해 손상된 림프 통로가 치유되지 못한 상태에서 방사선조사에 의해 섬유화가 일어나고 림프순환 장애가 악화되어 림프부종의 발생이 증가하는 것으로 추정된다. 1990년 Soisson 등의 연구에 의하면 자궁경부암 병기 Ib-IIa로 수술 받은 248명의 환자 중 22%(72명)가 수술 후 방사선 치료를 받았는데, 방사선 치료를 받은 환자에서 하지 림프부종의 발생이 증가하였다. 1997년 Landoni 등은 자궁경부암 병기 Ib-IIa 환자에서 수술과 방사선 치료를 시행하는 무

작위 배정 연구를 하였는데, 수술과 방사선 치료를 받은 환자의 9%, 방사선 치료만 받은 환자의 0.6%에서 하지 림프부종이 발생하였고, 수술만 받은 환자에서는 하지 림프부종이 발생하지 않았다고 보고하였다. 2004년 Ohara K 등은 자궁경부암 병기 Ib1-IIb 환자 118명을 대상으로 골반내 림프절 절제술을 포함한 근치적 자궁절제술과 방사선치료를 시행하였는데, 하지 림프부종의 발생율이 47-49%로 나타났다고 보고하였다. 그 외에 Werngren-Elgstrom M 등과 Chatani M 등의 연구자도 수술 전후에 방사선 치료를 받은 환자의 경우에서는 41%- 49%까지의 높은 하지 림프부종의 발생율을 나타낸다고 보고하였다.

최근 많은 연구자들이 자궁경부암 치료 후 하지 림프부종의 발생에 관여하는 위험인자를 알아내고자 노력하였다. 2008년 Füller J 등은 근치적 자궁절제술과 림프절 절제술 후 방사선 치료를 받은 192명의 자궁경부암 환자에서 하지 림프부종의 빈도는 23.4%(45명)이었고, 방사선 치료의 종류나 항암화학요법 시행여부와 상관없이 절제된 림프절의 개수가 증가할수록 하지 림프부종의 발생이 증가한다고 보고하였다. 그러나 이 연구는 I기에서 IV기까지의 다양한 병기, 다양한 수술법, 다양한 방사선 치료를 받은 환자를 대상으로 분석한 것으로 연구결과 재현성에 한계가 있다고 할 수 있다. 2011년 Ohba Y 등은 근치적 자궁절제술과 림프절 절제술을 받은 155명의 자궁경부암 환자 중 20%(31명)에서 하지 림프부종이 관찰되었고, 하지 림프부종의 위험요인으로 골반내 림프절 절제여부(위험도 9.5배), 수술 후 방사선치료(위험도 3.7배) 여부가 중요하다고 하였다. 그러나, 수술 후 절제된 림프절의 수, 대동맥 주위 림프절 절제술, 림프절 절제술 후 항암화학요법, 나이, 체중, 병기, 자궁절제술의 유형, 림프낭종(lymphocele)의 발생 여부는 림프부종과 유의한 관련이 없다고 하였다. 2012년 Kim 등은 근치적 자궁절제술과 림프절 절제술을 받은 615명의 자궁경부암 환자 중 12.6% (75명)에서 하지 림프부종이 관찰되었고, 하지 림프부종의 위험요인으로 수술 후 방사선치료 (위험도 3.4배) 여부가 중요하다고 하였다. 2016년 출간된 국립암센터에서 GCLQ설문지를 이용한 연구(Kim SI & Lim MC et. al)에 의하면, 국소진행성 자궁경부암에서 하지부종의 빈도는 병기설정을 위한 림프절 절제술 후 방사선 치료 군(Group 1)에서 69%였고, 방사선 치료만 시행한 군(Group 2)에서는 11.6%였다. 특히 Group 1군에서 설문 당시 림프부종 임상 진단은 받은 경우가 47.6%였으나, Group 2에서는 임상적으로 림프부종 진단 받은 경우가 없었다. GCLQ 설문지에 의한 주 증상으로 일반 부종 (74% vs. 9%; P=0.001), 하지 부종 (22% vs. 0%; P=0.006), 무거운 느낌 (45% vs. 23%; P=0.033)이 Group 1에서 흔했다. 특히 1군 환자 중 1명에서를 오랜 시간의 림프 부종 진단 7.8년 후 림프부종부위에서 혈관육종이 발생하였다. 림프부종이 조절되지 않는 상태에서 오래 지속되면 심각한 이차 암 발생이 가능함을 인지하고, 이러한 부위에 악성 종양이 의심된다면 원발암과 혈관육종을 감별하여 치료 해야 함을 알 수 있다.

자궁내막암 치료 후 하지 림프부종의 발생에 대한 연구는 자궁경부암에 비해 상대적으로 적은 편이다. 2000년 Nunns D 등이 517명의 자궁절제술을 받은 자궁내막암 환자의 4.6%(24명)에서 하지 림프부종이 발생하였고, 이 환자들은 모두 림프절 절제술을 받은 환자였다고 보고하였다. 2006년 Abu-Rustum 등은 자궁내막암으로 치료 받은 1215명의 환자를 3년 추적하고, 증상이 있는 하지 림프부종이 새롭게 발생한 환자가 1.3%(165)이며, 처음 수술 시 림프절 절제술을 받은 경우와 그렇지 않은 경우에 하지 림프부종 발생율이 2.4% (16/670)와 0% (0/619)로 차이가 있다고 보고하였다. 특히 10개 이상의 림프절이 절제된 경우 림프부종 발생율은 3.4%(16/469)로서 림프부종 발생의 위험요인으로 지적하였다. 그러나 나이, 체중, 병기, 자궁절제술의 광범위 정도, 수술 후 추가 치료여부와 림프 부종과의 유의한 상관관계는 없다고 하였다.

2010년 Todo Y 등은 자궁내막암으로 자궁절제술, 림프절 절제술을 받은 286명의 환자에서 하지 림프부종의 발생율은 38%(103명)이고, 수술 후 방사선 치료, 31개 이상 림프절 절제, 엉덩휘돌이 림프절 (circumflex iliac lymph node) 절제술이 림프부종 발생의 위험요인이라고 보고하였다. 연구자들은 자궁내막암 수술에 있어서 절제되는 림프절의 개수를 줄이기는 어렵지만 엉덩휘돌이 림프절 절제가 꼭 필요한 경우가 아니라면 이 부위의 림프절 절제를 생략하는 것이 림프부종의 예방에 도움이 될 것이라고 제시하였다. 2011년 Hareyama H 등은 골반내 림프절 및 대동맥주위 림프절 절제술을 받은 329명의 부인암 환자에서 엉덩휘돌이 림프절 절제술을 받은 군(189명)과 받지 않은 군(140명)으로 나누어 하지 림프부종의 발생율을 조사하였다. 림프절 절제술을 받은 군에서 하지 림프부종의 발생율은 37.0%로 받지 않은 군 6.4%보다 매우 높게 나타났다. 또한 연조직염(cellulitis)의 발생율도 각각 12.7%, 0%로 나타났다. 특히 림포신티그라피 (lymphoscintigraphy) 검사에서 보존된 엉덩휘돌이 림프절에서 엉덩혈관(iliac vessel) 및 복부 혈관을 따라 곁통로(collateral pathway)가 발달하는 것을 확인할 수 있었다.

자궁내막암의 수술적 치료 방법에 따라 림프부종의 발생율이 달라질 수 있는 지에 대하여 2011년 Ghezzi 등이 연구 보고하였다. 이 연구에 따르면 자궁절제술과 골반 림프절 절제술 시행방법을 복강경군과 개복군으로 나누고 림프낭종(lymphocele), 림프유출(lymphorrhea), 림프부종의 발생률을 비교하였을 때, 개복군에서 림프낭종의 발생율은 15.4%로 복강경군의 1.4%보다 많았지만, 하지 림프부종의 발생율은 개복군(13%, 18/138)과 복강경군(14.6%, 18/123)에서 비슷한 것으로 나타났다. 2016년 발표된 국립암센터에서 GCLQ설문지를 이용한 연구(Bae HS & Lim MC et. al)에 의하면, 자궁내막암으로 골반 림프절 절제술 후 가장 흔한 증상은 부종 (35.7%), 저림 (30.5%), 무거운 느낌 (29.9%) 통증 (29.9%)이었다. 이들 환자 중 41.6%가 무거운 느낌을 호소했는데, 대부분의 환자가 골반 림프절 절제술 후 12개월 내 증상이 나타났고 (69.6%), 대부분 12개월 이상 지속되었다 (80.4%). 절제된 골반 림프절의 개수가 21개 이상인 경우 3.28배 그리고 수술 후 방사선 치료를 시행한 경우 3.81배 하지 부종이 더 발생하였다.

난소암 및 외음부암 치료 후 하지 림프부종 발생에 대한 연구는 그 수가 매우 적으며, 자궁경부암이나 자궁내막암에 포함되어 부인암의 치료 후에 하지 림프부종의 발생으로 연구 보고 되었다. 1993년 Petereit DG 등은 42명의 외음부암환자를 외음부절제술 후 샅고랑-넙다리 림프절 (inguino-femoral lymph node) 절제술을 받은 군과 방사선 치료를 받은 군으로 나누어 비교하였다. 하지 림프부종의 발생율이 각각 12%, 5.5%로 림프절절제술이 림프부종의 발생과 상관관계가 있다고 보고하였다. 또한 1999년 Abang MDK 등은 16명의 외음부암 환자에서 샅고랑-넙다리 림프절 절제술을 시행한 후 6주에 81.2%(13명)에서 하지 림프부종이 관찰되었다고 매우 높은 발생률을 보고하였다.

1994년 Portenoy RK 등이 난소암으로 치료 받은 환자에서 하지 부종의 빈도가 28%에서 나타난다고 보고하였는데, 이 연구는 대장암, 전립선암 등의 다양한 암 환자의 삶의 질을 평가하는 한 가지 변수로 림프부종을 분석하였다. 2014년 발표된 국립암센터에서 GCLQ설문지를 이용한 연구(Lim MC et. al)에 의하면, 조기 난소암으로 골반 림프절 절제술 후 40.8%에서 하지부종을 호소했고, 20% 이상 증상을 보인 것은, 저림, 조이는 느낌, 무거운 느낌, 무릎 관절의 운동 기능의 제한, 통증 이었다. 86.2%에서 하지 부종이 12개월 이내 발생하였고, 62.1%에서 12개월 이상 증상이 지속되었다. 하지만, 52.1%만 림프부종에 대해서 알고 있었는데, 림프부종이 있는 환자에서 86.2%, 림프부종이 없는 환자는 28.6%만 림프부종에 대해서 알고 있었다. 골반 림프절 절제술 이전에 충분한 설명이 필요할 것으로 사료된다. 2016년 Ki 등은 난소암으로 자궁절제술과 림프절 절제술을 받은 413명의 환자에서 하지 림프부종의 발생율은 11.1% (46명)이었고, 림프부종이 발생한 환자에서 림프절절제술로 제거된 림프절 숫자가 많았다고 보고하였다.

Ryan M 등(2003년)과 Beesley V 등(2007년) 및 Tada H 등(2009년)은 전체 부인암 환자를 대상으로 한 연구를 시행하였다. Ryan M등은 15년간 부인암으로 치료 받은 743명의 환자 들의 임상기록을 조사한 결과 18%의 하지 림프부종이 발생하였는데, 3개월 이내에 진단된 경우가 53%, 다음 6개월에 진단된 경우가 18%, 1년 이내에 진단 된 경우가 13%로 나타났다고 하였다. 하지 림프부종의 발생은 자궁경부암으로 치료받은 환자에서 17.5%, 자궁내막암에서 17.7%, 난소암에서 7.1%로 각각 나타났는데, 특히 외음부암 환자에서 림프절 절제술 후 방사선 요법을 추가로 받은 경우 림프부종의 발생율은 47.1%로 가장 높게 나타났다. Beesley V 등은 부인암으로 치료받은 802명의 환자를 조사하였는데, 하지 림프부종의 발생은 자궁경부암으로 치료받은 환자에서 12.2%, 자궁내막암에서 8.2%, 난소암에서 4.7%로 각각 나타났으며, Ryan M 등의 연구에서와 동일하게 외음부암으로 치료받은 환자에서 하지 림프부종의 발생율은 35.8%로 가장 높게 나타났다. 자궁경부암 환자에서는 방사선치료 및 림프절절제술을 받은 것이 하지 림프부종 발생의 위험인자였으며, 자궁내막암 및 난소암 환자에서는 림프절 절제술을 받은 것과 비만이 위험인자로 나타났다. Tada H 등은 자궁경부암, 자궁내막암, 및 난소암으로 골반 림프절 절제술을 받은 환자에서 하지 림프부종의 발생을 조사하였는데, 자궁경부암 252명의 환자 중 29.8%(75명), 자궁내막암 295명의 환자 중 27.8%(82명), 난소암 133명의 환자 중 21.1%(28명)에서 하지 림프부종이 발생하였다. 난소암에서 유병률이 낮은 것은 수술 후 방사선치료를 시행한 경우가 거의 없기 때문이라고 분석되었고, 대동맥 주위 림프절 절제술에 따른 유병률의 차이가 없어 위험요인이 아닐 것으로 추정하였다. 2015년 출간된 한국인에서의 연구 GCLQ와 EORTC-C30을 이용한 연구(Lim MC et al.,)에서는 부인암으로 하지 림프부종을 가진 환자에서 전반적인 부종, 하지 부종, 무거운 느낌이 더 빈발했으며, 재정적인 곤란을 보였다(16% vs. 6%). 또한 전반적인 건강상태도 더 나쁜 것(62.7% vs 71.4%)으로 보고되어 림프부종은 재정상태 악화 및 전반적인 건강에 악영향을 미침을 알 수 있다.

그러나 전체 부인암을 대상으로 한 이러한 연

구는 자궁경부암, 자궁내막암 혹은 난소암 환자들 각각의 나이 및 병기, 치료 등에 대해 자세히 알 수 없었으며, 진단방법이 자세히 기술되어 있지 않았고, 진단 방법이 기술되어 있는 경우에도 경험 있는 의사가 진단한 경우 외에도 환자의 주관적인 판단에 의한 경우를 포함하고 있어 다른 연구들과의 비교가 어렵고, 유병율에 있어서도 차이를 보였다.

2) 하지 림프부종의 발생의 위험 인자

하지 림프부종의 발생은 여러 가지 요인이 복합적으로 기여할 것으로 생각된다. 이미 언급한 바와 같이 부인암 치료를 위한 림프절 절제술과 방사선 치료가 하지 림프부종의 가장 중요한 위험인자이다.

유방암 환자에서는 림프부종의 발생에 연관이 있는 위험 인자로 상처치유를 지연시킬 수 있는 불량한 영양상태, 수술 전후에 높은 신체비만지수 (body mass index), 연조직염, 고령 (>60세) 등이 고려되는데, 부인암 치료 후 발생하는 하지 림프부종에 대한 연구에서는 이러한 위험 요인이 일관되게 나타나지는 않는다.

수술 후 장액종(seroma)이나 혈종(hematoma)과 같은 합병증이 나타나면 림프부종이 발생할 가능성이 커진다.

3) 결론

최근 부인암 치료에서 골반내 림프절 절제술은 임상적 중요성이 더욱 강조되고 있는 추세이며 따라서 하지 림프부종의 발생 가능성은 더욱 높아지게 되었다. 또한 새로운 현대적 치료 방법과 약제의 발달 등으로 부인암 환자들의 생존율

이 향상되고 삶의 질 향상이 중요한 이슈로 대두되고 있는 실정을 생각 할 때 림프부종에 대한 전반적인 이해를 높이고 예방을 위한 조치를 시행하며 효과적인 환자의 추적 관리를 통하여 조기 발견과 적절한 치료를 시행하는 것이 더욱 중요하게 되었다. 향후 부인암 환자의 치료 후 발생하는 림프부종의 발생률, 중증도, 위험인자 등을 결정하기 위하여 대규모의 전향적인 임상 시험결과가 필요할 것으로 사료되며 현재 미국 부인종양연구회(Gynecologic Oncology Group, GOG)에서 전향적인 연구가 진행 중에 있다. 다행인 점은 최근 GCLQ 설문지를 이용한 국내 연구 결과가 각 부인암 별로 도출되었고, 많은 부인암 국제 임상 연구에서도 GLCQ 설문지를 사용하고 있다. 향후 GCLQ는 부인암 치료 후 하지 림프부종에 대한 Patients report outcome을 대표하는 평가법으로 자리 잡을 것으로 사료되며, 이에 대한 우수한 임상결과가 도출 될 것으로 사료된다.

3. 두경부암 관련 림프부종

1) 서론

두경부암은 구강, 후두, 인두, 타액선, 비강, 부비동 등에 발생하는 종양으로, 원발부위, 림프절 전이, 원격전이에 따라 암의 병기를 4단계로 나누고, 이에 따라 외과적 수술, 방사선치료 및 항암화학 치료를 적절히 시행한다 (근거창출임상연구국가사업단, 두경부암 진료지침, 2012).

두경부암의 발생율이 3-5%로 다른 암에 비해 매우 낮고, 대다수의 두경부암 치료가 몇 몇 대형 병원에서 시행되다 보니, 이와 관련된 연구가 드물게 진행되었다. 이러한 이유들로 인해 두경부암

에서의 림프부종에 대한 관심도가 낮은 실정이다.

초기 두경부 림프부종을 가진 환자들에서 붓기는 관찰되지 않으나 무거운 느낌 혹은 조이는 느낌을 호소한다. 이후 진행되면서 이러한 증상이 악화되고 부종이 나타나게 된다. 부종 부위는 경부에서 가장 흔하게 발생한다. 림프부종은 단순히 얼굴 모양의 비대칭성으로 인한 미용상의 문제를 야기할 뿐만 아니라 (외적 림프부종), 혀, 인두, 후두 등 내부 조직의 부종으로 인해 (내적 림프부종) 삼킴장애, 호흡장애, 발성장애 등을 야기할 수 있다는 것을 주지해야 한다. 또한, 경부 혹은 어깨 관절의 운동 범위 제한을 야기하여 일상생활에 지장을 초래할 수도 있는 것으로 알려졌다. 최근 암 치료법의 발전으로 두경부암 환자들의 생존 기간이 연장되면서, 삶의 질을 개선시키기 위해 두경부 림프부종에 관심을 기울이기 시작하였다.

2) 위험인자

두경부는 해부학적으로 매우 많은 림프 조직을 가지고 있다(그림 1). 따라서, 수술, 방사선, 항암 화학치료 등이 림프조직의 손상을 야기하여 림프부종을 일으킬 것으로 추정되나, 명확한 기전에 대해서는 알려진 바가 없다. 대략적 림프부종 발병율은 전체 두경부암 환자에서 12-54%로 보고되고 있다(Deng 등, 2011).

두경부암 환자에서 암의 병기가 높을수록, 수술에 의한 림프조직 손상이 많을수록, 그리고 방사선 치료 강도가 높을수록 림프부종이 발생할

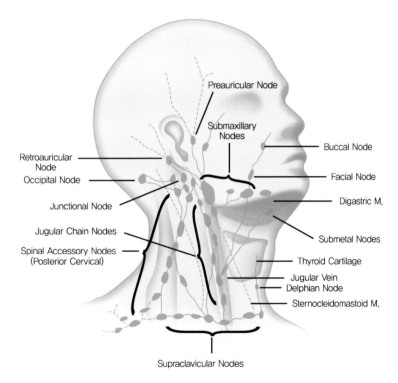

그림 1 두경부 림프절

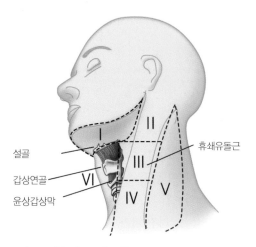

설골
갑상연골
윤상갑상막
흉쇄유돌근

그림 2   경부 림프조직 구획

가능성이 많은 것으로 알려졌다(Sanguineti 등, 2007; Warren과 Slavin, 2007).

두경부암은 경부 림프절을 흔히 침범하기 때문에, 수술의 원칙으로 원발암 제거와 더불어 경부 절제술(neck dissection)이 함께 시행되는 경우가 흔하다. 경부 절제술은 적출되는 범위에 따라 경부 근치술(RND, radical neck dissection), 확대된 경부 근치술(ERND, extended radical neck dissection), 변형된 경부 근치술(MRND, modified radical neck dissection), 선택적 경부 절제술(SND, selective neck dissection)로 구분한다.

RND와 ERND는 경부의 모든 림프절과 11번 뇌신경, 흉쇄유돌근, 내경정맥(Internal jugular vein)을 광범위하게 적출하는 방법으로 여러 부작용들이 발생하기 때문에 최근에는 MRND 및 SND이 선호되고 있다. MRND는 11번 뇌신경, 흉쇄유돌근, 내경정맥 중 일부를 보존하지만, 경부 림프절을 광범위 절제하기 때문에 림프부종의 발생 가능성이 높다. 이후 보다 많은 조직을 보존하기 위해 경부 림프절을 6구획으로 나누고 (그림 2), 원발 병소에 따라 이중 일부만을 제거하는

SND가 고안되었다. 하지만, 아직까지 수술 방법에 따른 두경부 림프부종의 발생 차이에 대한 연구는 진행된 것이 없다.

방사선 치료가 연부조직 부종, 괴사와 함께 림프관의 손상을 야기하여 림프부종의 위험을 높이는 것으로 보고하고 있다. 특히, 수술과 방사선치료가 함께 시행된 경우 이러한 가능성은 더욱 높아지는 것으로 알려져 있다 (Mann 등, 1981). 그러나, 이와 관련한 연구들은 부족하여 방사선량에 관한 명확한 기준 마련이 필요한 실정이다.

3) 증상 및 평가 방법

두경부암에 의한 림프부종은 주로 얼굴과 목 부위에서 가장 흔하게 관찰된다. 상,하지 림프부종과 반대로 앉아있거나 서 있을 경우 얼굴이나 목 부위 부종이 줄어들고, 누워있을 경우 오히려 악화되어 아침에 자고 일어나서 나빠지는 경우가 흔하다. 부종의 평가를 위해 사진을 촬영하거나, 부종 부위를 중심으로 줄자를 이용하여 길이를 측정하는 방법을 사용한다. 예를 들어, 양측 얼굴 부종의 경우 양측 귀(Tragus) 사이의 길이를 측정하거나, 편측 얼굴 부종의 경우 귀에서 턱까지의 거리, 혹은 하악각에서 눈(Exocanthus)까지, 또는 눈에서 턱까지의 거리를 측정하여 정상측과 비교한다.

두경부 림프부종을 점수화한 방법으로 CTCAE(Common Terminology Criteria for Adverse Events) 림프부종 등급(3판, National Cancer Institute, 2006)와 ACS(American Cancer Society) 림프부종 등급(ACS & Donaldson, 2006), 그리고, MD 앤더슨 림프부종 등급 (International Society of Lymphology, 2013)이 흔히 사용되고 있다.

얼굴이나 목의 부종 이외에 구강 혹은 인,후두

부 부종에 의해 삼킴장애, 이물감, 음성변조, 호흡장애 등의 증상을 호소하는 경우가 흔하게 관찰된다. 이러한 부종을 내부 림프부종이라고 명명하기도 하는데 (얼굴이나 목 부위 부종을 외부 림프부종이라고 칭하기도 함), 후두경을 통해 진단할 수 있다. 한 연구에 의하면 두경부암 림프부종 환자들 중 외부 림프부종만 관찰된 경우는 9.8% 였고, 내부 림프부종만 관찰된 경우는 39.4%, 외부 및 내부 림프부종이 함께 관찰된 경우가 50.8%로 보고하였다 (Deng, 2012)

4) 치료

전통적인 림프부종 치료법으로 도수림프배출(manual lymph drainage), 부종 압박, 관절범위운동, 그리고 피부 관리를 포괄하는 Complete Decongestive Therapy (CDT)이 두경부 림프부종에서도 널리 적용되고 있다 (Foldi 등, 2006). 도수림프배출은 부종 주위를 둥글게 원을 그리며 부드럽게 마사지하는 방법으로 림프의 배액을 촉진시키는 방법이다. 부종 압박은 붕대 혹은 의류 등으로 압력을 가하여 부종을 억제시키는 방법이다. CDT는 사지 림프부종 치료에서 여러 연구들을 통해 효과가 있는 것으로 보고되었지만, 두경부 림프부종에서의 치료 효과에 대한 연구는 매우 제한적이다. 최근 연구에서 1200여명의 두경부암 림프부종 환자들을 대상으로 CDT를 시행했을 때, 60% 정도의 환자에서 효과가 있다고 보고하였다 (Smith 등, 2015).

약물치료로 셀레니움이 두경부암 림프부종에 효과가 있다는 보고가 있었으나 (Micke 등, 2009), 이와 관련한 후속 연구는 없는 실정이다.

4. 방사선치료와 림프부종

암환자의 림프부종은 여러 요인이 복합적으로 작용하므로 암 진단 후 치료방향은 종양 제거와 치료로 인해 발생 가능한 부작용 사이에 균형을 고려하여 선택되어야 한다. 암환자에서 방사선치료 단독으로 림프부종을 유발할 수는 있지만, 이보다는 주로 수술과 이에 더하여 수술 후 시행한 방사선치료가 복합적으로 작용하여 일어난다. 따라서 여러 암종에 대해 방사선치료가 림프부종의 발생에 미치는 영향을 평가할 때 방사선치료 방법뿐 아니라 시행된 수술방법 등을 고려해야 한다.

방사선치료로 발생하는 림프부종의 발생 기전은 조직 섬유화를 촉진하고 림프 내피 세포 증식과 기능을 억제하는 TGF β-1 (Transforming growth factor; 변환성장인자)의 활동 증가 및 림프관 수의 감소로 인한 피부 림프관 기능 장애를 포함한다. 림프 부종의 위험은 방사선조사야 크기, 정상 조직에 대한 방사선량, 분할선량, 총 선량, 방사선치료 방법뿐 아니라 질병 부위 및 시행된 수술의 종류에 따라 다양하게 나타날 수 있다.

1) 방사선치료와 관련된 림프부종의 병태생리

여러 연구에 따르면 방사선치료는 림프부종 발생의 독립적 위험인자로서, 수술 후 방사선치료는 수술 단독에 비해 림프부종 발생 위험을 증가시키는 것으로 알려져 있다. 그러나 방사선치료가 림프부종 위험도 증가에 관여하는 기전에 대해서는 아직 명확히 밝혀진 바는 없다. 다만 동물실험에서 방사선이 피부 림프 장애와 관련되며, 유방암 환자에서 림프부종 위험도 증가는 피부 림프관 수의 감소와 관련된 것으로 나타났다. 따라서 림프계 손상과 방사선치료 후 림프부종의 발생이 피부 림프 채널의 수 감소나 기능장애와 관련되어 있을 수 있다.

특히 수술 후 방사선치료가 림프부종 발생 위험을 증가시키는 또 다른 기전은 TGF β-1 관련 기전을 통해 조직 섬유화를 촉진하는 것이다. TGF β-1은 림프 내피 세포 (lymphatic endothelial cell, LEC) 증식과 기능을 직접적으로 억제 할 뿐 아니라 상처 재생 시 림프 재생의 음성 조절자임이 밝혀졌다. 마우스 꼬리 모델 연구에서는 조사된 방사선량에 따라 림프 내피 세포의 아포토시스 (apoptosis) 와 관련된 림프 기능 저하, 피부 림프관 수 감소, 연부조직 섬유화의 발생을 보여 주었다. 또한, 낮은 선량에서도 방사선조사군은 대조군에 비해 림프 내피 세포의 노화 (senescence) 의 증가를 보였다. 그러나 흥미롭게도, 방사선에 의한 림프 기능 부전은 임상적으로 명백한 림프부종을 일으키지는 않았다. 따라서 방사선으로 인한 조직 섬유화를 예방함으로써 림프부종 위험을 낮출 수 있을 것으로 기대된다.

2) 방사선치료와 특정 암의 림프부종 발행 위험

(1) 유방암

유방암 치료 후 림프부종 발생의 위험은 방사선 조사 영역뿐만 아니라, 유방 및 림프절 수술의 종류에 따라 다양하게 나타날 수 있다. 조기유방암으로 진단된 환자는 유방보존술과 수술 후 전유방 방사선치료를 포함하는 유방보존치료의 대상이 된다. 액와림프절 레벨 I/II 를 포함하는 표준 림프절 절제술 후 특히 네 개 이상의 림프절 전이가 있는 환자에서는 레벨 II 와 쇄골상부림프절

을 포함하는 조사야가 치료범위에 추가된다.

유방 보존술과 액와림프절 절제술 후 전유방 방사선치료만을 시행 받은 환자에서 림프부종의 발생빈도는 1.8 % 에서 10-16 % 정도로 보고된다. 이러한 빈도는 전유방 및 쇄골상부림프절 방사선치료를 받은 환자에서는 18-23%로 증가된다. 액와림프절 후방 추가조사 (posterior axillary boost, PAB)를 포함할 경우 빈도는 31%로 더욱 증가한다. 따라서 전유방 방사선치료에 비해 쇄골상부림프절이나 PAB 를 포함하는 방사선치료는 림프부종의 발생 위험을 각각 약 2~3배 증가시킨다.

국소 진행된 유방암환자에서는 종종 유방전절제술과 레벨 I/II 액와림프절 절제를 시행하는데 이 중 종양 크기가 5cm 이상이거나 네 개 이상의 림프절 전이가 있는 경우 수술 후 방사선치료를 시행한다. 유방전절제술을 받은 환자에서 방사선 조사야는 흉벽과 수술 상처, 액와림프절 상부 (레벨 III), 쇄골상부림프절을 포함하고 가끔 내유림프절이 포함되기도 한다.

NSABP (National Surgical Adjuvant Breast and Bowel Project) B-04 연구에서 장기 추적관찰 결과 림프부종의 발생률은 근치적 유방절제술 (유방과 레벨 I,II,III 림프절 절제) 받은 환자에서 31%, 유방전절제술후 흉벽과 림프절에 방사선치료를 받은 환자에서 14.8%, 유방전절제술만을 받은 환자에서 15.5% 로 보고되었다. 흥미롭게도,이 연구결과는 유방전절제술은 단독으로 림프관 붕괴를 초래하고 림프절 절제술의 정도가 림프 부종의 위험과 연결되어 있을 수 있음을 시사한다. 또한 유방전절제술 및 림프절 절제술 후 방사선치료는 림프부종의 발생위험을 2-3배 증가시킬 수 있다. 방사선조사량, 액와림프절 후방 추가조사, 1999년 이전 방사선치료 기술, 일일 조사량 증가 등의 다

른 방사선치료 관련 인자들 또한 림프부종의 증가와 관련이 있다는 보고가 있다.

임상적으로 림프절 전이가 없는 환자에서 감시림프절 생검술의 시행으로 한두개 림프절 절제만을 시행하게 되었고 이는 림프부종의 발생률을 감소시켜서 표준 림프절 절제술을 받은 환자의 3년 림프부종 발생율이 14% 인데 반해 감시림프절 생검술 만을 받은 환자에서는 8%로 보고되었다.

액와림프절 절제술 후 방사선치료는 잘 알려진 림프부종 발생 위험인자이기 때문에 우회림프 배출을 위해 피부와 치료부위 연부조직에 방사선량을 줄이는 것이 중요하다. 수술 기법의 발달뿐 아니라 삼차원 입체조사 등의 방사선치료기술의 발달을 통해 정상 조직 독성을 최소화 할 수 있다.

(2) 악성 흑색종

수술 후 병리학적 검사에서 국소 재발 위험이 높은 경우 방사선치료가 권장된다. 또한 림프절 절제술 후 4개 이상의 림프절 전이가 있거나, 전이된 림프절 크기가 크거나 피막외 침범이 있을 경우 국소지역 제어율을 향상시키기 위해 방사선치료가 시행될 수 있다. 방사선치료 시행 후 림프부종의 위험은 치료 부위, 조사야의 크기, 수술로 절제된 림프절의 개수와 관련이 있다.초기 연구에 따르면 흑색종이 방사선에 저항성을 보이므로 치료 효과를 높이기 위해 유방암에 사용되는 것보다 종종 분할 선량 및 총 조사량을 높여서 사용하는데, 이는 림프부종의 발생 위험을 높일 수 있다. 유방암 환자 마찬가지로, 림프부종의 발생 위험은 시간이 지남에 증가해서 3 년, 5 년, 10 년 발생율이 각각 17 %, 19 %, 23 % 인 것으로 보고되었다.

액와림프절 절제술 후 높은 분할선량을 사용하여 방사선치료를 받은 환자의 연구에서 팔 부종의 발생율은 21% 였고, 액와림프절만 방사선치료를 받은 환자보다 액와림프절과 쇄골상 림프절을 포함하여 치료 받은 환자에서 팔부종의 발생이 더 높았다.

림프절 절제술 후 림프 부종의 위험은 겨드랑이 또는 자궁 경부 림프절 치료보다 서혜부 질환이 높다. 흑색종에서 서혜부나 골반 림프절 전이에 대해 수술 만 시행한 경우 림프부종의 발생율은 약 7~28% 이나, 수술 후 방사선치료를 받은 경우 치료 3년 후 림프부종 발생율은 39-48% 정도로 증가된다. 일부 환자들에서 방사선치료 시작 이전에 이미 림프부종이 발생하게 되는데,이는 적극적인 수술뿐 아니라 국소 진행성 질환 자체가 림프부종 발생 위험에 기여할 수 있음을 시사한다.

고위험 흑색종에 대한 방사선치료를 고려할 때, 치료 합병증과 재발의 간의 균형이 중요하다. 방사선치료의 범위 (병소조사영역 vs 확대조사영역), 치료 부위 (서혜부 vs 겨드랑이), 분할 선량 및 총선량은 방사선으로 인한 림프 부종 위험에 관련된다.

(3) 부인암

부인과 악성 종양에 대한 치료 후 림프 부종의 위험은 질병 사이트, 수술적 절제 및 림프절 절제술의 범위 및 방사선 조사야에 따라 달라진다. 전체적으로, 림프부종 위험은 약 20 %로 보고된다.

방사선치료는 국소 진행성 자궁경부암에서 항암 화학 요법과 병용하여 완치를 목적으로 또는 의학적으로 수술이 불가능한 환자에서 사용할 수 있다. 또한 종종 자궁경부암, 자궁내막암 및 외음부 암환자에서 수술 후 시행된다. 방사선 조사야와 조사량은 질환 부위에 따라 다르다. 자궁경부암에서 수술 후 재발 위험이 높은 경우, 방사선

조사야는 일반적으로 외부 및 내부 장골 림프절, 천골전방 림프절 포함하는 골반 림프절 영역을 포함하며,대동맥 주변 림프절 영역까지 확장하여 포함하기도 한다. 또한 강내조사 (ICR: intra-cavitary radiation)가 시행될 때도 있으며, 이러한 강내조사는 국소 치료 요법으로 하지 림프 부종의 위험을 증가 시키지 않는 것으로 알려졌다. 그러나 외음부 암의 수술 절제 후 방사선치료는 골반 림프절뿐만 아니라, 서혜부 림프절을 포함하며, 이는 골반 방사선 단독에 비해 하지 부종의 위험을 증가시킬 수 있다.

림프절 절제술을 받은 자궁내막암 환자에서 하지 림프 부종의 발생 빈도는 수술 후 방사선치료를 받지 않은 환자에서 약 30%, 방사선치료를 받은 환자에서 68 %였다. 외음부 암 환자는 종종 원발 병소의 수술 적 절제뿐만 아니라 서혜-대퇴부 (inguinofemoral) 림프절 절제술을 받는다. 양측 림프절 절제술이 높은 병기나 중심부 병변 환자에서 시행되는데 이는 양측 림프부종의 위험을 증가 시킬 수 있다. 림프절 전이가 여러 개 있는 경우 수술 후 골반과 서혜부 방사선치료가 권장된다. 외음부 암 환자에서 림프절 절제술과 방사선치료를 받은 경우 하지 림프 부종의 발생 빈도는 47 %로 증가한다. 유방암과 마찬가지로, 림프 부종의 위험을 감소시키는 목적으로 외음부 암의 병기에 감시 림프절 생검이 통합되고 있다.

다른 질환 부위와 마찬가지로, 이들 환자에서 림프 부종의 위험을 최소화하기 위해 방사선 조사야를 설계 할 때 정상 림프관에 조사량을 최소화하는 것이 중요하다. 세기 변조 방사선치료 (IMRT)와 같은 기술이 종종 목표를 달성하는 데 사용된다.

5. 감염에 의한 림프부종

반복적인 급성 혹은 만성 염증 과정은 림프계에 영향을 주고 기계적 부전(mechanical insufficiency)을 일으킬 수 있다. 염증이 림프계를 침범할 경우 림프관 벽은 섬유화되고 림프액은 응고되어 림프관을 막게 되며 이러한 폐색이 림프액의 흐름을 막게 된다. 또한 기존의 기계적 부전과 더불어 림프 부하의 증가로 인해 부전이 증가된다.

사상충증(filariasis)이 림프계에 염증을 일으키는 가장 흔한 요인이다. 림프계의 사상충 감염은 모기에 의해 사상충이 전해지면서 발생이 된다. 사상충은 림프계에 기생하며 번식하게 된다. 사항충의 유독성 노폐물이 림프관의 염증과 폐색을 유발하게 되며 주로 하지 및 서혜부의 부종을 일으킨다. 국제보건기구에서는 림프계 사상충증은 장기적인 장애의 주요한 요인이라 하였으며 전 세계적으로 1억 2천만명 이상이 감염된 것으로 추정이 된다. 질병관리본부에 의하면 국내에서 사상충증은 퇴치되었다고 하지만 유행 지역을 방문한 경우 감염될 수 있다. Global Alliance Elimination Lymphatic Filariasis (GAELF)에서는 사상충 유행 지역에 구충제를 보급하여 감염의 전파를 차단하는 것을 강조하고 있다.

세균(streptococcus 등) 또는 진균 감염이 있을 수 있다. 류마티스 관절염에서 관절내 및 관절 주위 염증 과정이 림프관을 통해 진행할 수 있으며 이는 기계적 부전으로 진행할 수 있다.

6. 외상 후 림프부종

외력이나 화상(열, 산, 염기 용액)에 의한 조직

손상은 림프액의 수송에 장애를 일으켜 림프 수송 능력을 정상적인 림프 부하 이하로 저하시킬 수 있다. 림프절이나 림프관이 손상되었을 때 림프계의 손상은 급성 림프부종을 일으킬 수 있다. 이러한 연부조직 부종의 대부분은 일시적이며 시간 경과에 따라 호전되지만 염증성 과정이 림프계에 영구적인 손상을 가하여 지속적인 부종을 나타내는 경우도 있다. 또한 반흔 조직으로 인해 림프계의 재생에 지장을 받을 수도 있다. 외상후 이차성 림프부종은 조직 손상에 의한 기계적 부전에 의해 발생될 수 있으며 외상후 일시적 부종과 구분되어져야 한다.

림프계의 수송 능력이 저하뇌어 있는 경우, 가령 선천성 이상 등이 있어 림프 부하와 림프계의 수송 능력 사이의 균형이 취약한 경우에는 경미한 림프계의 손상으로도 림프부종이 발생할 수 있다. 하지만 림프계의 상태가 양호한 경우에도 과도한 반흔을 초래할 정도의 심한 외상 후에는 이차성 림프부종이 발생할 수 있다.

외상에 의해 발생하는 급성 림프부종은 일시적인 조직 부종이며 이는 림프관이나 림프절의 손상에 바탕을 두고 있고 6개월을 넘지는 않는다. 골절, 탈골, 염좌, 자상, 감염 등에 의한 림프 흐름의 장애로 인해 흔히 발생한다. 하지만 만성 림프부종으로 진행하는 경우들도 발생할 수 있다.

병태생리학적으로는 외상으로 인한 림프계의 손상이나 림프관 내경의 변화(림프 혈전, 폐색, 반흔)에 의해 림프 흐름이 차단된다. 완전 폐색이 아닌 외상후 림프 흐름 감소가 있을 때 이차적인 림프관 확장증(lymphectasia)이 나타날 수 있다. 이와 더불어 림프관 및 주변 조직의 섬유화가 진행이 되면서 림프관 벽이 탄력을 잃을 수 있다. 림프관의 염증성 변화가 일어나게 되면 백혈구가 림프관의 내벽과 중벽 사이에 침착하게 된다.

7. 악성 림프부종(malignant lymphedema)

악성 종양은 기계적으로 림프 흐름을 방해하며 림프계를 압박할 수 있다. 악성세포가 림프계를 침윤하여 림프 혈관 및 림프절에서 증식하게 되고 이는 림프 흐름을 막아 부종을 유발할 수 있으며 이를 악성 림프부종이라고 한다. 조직학적으로는 염증세포의 림프관 침윤이 동반되기도 한다. 림프혈관이 종양에 의해 좁아질 경우 협착부 원위부의 확장 및 섬유화가 발생할 수 있으며 이에 따라 부종의 정도가 달라질 수 있다. 종양의 위치, 림프순환에 대한 장해 정도, 보상 기전 등에 따라 부종의 차이가 나며 내부분 복합적으로 작용하게 된다. 악성 흑색종, 직장암, 전립선암, 고환암, 자궁경부암, 난소암, 자궁암 및 유방암 등에 의한 서혜부, 골반부, 액와부 림프절 침범과 Hodgkin 또는 비 Hodgkin 림프종에 의한 림프절 자체의 종양 등이 악성 림프부종을 유발할 수 있다. 대게 일측형으로 발생하며 급성 발현하여 중심부에서 원위부로 진행하게 된다. 보통 빠른 속도로 부종이 진행하게 되며 빠르게 증가하는 압력으로 인한 부종 부위 통증이 있을 수 있고 관절 운동 범위의 제한을 가져올 수 있다. 감각이상이나 마비와 같은 신경학적 증상이 동반되기도 한다. 악성 림프부종 부위의 피부색은 정상이거나 창백할 수 있으며 종종 붉게 변색되기도 하며 피부궤양이 동반될 수도 있다.

참·고·문·헌

1. Abang MDK, de B Lopes A, Reganrd C, Monaghan JM. Lymphoedema following surgical treatment of vulvar cancer: short-term follow-up. Int J Gynecol Cancer 1999; 9: 130-1.

2. Abu-Rustum NR, Gemignani ML, Moore K, Sonoda Y, Venkatraman E, Brown C, et al. Total laparoscopic radical hysterectomy with pelvic lymphadenectomy using the argon-beam coagulator: pilot data and comparison to laparotomy. Gynecol Oncol 2003; 91: 402-9.

3. Abu-Rustum NR, Alektiar K, Iasonos A, Lev G, Sonoda Y, Aghajanian C, et al. The incidence of symptomatic lower-extremity lymphedema following treatment of uterine corpus malignancies: a 12-year experience at Memorial Sloan-Kettering. Cancer Center. Gynecol Oncol 2006; 103: 714-8.

4. Beesley V, Janda M, Eakin E, Obermair A, Battistutta D. Lymphedema after gynecological cancer treatment: prevalence, correlates, and supportive care needs. Cancer 2007; 109: 2607-14.

5. Bergmark K, Avall-Lundqvist E, Dickman PW, Henningsohn L, Steineck G. Lymphedema and bladder-emptying difficulties after radical hysterectomy for early cervical cancer and among population controls. Int J Gynecol Cancer 2006; 16(3):1130-9.

6. Chatani M, Nose T, Masaki N, Inoue T. Adjuvant radiotherapy after radical hysterectomy of the cervical cancer. Prognostic factors and complications. Strahlenther Onkol 1998; 174: 504-9.

7. Füller J, Guderian D, Kohler C, Schneider A, Wendt TG. Lymph edema of the lower extremities after lymphadenectomy and radiotherapy for cervical cancer. Strahlenther Onkol 2008; 184: 206-11.

8. Ghezzi F, Uccella S, Cromi A, Bogani G, Robba C, Serati M, et al. Lymphoceles, Lymphorrhea, and Lymphedema after Laparoscopic and Open Endometrial Cancer Staging. Ann Surg Oncol 2011; Jun 22.

9. Halaska MJ, Novackova M, Mala I, Pluta M, Chmel R, Stankusova H, et al. A prospective study of postoperative lymphedema after surgery for cervical cancer. Int J Gynecol Cancer 2010; 20(5): 900-4.

10. Hareyama H, Ito K, Hada K, Uchida A, Hayakashi Y, Hirayama E, et al. Reduction/Prevention of Lower Extremity Lymphedema after Pelvic and Para-aortic Lymphadenectomy for Patients with Gynecologic Malignancies. Ann Surg Oncol 2011; 30.

11. Kerchner K, Fleischer A, Yosipovitch G. Lower extremity lymphedema update: pathophysiology, diagnosis, and treatment guidelines. J Am Acad Dermatol 2008; 59(2): 324-31.

12. Ki EY, Park JS, Lee KH, Hur SY. Incidence and Risk Factors of Lower Extremity Lymphedema After Gynecologic Surgery in Ovarian Cancer. Int J Gynecol Cancer 2016; 26(7) : 1327-32.

13. Kim JH1, Choi JH, Ki EY, Lee SJ, Yoon JH, Lee KH, Park TC, Park JS, Bae SN, Hur SY. Incidence and risk factors of lower-extremity lymphedema after radical surgery with or without adjuvant radiotherapy in patients with FIGO stage I to stage IIA cervical cancer. Int J Gynecol Cancer 2012; 22(4): 686-91.

14. Landoni F, Maneo A, Colombo A, Placa F, Milani R, Perego P, et al. Randomised study of radical surgery versus radiotherapy for stage Ib-IIa cervical cancer. Lancet 1997; 350: 535-40.

15. Lawenda BD, Mondry TE, Johnstone PA. Lymphedema: a primer on the identification and management of a chronic condition in oncologic treatment. CA Cancer J Clin 2009; 59(1): 8-24.

16. Lockwood-Rayermann S. Lymphedema in gynecologic cancer survivors: an area for exploration?

Cancer Nurs 2007; 30(4): E11-8.

17. Nunns D, Williamson K, Swaney L, Davy M. The morbidity of surgery and adjuvant radiotherapy in the management of endometrial carcinoma. Int J Gynecol Cancer 2000; 10: 233-8.

18. Ohara K, Tsunoda H, Satoh T, Oki A, Sugahara S, Yoshikawa H. Use of the small pelvic field instead of the classic whole pelvic field in postoperative radiotherapy for cervical cancer: reduction of adverse events. Int J Radiat Oncol Biol Phys 2004; 60: 258-64.

19. Ohba Y, Todo Y, Kobayashi N, Kaneuchi M, Watari H, Takeda M, et al. Risk factors for lower-limb lymphedema after surgery for cervical cancer. Int J Clin Oncol 2011; 16: 238-43.

20. Petereit DG, Mehta MP, Buchler DA, Kinsella TJ. A retrospective review of nodal treatment for vulvar cancer. Am J Clin Oncol. 1993; 16: 38-42.

21. Portenoy RK, Thaler HT, Kornblith AB, Lepore JM, Friedlander-Klar H, Coyle N, et al. Symptom prevalence, characteristics and distress in a cancer population. Qual Life Res 1994; 3: 183-9.

22. Ryan M, Stainton MC, Jaconelli C, Watts S, MacKenzie P, Mansberg T. et al. Aetioloty and prevalence of lower limb lymphedema following treatment for gynaecological cancer. Aust N Z J Obstet Gynecol 2003; 43: 148-51.

23. Soisson AP, Soper JT, Clarke-Pearson DL, Berchuck A, Montana G, Creasman WT. Adjuvant radiotherapy following radical hysterectomy for patients with stage IB and IIA cervical cancer. Gynecol Oncol 1990; 37: 390-5.

24. Tada H, Teramukai S, Fukushima M, Sasaki H. Risk factors for lower limb lymphedema after

lymph node dissection in patients with ovarian and uterine carcinoma. BMC Cancer 2009; 9: 47.

25. Todo Y, Yamamoto R, Minobe S, Suzuki Y, Takeshi U, Nakatani M, et al. Risk factors for postoperative lower-extremity lymphedema in endometrial cancer survivors who had treatment including lymphadenectomy. Gynecol Oncol 2010; 119(1): 60-4.

26. Werngren-Elgstrom M, Lidman D. Lymphoedema of the lower extremities after surgery and radiotherapy for cancer of the cervix. Scand J Plast Reconstr Hand Surg 1994; 28: 289-93.

27. Kim SI, LimMC, Lee JS, Kim YJ, Seo SS, Kang S, Yoo CW, Nam BH, Kim JY, Chung. SH, Park SY. Comparison of Lower Extremity Edema in Locally Advanced Cervical Cancer: Pretreatment Laparoscopic Surgical Staging with Tailored Radiotherapy Versus Primary Radiotherapy. Ann Surg Oncol 2016; 23(1): 203-10.

28. Bae HS, LimMC, Lee JS, Lee Y, Nam BH, Seo SS, Kang S, Chung SH, Kim JY, Park SY. Postoperative Lower Extremity Edema in Patients with Primary Endometrial Cancer. Ann Surg Oncol 2016; 23(1): 186-95.

29. Lim MC, Lee JS, Nam BH, Seo SS, Kang S, Park SY. Lower extremity edema in patients with early ovarian cancer. Journal of Ovarian Research 2014; 7(1): 28.

30. Kim SI, LimMC, Lee JS, Lee Y, Park K, Joo J, Seo SS, Kang S, Chung SH, Park SY. Impact of lower limb lymphedema on quality of life in gynecologic cancer survivors after pelvic lymph node dissection. Eur J Obstet Gynecol Reprod Biol 2015; 192: 31-6.

31. Lim MC, Lee JS, Joo J, Park KB, Yoo HJ, Seo SS,

Kang S, Chung SH, Park SY. Development and evaluation of the Korean version of the Gynecologic Cancer Lymphedema Questionnaire in gynecologic cancer survivors. Gynecologic Oncology 2014; 133(1): 111-6.

32. ompson M, Korourian S, Henry-Tillman R, Adkins L, Mumford S, Westbrook KC, Klimberg VS. Axillary reverse mapping(ARM): a new concept to identify and enhance lymphatic preservation. Ann Surg Oncol. 2007;14(6):1890-5.

33. Purushotham AD, Bennett Britton TM, Klevesath MB, Chou P, Agbaje OF, Duy SW. Lymph node status and breast cancer-related lymphedema. Ann Surg. 2007;246(1):42-5.

34. ABELOFF MD. Armitage JO. Niederhuber JE. Kastan MB. Mckenna WG. Abelo's clinical oncology, 4th ed, Philadelphia: ElsevierScienceHealthSciencediv, 2008, 641-55

35. Sakorafas GH, Peros G, Cataliotti L, Vlastos G. Lymphedema following axillary lymph node dissection for breast cancer. Surg Oncol. 2006;15(3):153-65.

36. Petrek JA, Senie RT, Peters M, Rosen PP. Lymphedema in a cohort of breast carcinoma survivors 20 years after diagnosis. Cancer. 2001;92:1368-77.

37. Larson D, Weinstein M, Goldberg I, et al. Edema of the arm as a function of the extent of axillary surgery in patients with stage III carcinoma of the breast treated with primary radiotherapy. International Journal of Radiation Oncology Biology Physics. 1986;12:1575-82.

38. Ozaslan C, Kuru B. Lymphedema after treatment of breast cancer. American Journal of Surgery. 2004;187:69-72.

39. Finegold, D.N., et al., HGF and MET mutations in primary and secondary lymphedema. Lymphat Res Biol, 2008. 6(2): p. 65-8.

40. Stout Gergich, N.L., et al., Preoperative assessment enables the early diagnosis and successful treatment of lymphedema. Cancer, 2008. 112(12): p. 2809- 19.

41. Shih, Y.C., et al., Incidence, treatment costs, and complications of lymphedema after breast cancer among women of working age: a 2-year follow-up study. J Clin Oncol, 2009. 27(12): p. 2007-14.

42. Hayes, S.C., H. Reul-Hirche, and J. Turner, Exercise and secondary lymphedema: safety, potential benets, and research issues. Med Sci Sports Exerc, 2009. 41(3): p. 483-9.

43. Cormie, P., et al., Is it safe and ecacious for women with lymphedema secondary to breast cancer to lift heavy weights during exercise: a randomised controlled trial. J Cancer Surviv, 2013. 7(3): p. 413- 24.

44. Schmitz, K.H., et al., Weight lifting in women with breast-cancer-related lymphedema. N Engl J Med, 2009. 361(7): p. 664-73.

45. Kilbreath, S.L., et al., Upper limb progressive resistance training and stretching exercises following surgery for early breast cancer: a randomized controlled trial. Breast Cancer Res Treat, 2012. 133(2): p. 667-76.

46. Anderson, R.T., et al., A randomized trial of exercise on well-being and function following breast cancer surgery: the RESTORE trial. J Cancer Surviv,2012. 6(2): p. 172-81.

47. Courneya, K.S., et al., Effects of aerobic and resistance exercise in breast cancer patients receiving adjuvant chemotherapy: a multicenter randomized

controlled trial.J Clin Oncol, 2007. 25(28): p. 4396-404.

48. Abang MDK, de B Lopes A, Reganrd C, Monaghan JM. Lymphoedema following surgical treatment of vulvar cancer: short-term follow-up. Int J Gynecol Cancer 1999; 9: 130-1.

49. Abu-Rustum NR, Gemignani ML, Moore K, Sonoda Y, Venkatraman E, Brown C, et al. Total laparoscopic radical hysterectomy with pelvic lymphadenectomy using the argon-beam coagulator: pilot data and comparison to laparotomy. Gynecol Oncol 2003; 91: 402-9.

50. Abu-Rustum NR, Alektiar K, Iasonos A, Lev G, Sonoda Y, Aghajanian C, et al. The incidence of symptomatic lower-extremity lymphedema following treatment of uterine corpus malignancies: a 12-year experience at Memorial Sloan-Kettering. Cancer Center. Gynecol Oncol 2006; 103: 714-8.

51. Beesley V, Janda M, Eakin E, Obermair A, Battistutta D. Lymphedema after gynecological cancer treatment: prevalence, correlates, and supportive care needs. Cancer 2007; 109: 2607-14.

52. Bergmark K, Avall-Lundqvist E, Dickman PW, Henningsohn L, Steineck G. Lymphedema and bladder-emptying diculties after radical hysterectomy for early cervical cancer and among population controls. Int J Gynecol Cancer 2006; 16(3): 1130-9.

53. Chatani M, Nose T, Masaki N, Inoue T. Adjuvant radiotherapy after radical hysterectomy of the cervical cancer. Prognostic factors and complications. Strahlenther Onkol 1998; 174: 504-9.

54. Füller J, Guderian D, Kohler C, Schneider A, Wendt TG. Lymph edema of the lower extremities after lymphadenectomy and radiotherapy for cervical cancer. Strahlenther Onkol 2008; 184: 206-11.

55. Ghezzi F, Uccella S, Cromi A, Bogani G, Robba C, Serati M, et al. Lymphoceles, Lymphorrhea, and Lymphedema after Laparoscopic and Open Endometrial Cancer Staging. Ann Surg Oncol 2011; Jun 22.

56. Halaska MJ, Novackova M, Mala I, Pluta M, Chmel R, Stankusova H, et al. A prospective study of postoperative lymphedema after surgery for cervical cancer. Int J Gynecol Cancer 2010; 20(5): 900-4.

57. Hareyama H, Ito K, Hada K, Uchida A, Hayakashi Y, Hirayama E, et al. Reduction/Prevention of Lower Extremity Lymphedema after Pelvic and Para-aortic Lymphadenectomy for Patients with Gynecologic Malignancies. Ann Surg Oncol 2011; 30.

58. Kerchner K, Fleischer A, Yosipovitch G. Lower extremity lymphedema update: pathophysiology, diagnosis, and treatment guidelines. J Am Acad Dermatol 2008; 59(2): 324-31.

59. Landoni F, Maneo A, Colombo A, Placa F, Milani R, Perego P, et al. Randomised study of radical surgery versus radiotherapy for stage Ib-IIa cervical cancer. Lancet 1997; 350: 535-40.

60. Lawenda BD, Mondry TE, Johnstone PA. Lymphedema: a primer on the identication and management of a chronic condition in oncologic treatment. CA Cancer J Clin 2009; 59(1): 8-24.

61. Lockwood-Rayermann S. Lymphedema in gynecologic cancer survivors: an area for exploration? Cancer Nurs 2007; 30(4): E11-8.

62. Nunns D, Williamson K, Swaney L, Davy M. e

morbidity of surgery and adjuvant radiotherapy in the management of endometrial carcinoma. Int J Gynecol Cancer 2000; 10: 233-8.

63. Ohara K, Tsunoda H, Satoh T, Oki A, Sugahara S, Yoshikawa H. Use of the small pelvic eld instead of the classic whole pelvic eld in postoperative radiotherapy for cervical cancer: reduction of adverse events. Int J Radiat Oncol Biol Phys 2004; 60: 258-64.

64. Ohba Y, Todo Y, Kobayashi N, Kaneuchi M, Watari H, Takeda M, et al. Risk factors for lower-limb lymphedema after surgery for cervical cancer. Int J Clin Oncol 2011; 16: 238-43.

65. Petereit DG, Mehta MP, Buchler DA, Kinsella TJ. A retrospective review of nodal treatment for vulvar cancer. Am J Clin Oncol. 1993; 16: 38-42.

66. Portenoy RK, Thaler HT, Kornblith AB, Lepore JM, Friedlander-Klar H, Coyle N, et al. Symptom prevalence, characteristics and distress in a cancer population. Qual Life Res 1994; 3: 183-9.

67. Ryan M, Stainton MC, Jaconelli C, Watts S, MacKenzie P, Mansberg T. et al. Aetioloty and prevalence of lower limb lymphedema following treatment for gynaecological cancer. Aust N Z J Obstet Gynecol 2003; 43: 148-51.

68. Soisson AP, Soper JT, Clarke-Pearson DL, Berchuck A, Montana G, Creasman WT. Adjuvant radiotherapy following radical hysterectomy for patients with stage IB and IIA cervical cancer. Gynecol Oncol 1990; 37: 390-5.

69. Tada H, Teramukai S, Fukushima M, Sasaki H. Risk factors for lower limb lymphedema after lymph node dissection in patients with ovarian and uterine carcinoma. BMC Cancer 2009; 9: 47.

70. Todo Y, Yamamoto R, Minobe S, Suzuki Y, Takeshi U, Nakatani M, et al. Risk factors for postoperative lower-extremity lymphedema in endometrial cancer survivors who had treatment including lymphadenectomy. Gynecol Oncol 2010; 119(1): 60-4.

71. Werngren-Elgstrom M, Lidman D. Lymphoedema of the lower extremities after surgery and radiotherapy for cancer of the cervix. Scand J Plast Reconstr Hand Surg 1994; 28: 289-93.

72. Kim SI, LimMC, Lee JS, Kim YJ, Seo SS, Kang S, Yoo CW, Nam BH, Kim JY, Chung. SH, Park SY. Comparison of Lower Extremity Edema in Locally Advanced Cervical Cancer: Pretreatment Laparoscopic Surgical Staging with Tailored Radiotherapy Versus Primary Radiotherapy. Ann Surg Oncol. 2016 Jan;23(1):203-10.

73. Bae HS, LimMC, Lee JS, Lee Y, Nam BH, Seo SS, Kang S, Chung SH, Kim JY, Park SY. Postoperative Lower Extremity Edema in Patients with Primary Endometrial Cancer. Ann Surg Oncol. 2016 Jan;23(1):186-95.

74. Lim MC, Lee JS, Nam BH, Seo SS, Kang S, Park SY. Lower extremity edema in patients with early ovarian cancer. Journal of Ovarian Research 2014 Mar 7;7(1):28.

75. Kim SI, LimMC, Lee JS, Lee Y, Park K, Joo J, Seo SS, Kang S, Chung SH, Park SY. Impact of lower limb lymphedema on quality of life in gynecologic cancer survivors after pelvic lymph node dissection. Eur J Obstet Gynecol Reprod Biol. 2015 Sep;192:31-6.

76. Lim MC, Lee JS, Joo J, Park KB, Yoo HJ, Seo SS, Kang S, Chung SH, Park SY. Development and evaluation of the Korean version of the Gynecologic

Cancer Lymphedema Questionnaire in gynecologic cancer survivors. Gynecologic Oncology 2014 Apr;133(1):111-6.

77. 근거창출임상연구국가사업단, 두경부암 진료지침, 2012

78. Sanguineti, G., Adapala, P., Endres, E.J., Brack, C., Fiorino, C., Sor\-mani, M.P., & Parker, B. (2007). Dosimetric predictors of laryngeal edema. International Journal of Radiation Oncology, Biology, Physics, 68, 741–749.

79. Warren, A.G., & Slavin, S.A. (2007). Scar lymphedema: Fact or fiction? Annals of Plastic Surgery, 59, 41–45.

80. Micke O, Schomburg L, Buentzel J, et al. Selenium in oncology: from chemistry to clinics. Molecules. 2009; 14:3975–.3988

81. Hammerl B, Doller W. Secondary malignant lymphedema in head and neck tumors. Wien Med Wochenschr. 2008; 158:695–.701

82. Foldi, M.; Foldi, E. Practical instructions for therapists-manual lymph drainage according to Dr. E. Vodder. In: Strossenruther, RH.; Kubic, S., editors. Foldi's textbook of lymphology; for physicians and lymphedema therapists. 2. Munich, Germany: Urban and Fischer; 2006. p.526-546.

83. Mann W, Beck C, Freudenberg N, et al. [e eect of irradiation on the inner laryngeal lymphatics (author's transl)]. HNO 1981;29:381

84. National Cancer Institute. (2006). Common Terminology Criteria for Ad\-verse Events v3.0 (CTCAE). Retrieved from http://ctep.cancer.gov/protocolDevelopment/electronic_applications/docs/ctcaev3.pdf

85. American Cancer Society & Donaldson, S. (2006). Lymphedema: Under\-standing and managing lymphedema after cancer treatment. Atlanta, GA: American Cancer Society.

86. International Society of Lymphology. e diagnosis and treatment of peripheral lymphedema: 2013 Consensus Document of the International Society of Lymphology. Lymphology 2013;46:1—11.

87. Deng J, Ridner SH, Dietrich MS, Wells N, Wallston KA, Sinard RJ, Cmelak AJ, Murphy BA. Prevalence of secondary lymphedema in patients with head and neck cancer. J Pain Symptom Manage. 2012 Feb;43(2):244-52

88. Foldi, M.; Foldi, E. Practical instructions for therapists-manual lymph drainage according to Dr. E. Vodder. In: Strossenruther, RH.; Kubic, S., editors. Foldi's textbook of lymphology; for physicians and lymphedema therapists. 2. Munich, Germany: Urban and Fischer; 2006. p.526-546.

89. Smith BG, Hutcheson KA, Little LG, Skoracki RJ, Rosenthal DI, Lai SY, Lewin JS. Lymphedema outcomes in patients with head and neck cancer. Otolaryngol Head Neck Surg. 2015 Feb;152(2):284-91

90. Micke O, Schomburg L, Buentzel J, et al. Selenium in oncology: from chemistry to clinics. Molecules. 2009; 14:3975–988

91. Petrek JA, Senie RT, Peters M, et al. Lymphedema in a cohort of breast carcinoma survivors 20years after diagnosis. Cancer. 2001;92:1368-1377.

92. Mortimer PS, Simmonds RH, Rezvani M, et al. Time-related changes in lymphatic clearancein pig skin after a single dose of 18 Gy of X rays. Br J Radiol. 1991;64:1140-1146.

93. Jackowski S, Janusch M, Fiedler E, et al. Radiogenic lymphangiogenesis in the skin. Am J Pathol.

2007;11:338-348.

94. Avraham T, Yan A, Zampell JC, et al. Radiation therapy causes loss of dermal lymphatic vesselsand interferes with lymphatic function by TGF-{beta}1-mediated tissue brosis. AmJ Physiol Cell Physiol. 2010;299:589-605.

95. Martin M, Lefaix J, Delanian S. TGF-beta1 and radiation fibrosis: A master switch and a specific-therapeutic target? Int J Radiat Oncol Biol Phys. 2000;47:277-290.

96. Yarnold J, Brotons MC. Pathogenetic mechanisms in radiation fibrosis. Radiother Oncol.2010;97(1):149-161.

97. Clavin NW, Avraham T, Fernandez J, et al. TGF-beta1 is a negative regulator of lymphaticregeneration during wound repair. Am J Physiol Heart Circ Physiol. 2008;295:H2113-H2127.

98. Oka M, Iwata C, Suzuki HI, et al. Inhibition of endogenous TGF-beta signaling enhanceslymphangiogenesis. Blood. 2008;111:4571-4579.

99. Powell SN, Taghian AG, Kachnic LA, et al. Risk of lymphedema after regional nodal irradiationwith breast conservation therapy. Int J Radiat Oncol Biol Phys. 2003;55(5):1209-1215.

100. Meric F, Buchholz TA, Mirza NQ, et al. Long-term complications associated with breastconservationsurgery and radiotherapy. Ann Surg Oncol. 2002;9(6):543-549.

101. Hayes SB, Freedman GM, Li T, et al. Does axillary boost increase lymphedema comparedwith supra-clavicular radiation alone after breast conservation? Int J Radiat Oncol Biol Phys.2008;72(5):1449-1455.

102. Deutsch M, Land S, Begovic M, et al. The incidence of arm edema in women with breastcancer randomized on the National Surgical Adjuvant Breast and Bowel Project study B-04 toradical mastectomy versus total mastectomy and radiotherapy versus total mastectomy alone.Int J Radiat Oncol Biol Phys. 2008;70(4):1020-1024.

103. Ragaz J, Olivotto IA, Spinelli JJ, et al. Locoregional radiation therapy in patients with high riskbreast cancer receiving adjuvant chemotherapy: 20-year results of the British Columbia randomizedtrial. J Natl Cancer Inst. 2005;97(2):116-126.

104. Hinrichs CS, Watroba NL, Rezaishiraz H, et al. Lymphedema secondary to postmastectomyradiation: incidence and risk factors. Ann Surg Oncol. 2004;11(6):573-580.

105. Johansson S, Svensson H, Denekamp J. Dose response and latency for radiationinduced fibrosis,edema, and neuropathy in breast cancer patients. Int J Radiat Oncol Biol Phys.2002;52(5):1207-1219.

106. Kim M, Kim SW, Lee SU, et al. A model to estimate the risk of breast cancer-related lymphedema: combinations of treatment-related factors of the number of dissected axillary nodes, adjuvant chemotherapy, and radiation therapy. Int J Radiat Oncol Biol Phys. 2013;86: 498-503.

107. Kim M, Park IH, Lee KS, et al. Breast Cancer-Related Lymphedema after Neoadjuvant Chemotherapy. Cancer Res Treat. 2015;47: 416-423.

108. Ashikaga T, Krag DN, Land SR, et al. Morbidity results from the NSABP B-32 trial comparingsentinel lymph node dissection versus axillary dissection. J Surg Oncol. 2010;102:111-118.

109. Leitch A, Meek A, Smith R, et al. Workgroup I:

treatment of the axilla with surgery and radiation-preoperative and postoperative risk assessment. Cancer. 1998;S83:2877-2879.

110. Graham P, Jagavkar R, Browne L, et al. Supraclavicular radiotherapy must be limited laterallyby the coracoid to avoid signicant adjuvant breast nodal radiotherapy lymphoedema risk.Australas Radiol. 2006;50(6):578-582.

111. Cormier JN, Askew RL, Mungovan KS, et al. Lymphedema beyond breast cancer. A systematicreview and meta-analysis of cancer-related secondary lymphedema. Cancer.2010;116(22):5138-5149.

112. Ballo MT, Ang KK. Radiotherapy for cutaneous malignant melanoma: rationale and indications. Oncology. 2004;18(1):99-107.

113. Lee RJ, Gibbs JF, Proulx GM, et al. Nodal basin recurrence following lymph node dissectionfor melanoma: implications for adjuvant radiotherapy. Int J Radiat Oncol Biol Phys.2000;46(2):467-474.

114. Barranco SC, Romsdahl MM, Humphrey RM. The radiation response of human malignant-melanoma cells grown in vitro. Cancer Res. 1971;31:830-833.

115. Dewey DL. e radiosensitivity of melanoma cells in culture. Br J Radiol. 1971;44:816-817. 115. Overgaard J. e role of radiotherapy in recurrent and metastatic malignant melanoma: a clinical radiobiological study. Int J Radiat Oncol Biol Phys. 1986;12(6):867-872.

116. Seegenschmiedt MH, Keilholz L, Altendorf-Hofmann A, et al. Palliative radiotherapy forrecurrent and metastatic malignant melanoma: prognostic factors for tumor response and longtermoutcome: a 20-year experience. Int J Radiat Oncol Biol Phys.

1999;44(3):607-618.

117. Beadle BM, Guadagnolo BA, Ballo MT, et al. Radiation therapy eld extent for adjuvant treatmentof axillary metastases from malignant melanoma. Int J Radiat Oncol Biol Phys.2009;73(5):1376-1382.

118. Agrawal S, Kane JM, Guadagnolo BA, et al. e benefits of adjuvant radiation therapy aftertherapeutic lymphadenectomy for clinically advanced, high-risk, lymph node-metastatic melanoma.Cancer. 2009;115:5836-5844.

119. Ballo MT, Zagars GK, Gershenwald JE, et al. A critical assessment of adjuvant radiotherapyfor inguinal lymph node metastases from melanoma. Ann Surg Oncol. 2004;11(12):1079-1084.

120. Burmeister BH, Smithers BM, Davis S, et al. Radiation therapy following nodal surgery formelanoma: an analysis of late toxicity. ANZ J Surg. 2002;72:344-348.

121. Todo Y, Yamamoto R, Minobe S, et al. Risk factors for postoperative lower-extremity lymphedemain endometrial cancer survivors who had treatment including lymphadenectomy. Gynecol Oncol. 2010;119:60-64.

122. Homesley HD, Bundy BN, Sedlis A, et al. Radiation therapy versus pelvic node resection forcarcinoma of the vulva with positive groin nodes. Obstet Gynecol. 1986;68:733.

123. Ryan M, Stainton MC, Slaytor EK, et al. Aetiology and prevalence of lower limb lymphedemafollowing treatment for gynaecological cancer. Aust N Z J Obstet Gynaecol.2003;43(2):148-151.

124. Ahamad A, D'Souza W, Salehpour M, et al. Intensity-modulated radiation therapy after hysterectomy:comparison with conventional treat-

ment and sensitivity of the normal-tissue-sparing-effect to margin size. Int J Radiat Oncol Biol Phys. 2005;62(4):1117-1124.

125. Joachim E. Zuther. Lymphedema management. the comprehensive guide for practitioners, 2nd ed, , New York, Stuttgart: ieme, 2005, 411-416

126. M foldi, E. foldi, S. Kubik. Textbook of lymphology for physicians and lymphedema therapist, Munchen, Jena: Urban &Fischer, 1-115.

127. Horst Weissleder, Christian Schuchhardt. Lymph-

edema. Diagnosis and Therapy, 4th ed. Viavital Verlag GmbH, 167-180, 275-290

128. Anand S, Lal H, Dhaon BK. Lymphedema of the lower extremity as a complication of local burns. Burns. 1998;24(8):767-769.

129. Hettrick H, Nof L, Ward S, Ecthernach J. Incidence and prevalence of lymphedema in patients following burn injury: a ve-year retrospective and three-month prospective study. Lymphat Res Biol. 2004;2(1):11-24.

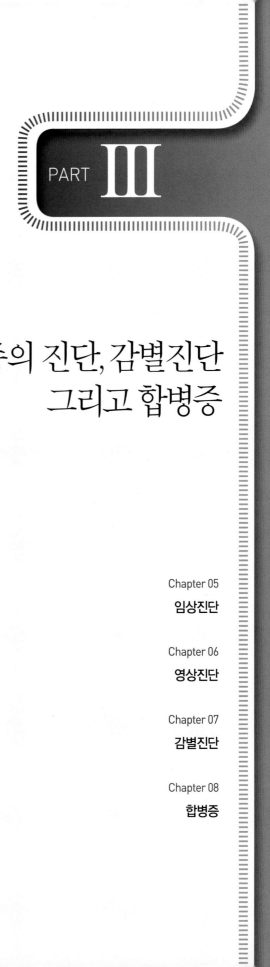

PART III

림프부종의 진단, 감별진단
그리고 합병증

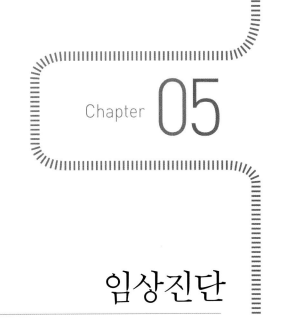

Chapter 05

임상진단

1. 임상적 증상

림프부종의 경우 대부분의 환자에서 초기증상을 인지하지 못하고 넘어가 부종이 급격히 진행되는 단계로 가는 경우가 많다. 림프부종의 경우 초기 증상에 대한 교육과 추적관찰을 통해서 많은 경우에서 병기의 진행을 막을 수 있다. 초기 증상으로는 육안상으로 관찰이 어려운 상태로 느낌으로 유방암 환자의 경우 겨드랑이에 뭔가 낀 느낌이나 옷을 입었을 때 반대쪽에 비해 옷이 조이는 느낌이 잠시 있다가 바로 없어지는 소견이 나타나는데 이러한 증상이 초기 부종의 증상중의 하나이다. 아주 초기 부종에서는 관절운동의 제한은 없으나 부종이 점차 심해질 경우에는 근육통과 함께 관절운동 제한이 동반된다. 그리고 무거운 느낌이 들거나, 화끈거리거나 쑤시는 느낌이 있는 경우도 있다. 이러한 증상은 초기에는 잠깐 나타났다 없어졌다 하다가 점차로 빈도가 잦아지고 부종도 심해지게 된다. 어느 정도의 시기기 지나면 육안상으로 관찰이 가능해지며, 피부가 두꺼워지는 소견을 보이게 된다.

자각 증상으로는 팔, 다리가 더 두꺼워졌다/옷이 꽉낀다/ 누르면 들어간다/ 딱딱해졌다/ 무거워졌다/ 느낌이 둔하다/ 누르면 아프다/ 가만히 있어도 아프다 등을 호소한다. 움직임 또는 운동 후 발생하거나 심해지는 경향을 보이게 된다. 림프부종의 주관적인 감각 및 부피 변화, 림프부종과 관련된 증상의 유무와 정도를 측정하는 여러 종류의 설문지가 개발되고 사용되고 있으나 몇몇 연구에 의하면 림프 부종 관련 증상은 유방암 환자의 다른 원인에 의한 증상과 구별하기 힘들며, 림프 부종의 상태를 잘 반영하지 못한다고 알려져 있다. 자각 증상을 통하여 림프부종 초기 증상을 감별하기 위하여는 수술 후 발생하는 신경통 등과 구별할 수 있도록 의료진을 통한 교육 및 생체임피던스 분석 등 초기 림프부종의 객관적 검사를 함께 시행하는 것이 필요하다.

비함요부종(non-pitting edema), Peau d'orange 양 변화, 피부 변색, 각화증, 피부염, 습진, 궤양, 정맥류와 같은 피부 변화 또는 손톱의 이상 여부도 철저히 조사하여야 된다. 이러한 변화들은 사진으로 기록해 두어야 하고, 시각 아날로그 통증

81

척도를 사용하여 통증의 정도를 측정하여야 하며, 삶의 질 문진표를 이용하여 기능적 손상의 심각도를 치료 전에 기초 자료로 기록하는 것이 추후 어떤 치료의 효과를 평가하는데 중요하다.

자각증상 자가보고는 상지의 무거움(heaviness), 조임(tightness), 부종(swelling)에 대한 설문조사 형식으로, 아주 경미한 변화로 본인만 알아차릴 수 있을 정도의 부종은 1점, 환자 본인을 포함하여 주위의 친한 사람은 알아차릴 수 있을 정도의 부종은 2점, 매우 극명한 차이를 보여 환자를 모르는 사람도 알아차릴 수 있는 정도의 부종은 3점으로 림프부종을 구분하기도 한다.

2. 임상병기

국제림프학회(International Society of Lymphology)에서는 림프부종의 단계를 0기, 1기, 2기, 3기, 4기로 총 4단계 분류하고 있다. (표 1) 림프부종 0기에서 1기는 가역적 단계로 조기진단과 치료가 동반된다면 정상으로 회복될 수 있는 가역적 단계이고, 림프부종 2기와 3기는 조직학적

변화가 동반된 상태로 정상상태로의 회복이 매우 어려운 비가역적 단계이다. 림프부종 0기는 림프이동능력이 떨어져 부종이 발생하지만 육안상으로 구별하기는 매우 어려우며, 단지 부은 느낌 아니면 무거운 느낌을 간헐적으로 호소하는 경우가 대부분이다. 림프부종 1기는 0기에 비해 육안적으로 부종이 관찰이 되는 시기이며, 피부의 두께가 두꺼워지거나 딱딱한 느낌이 없이 아직은 부드러운 정상 피부상태를 유지하고 있는 시기이다. 림프부종 2기는 피부아래 조직에서 단백질이 섬유화가 진행되어 피부가 딱딱해지고, 피부를 눌렀을 때 쑥 들어갔다가 천천히 나오는 전형적인 함요 부종(pitting edema) 반응이 없다. 부종의 정도가 심해지면서 육안상으로 확연한 차이를 보여주며, 지속적으로 부종이 유지되는 상태로 정상상태로 회복이 어려운 상태이다. 림프부종 3기는 부종이 매우 심한 상태로 정상적인 피부구조가 다 파괴된 상태로 피부자체가 섬유화로 매우 딱딱하고 부분적으로 피부가 건조해지고 갈라지는 증상이 관찰된다. 이러한 증상으로 인해 피부 감염이 매우 쉽게 되며, 피하에 단백질이 풍부한 림프액이 염증을 급속도로 확산시키는 매체

표 1 국제림프학학회에서 정의한 림프부종의 병기

임상병기	특징
0기(잠복기)	림프관에 손상은 있으나 신체진찰에서 아직 분명한 증상이 없는 경우
1기(자연적 치유 가능 시기)	전반적으로 부종이 관찰되며, 신체 검진에서 함요 부종이 관찰됨. 부종부위를 올리고 있거나, 아침에 일어난 직후에는 증상이 호전되며, 정상크기로 회복이 가능한 시기이다
2기(자연적 치유 불가능 시기)	조직내 섬유화가 진행됨에 따라 스폰지 형상을 가지게 되고, 이시기에는 함요 부종이 관찰되지 않는다.
3기(자연적 치유 불가능 시기)	섬유화가 점차 진행되어 단단해지고, 치료에 반응이 없으며, 치유 불가능한 상태의 심한 부종이 관찰되는 시기

Data from lymphatic filariasis: the disease and its control. Fifth report of the WHO Expert Committee on Filariasis. World Health Organization Technical Report Series 1992;821:1–71

가 되므로 감염에 매우 유의를 해야 한다. 3기의 피부상태는 딱딱하고 표면이 매우 불규칙하고 거친 상태이며, 이 상태가 지속될 경우에는 5%정도에서 림프육종이나 혈육종과 같은 질환이 발생할 수 도 있다.

3. 부종평가

1) 병력

림프부종에 대한 정확한 진단과 원인 감별은 치료에 필수적 요소이다. 대부분의 환자에서 림프부종의 진단은 임상적인 병력 청취와 신체 검사에서 이루어질 수 있다. 자세한 병력 청취는 부종의 원인이 될 수 있는 다른 질환들의 감별 및 일차성 또는 이차성 림프부종의 감별 등을 위해서도 가장 중요한 요소이다. 환자가 이전에 시행을 받았던 수술이나 진단 받은 병력에 대한 과거력이 림프부종의 진단과 치료에 매우 중요하다. 최근 1차성 부종보다는 2차성 부종이 많이 발생하고 있다. 암수술후 림프절를 검사하는 경우가 대부분으로 수술후 발생하는 림프부종이 매우 증가하고 있다. 특히 유방암과 자궁암 수술후 겨드랑이 부위와 사타구니 부위에서 림프절 생검을 하기 때문에 림프액의 흐름에 장애가 생기면서 생기는 부종이 많이 발생하고 있다. 부종의 위치와 정도, 발생 시기 등이 림프부종의 원인을 파악하는데 중요한 실마리가 되기 때문에 이에 대한 정확한 병력조사가 중요하다.

2) 신체검진

부피를 측정하는 방법은 일반적으로 가장 많이 사용하는 방법으로, 다양한 측정 방법이 도입되어 평가를 하고 있다. 고전적인 방법으로는 물 대치 측정 방법(Water displacement)으로 아르키메데스 원리를 이용하여 수조나 유사한 기구를 이용하여 팔과 다리의 부피변화를 측정하는 방법과 둘레 부피측정법(Circumferential measurement)로 팔이나 다리를 원통형의 도형으로 간주하고 몇 군데의 둘레를 측정하여 평가하는 방법이 있다.

(1) 둘레측정

일반적으로 가장 흔하게 사용하는 방법이다. 사용하기 쉽고, 비용과 시간이 매우 적게 들기 때문에 외래환자 평가시에 일반적으로 많이 사용한다. 둘레 측정은 팔꿈치를 중심으로 위쪽과 아래쪽의 둘레를 측정하여 부종의 정도를 평가한다. 일반적으로 정상 쪽과 비교해서 2cm이상 차이가 나면 부종으로 진단을 한다. 장점은 비용이 적게 들고, 평가 시간이 적게 걸리고, 경과 관찰을 하기 쉽고, 특정부위에만 부종이 있을 경우 선택적으로 부위를 정해서 평가할 수 있으며, 병원이 아닌 시설 건강관리기관이나 가정에서 쉽게 사용할 수 있는 것이다. 단점으로는 정확도가 떨어져 초기 림프부종의 경우 진단이 어렵고, 경과 판정을 하기 어렵다. 측정자의 숙련도에 따른 측정자간의 오차가 크고, 측정부위의 위치가 일정하지 않아 부종의 정확한 판단에 오차범위가 크고, 초기 림프부종의 경우 측정오차범위가 넓어서 진단하기가 어려우며, 이로 인해 경과 판정에서도 오진을 할 수 있는 가능성이 높다.

둘레를 이용한 부피 측정법의 경우 검사자의 숙련도가 매우 많은 영향을 주며, 검사자 반복 측정간, 검사자간 측정 오차범위가 넓어 초기진단을 놓치는 경우가 있으며, 정확한 경과 관찰이 안 되는 경우도 많다. 둘레를 측정하기 위해 필요한 해부학적 위치에 대한 표준이 없어 연구자마다 각각의 기준을 사용함에 따라 연구자간의 비교 평가가 어려운 점이 있다.

팔 둘레 측정법은 4부위(중수골지관절, 손목, 상완골 외상과에서 10cm 아래 와 위 부위)에서 측정하여 어느 부위에서나 2cm 차이가 있으면, 림프부종을 진단할 수 있고, 치료를 시작해야 한다. 또는 상지의 제1수지와 제5수지의 중수골, 손노목 (경상돌기의 원위부 경계), 그리고 팔의 10cm 간격 근위부를 측정하여 양측의 둘레의 합의 차이가 5cm 이상일 때 림프부종을 진단할 수 있다.

(2) 부피 측정

림프부종을 측정하는 방법은 부피를 측정하거나 체외세포의 수분을 측정하는 방법이 있는데, 림프부종이 부피가 증가하지 않는 초기이거나, 조직이 섬유화된 경우에는 상지의 부피를 측정하는 방법이 림프부종을 정확히 평가하지 못한다.

림프부종의 진단 필수 진단 항목 중 하나로 부피 측정이 있다. 사지의 부피를 정확히 반복적으로 측정하여 병의 진행 또는 치료의 효과를 판단하기 위한 것으로 이를 위해 다양한 방법들이 고안되어 있다. 단순히 특정지점의 둘레를 측정하는 방법과 부종의 부피를 측정하는 방법으로 아르키메데스 원리를 이용한 물을 이용한 부피측정 방법(water displacement), 부종 부위의 둘레를 줄자를 이용하여 측정하는 방법(circumferential measurement), 적외선 스캐닝(infrared perometery) 그리고 정상부위에 대한 부종부위의 세포외액 부종의 비를 이용하여 부종의 정도를 측정하는 생체저항측정법(multi-frequency bioelectrical impedence measurement) 등이 사용되고 있다.

부피를 측정하는 방법은 Perometry를 이용한 방법이 매우 정확하고, 물 대치법이나 팔 둘레의

측정을 통한 부피의 측정도 신뢰성이 있는 평가방법이다. 물대치법이 Gold standard 검사법이지만, 팔 둘레 측정법이 더 빠르고 비용이 저렴하여 실제 임상에 적용하기 쉽고, 이 방법의 정확도에서의 단점을 임상의가 고려한다면 물대치법에 대한 좋은 대안으로 진료시 사용 될 수 있다고 제시하고 있다. 따라서 물대치법은 손, 발의 병변 등 기술적으로 둘레측정법을 적용하기 불가능한 부위나 연구 목적의 경우에서 사용하도록 권유한다.

① 물을 이용한 부피측정방법

물을 이용한 부피 측정방법은 과거부터 병원과 병원외 환경에서 가장 많이 사용하는 측정방법으로 알려져 있다. 기본 원리는 일정양의 물을 채워져 있는 통에 상지나 하지를 넣어 해당 부피만큼 수면이 올라가는 것을 이용하여 부피를 측정하는 방법이다. 임상적으로 200ml 이상인 경우 림프부종으로 진단한다. 그러나 이 방법의 경우 미세한 양의 차이를 알 수 없어 발병 초기 진단시 민감도가 낮은 것으로 알려져 있다. 그리고 측정을 할 때에 손이나 다리를 물이나 기타 매질에 직접 접촉을 해야 하기 때문에 반드시 탈의를 해야 하는 불편이 있으며, 물에 젖은 바닥에서 통 속에 다리나 팔을 넣는 과정에서 허리를 구부리거나 한 다리로 지지를 해야 하는 등의 동작을 하다가 균형을 잃어 넘어지면서 골절 등의 부상이 발생하는 경우가 종종 있어 노인 환자의 경우 매우 주의를 해야 한다. 또한 피부손상이나 감염이 있는 경우에도 사용해서는 안된다.

부피 측정법은 물 대치법을 이용하였을 때 양 팔의 부피의 차이가 200mL 이상인 경우가 부피의 차이가 10% 이상인 경우와 비교하였을 때 민감도(각각 90%, 73.3%), 특이도(각각 71.7%, 78.3%) 모두 우수하다.

② 둘레를 이용한 부피측정법

팔 둘레를 측정한 다음에 정해진 공식(the formula for frustum or truncated cone)을 통해 부피를 구할 수 있다.

기본 원리가 상지와 하지를 실린더 모양으로 가정하고 몇 개의 둘레를 이용하여 부피를 측정하기 때문에 정확한 부피 측정에 문제가 있으며, 손이나 발과 같은 구조가 복잡한 신체부위의 부피 측정은 매우 부정확 하므로 진단적으로 활용할 수 가 없다. 그리고 특정부위에 부종이 있을 경우 그 부위의 부피의 차이를 확인하는 것이 어려워 진단시 어려움이 있다.

진단방법들을 비교한 연구에 의하면 부피가 반대측 팔보다 200mL 이상 크고, perometry상 반대측보다 2cm이상 차이나는 것을 림프부종 진단 기준으로 삼았을 때, 부피 100mL 차이와, perimetry 2cm이상, volumetry 10%이상과 perimetry 10% 차이를 진단 기준으로 삼는 경우보다 민감도, 특이도, 양성예측도, 응성예측도 및 정확도가 높게 나타났다.

③ 적외선이나 레이저를 이용한 부피측정방법

적외선이나 레이저를 이용한 부피 측정 방법(infrared perimetry, laser perimetry)은 피부의 굴곡을 따라 정확한 부피 측정이 가능하여 발병 초기에 조기에 진단이 가능하다. 손이나 발등의 매우 복잡한 구조를 가진 신체부위에서도 정확한 부피측정이 가능하다. 단지 탈의를 한 상태에서 비접촉 방식으로 측정이 되기 때문에 통증이 없으며, 매질과의 접촉으로 인한 불편감 등이 없는 것이 장점이다. 단점으로는 측정기구의 가격이 매우 고가이며, 설치 장소가 병원으로 한정되어 있어 환자가 기계가 설치된 기관을 찾아가야만 측정할 수 있다는 단점이 있다. 또한 측정을 할 경우 수분 이상 움직임

이 없이 정지동작을 하고 있어야 하므로 진전이나 인지장애가 있는 경우에도 측정할 수가 없다.

④ 다주파수 생체교류저항 분석 (Multiple-frequency Bio-impedance Analysis, MFBIA)

림프부종의 진단에서 최근 가장 관심도가 높아지고 있는 분야이다. 신체에 있는 체지방과 수분의 함유정도를 미세교류전류를 이용하여 조직 내의 저항을 측정하는 장비로 4kHz~1MHz정도의 아주 미세한 교류를 신체에 흘려보내 신체에서 측정되는 저항의 정도를 측정하여 체내 세포외 수분의 양을 측정하는 방법이다. 기본원리는 저주파수의 경우 세포외액은 통과하지만 세포막을 통과하지는 못하나 고주파수에서는 세포외액과 세포내액 모두를 통과하는 특성을 가지고 있다. 이런 특성과 전도되는 거리, 단면적, 저항 등 여러 가지요인을 복합적으로 분석하여 저항값을 계산하게 된다. 기본적으로 저항값의 경우는 신체내의 세포외액의 수분양이 증가할수록 저항값이 비례적으로 감소하는 특성을 측정하여 병변측과 정상측의 저항을 비교하여 비례값으로 평가를 한다. 일반적으로 임상적에서 사용되는 값은 사지지수비율(limb index ratio,LIR)이다. 생체저항을 측정하여 수분의 양을 측정하는 경우 전체적인 신체질량지수(BMI), 피하지방의 양의 차이 등 개인 특성, 습도등의 주어진 환경, 측정 시기, 부종의 단계, 림프액의 성분, 습도에 따른 차이가 많기 때문에 부종 부위에서 측정된 값 즉 절대값 만을 가지고 부종이 있다고 판단하는 것은 문제가 있어, 일반적으로 부종이 없는 정상부위에서 측정된 값과 비교한 상대값을 가지고 평가를 하게 된다. 유방암 환자에서 발생한 부종을 측정할 경우 부종부위가 우세손일 경우와 아닐 경우 적용하는 LIR 값이 차이가 있다. 부종부위가

우세손일 경우 LIR값이 1.139이상일 경우, 우세손이 아닐 경우 LIR값이 1.066 이상일 경우 림프부종을 의심할 수 있다. 정상에서 우세손의 경우 LIR 값은 1.037 정도 이며, 비우세손의 경우 LIR 값이 0.964 정도이다. 이 방법의 단점은 인공심장박동기나 기타 전기관련 기기를 신체에 부착한 상태에서는 측정이 불가능하며, 현재까지는 양측성 부종일 경우에는 사용할 수 없다. 장점으로는 손과 발만 노출된 상태로 기계위에 있으면 되기 때문에 측정이 매우 쉽고, 측정시간도 5분 이내로 매우 짧고, 검사시간동안 환자가 부동자세를 유지하지 않아도 되기 때문에 편안하게 검사를 받을 수 있다. 그리고 적외선 측정 장비에 비해 이동이 가능하기 때문에 병원외의 시설 즉 가정에서도 측정할 수 있어 환자가 자신의 부종을 관리하는데 도움이 된다. 또한 검사 하는 동안 오래동안 서 있거나 허리를 구부리는 동작 등을 할 필요가 없어 낙상으로 인한 위험도 매우 낮다. 피부손상이나 감염이 있는 환자에서도 쉽게 평가할 수 있다 진단에 도움이 된다.

Bioimpedance는 MFBIA(multiple frequency bioelectrical impedance analysis)를 이용하여 사지에 약한 교류를 통과하여 임피던스를 측정하고, 체내 총 수분량과 체외세포수분량을 측정하여 림프부종을 진단할 수 있다. 체외세포수분량을 측정할 수 있는 유일한 방법으로 재현성과 타당성이 좋고, 림프부종의 초기 진단과 경과를 측정하는 데 매우 유용하다. 수술 전과 후를 비교하여 Multiple frequency bioelectrical impedance analysis (MFBIA)의 비가 0.102 이상 증가하였을 때로 림프부종으로 정의하고, 기준은 양팔의 MFBIA의 비가 우세 팔의 경우 1.139, 비 우세팔의 경우 1.066을 기준으로 림프부종을 진단한다.

참 · 고 · 문 · 헌

1. Chen YW, Tsai HJ, Hung HC, Tsauo JY. Reliability study of measurements for lymphedema in breast cancer patients. Am J Phys Med Rehabil 2008;87:33-8.

2. Damstra RJ, Glazenburg EJ, Hop WC. Validation of the inverse water volumetry method: A new gold standard for arm volume measurements. Breast Cancer Res Treat 2006;99(3):267–73.

3. Devoogdt N, Lemkens H, Geraerts I. A new device to measure upper limb circumferences: validity and reliability. Int Angiol 2010;29(5):401-7.

4. International Society of Lymphology. The diagnosis and treatment of peripheral lymphedema: 2013 Consensus Document of the International Society of Lymphology. Lymphology 2013;46:1-11.

5. Lee BB, Antiqnani PL, Baroncelli TA. UA-ISVI consensus for diagnosis guideline of chronic lymphedema of the limbs. Int Angiol 2015;34(4):311-32.

6. Mayrovitz HN, Sims N, Hill CJ. Hand volume estimates based on a geometric algorithm in comparison to water displacement. Lymphology 2006;39(2):95-103.

7. Rinder SH, Dietrich MS, Deng J, Bonner CM, Kidd N. Bioelectrical impedance for detetching upper limb lymphedema in nonlaboratory settings. Lymphatic research and biology 2009;7:11-5.

8. Stout Gergich NL, Pfalzer LA, McGarvey C, Springer B, Gerber LH, Soballe P. Preoperative assessment enables the early diagnosis and successful treatment of lymphedema. Cancer 2008;112:2809-19.

9. Ward L. Winall A, Physiol D, Isenring E, Hils A, Czerniec S. Assessment of bilateral limb lymphedema by bioelectrical impedance spectroscopy. Int J Gynecol Cancer 2011;21:409-18.

Chapter 06

영상진단

1. 검사실/영상 진단: 일반원칙(Laboratory/Imaging Diagnosis: General Guidelines)

사지의 부종은 그 원인에 따라 치료방법이 다르므로 부종의 원인을 아는 것이 매우 중요하다. 부종의 원인은 크게 다른 전신질환의 2차적인 증상으로 나타나는 경우와 국소적인 혈관이나 림프관의 이상에 의한 경우로 나눌 수 있다. 다른 부종을 유발할 만한 전신질환이 없으면서 다른 검사상 혈관에 이상이 없거나, 수술 또는 암 같은 림프부종의 원인이 될 수 있는 과거력이 있는 경우 림프부종의 가능성을 생각하여 부종에 대한 평가 및 영상검사를 하게 된다. 림프부종으로 진단된 경우에는 치료 후에 반응평가 목적으로 평가를 하게 된다..

과거에는 X선과 조영제를 이용한 림프조영술이 림프부종의 진단에 널리 사용되었다. 그러나, 이 검사는 손, 발의 피부를 절개하여 직접 가느다란 림프관을 찾아 조영제를 주입하고 사진을 찍으므로 환자가 고통을 많이 느끼며 또한 절개한 뒤에도 림프관을 찾지 못하고 실패하는 경우도

많으며 이 검사 자체로 인하여 림프관의 기능이 저하될 수 있다는 사실이 알려지면서 지금은 특별한 경우 이외에는 거의 사용되고 있지 않다.

현재, 림프부종의 진단 및 평가에 사용할 수 있는 영상검사로는 림프신티그라피(lymphoscintigraphy), 전신혈액풀스캔(whole body blood pool scan), 초음파(ultrasonography), X선 전산화단층촬영(X-ray computed tomography, CT), 자기공명영상(magnetic resonance imaging, MRI), ^{18}F-fluorodeoxyglucose (FDG) 양전자방출단층촬영(positron emission tomography, PET) 등이 사용되고 있다. 기타 임상적으로 필요하면 림프절 생검이나 유전학적 검사를 할 수 있다.

2. 림프신티그라피(Lymphoscintigraphy)

림프신티그라피는 사지 림프부종의 진단 및 평가에 가장 널리 사용되는 영상검사이다. 이 검사는 손이나 발가락 사이에 미량의 콜로이드 계통의 방사성의약품을 피하주사하고 이 방사성의

약품이 림프관을 따라 이동하는 것을 영상화하는 것으로 여러번 영상을 얻는 동적영상이 가능하여 림프절의 상태와 구체적으로 림프액이 림프관을 따라 어떻게 가고 있는지 직접적으로 알 수 있다.

림프조영술보다 적은 고통을 주며 안전하며, CT나 MRI보다는 적은 비용이 들고 림프관의 기능상태를 잘 볼 수 있으며, 정량화가 가능한 장점이 있다. 그러므로, 림프부종의 진단뿐만 아니라 물리치료나 림프혈관문합술 같은 치료 시 치료방침 결정과 치료 후 추적관찰 및 평가에도 도움을 준다. 단점으로는 기능 영상이므로 모든 림프절과 림프관을 직접 관찰할 수 없고 해부학적 위치를 알기 어렵다는 것이다. 최근에는 이러한 림프신티그라피에 단일광자단층촬영(single-photon emission computed tomography, SPECT)와 CT 영상을 얻어 영상융합하는 일체형 SPECT/CT 감마카메라로 영상을 얻어 임상에 활용하는 연구들이 발표되고 있다.

1) 방사성의약품

림프신티그라피용으로 사용되는 방사성의약품으로는 Tc-99m antimony sulfide colloid, Tc-99m nanocolloid, Tc-99m human serum albumin, Tc-99m filtered tin colloid, Tc-99m filtered sulfur colloid 등이 있다. 림프신티그라피용으로 사용되는 방사성의약품은 신체에서 쉽게 대사되지 않는 입자나 콜로이드 형태로 크기가 수십nm 정도여야 쉽게 림프계로 이동될 수 있다. 우리나라에서는 예전에 Tc-99m antimony sulfide colloid와 Tc-99m filtered tin colloid가 사용되었으나, 현재는 방사성의약품의 허가 및 생산 문제로 Tc-99m phytate가 주로 사용된다.

Tc-99m phytate는 콜로이드가 아니지만, 조직간질로 주입되면, 조직액이나 혈액의 칼슘이온과 응집하여 2차적으로 콜로이드를 형성하여, 대식세포에 포식되거나 림프절이나 림프관으로 직접 들어가 영상을 얻을 수 있게 된다. 조직내에서 콜로이드 형성시 입자크기가 다양하여 영상의 질이 일정하지 않은 원인이 된다.

2) 영상획득

148 MBq (4 mCi) 정도의 방사성의약품을 상지의 경우에는 양손의 둘째와 셋째 지간(interdigital space)에, 하지의 경우에는 양발의 첫째와 둘째 지간에 피하주사하고, 영상을 얻게 된다.

영상획득 방법은 다양하다. 주사후 관심부위의 동적 영상을 얻을 수도 있고, 시간에 따라 정적 영상을 여러 번 얻을 수도 있다. 반정량 분석을 위해서는 주사직후의 주사부위의 영상을 얻는 것이 필요하다. 판독에 필요한 기본 영상은 주사후 2시간 뒤에 얻는 영상이며, 필요에 따라 조기 또는 지연 영상을 추가하여 상지 또는 하지의 감마카메라 영상을 얻는다. 이중헤드 감마카메라로 촬영이 가능하면 전면 및 후면상을 동시에 얻는 것이 좋으며, 여의치 않으면 전면상만 얻는다. 주사 직후에는 림프액의 흐름을 촉진시키기 위하여 15-30분 정도 운동을 시키는데, 상지의 경우에는 고무공을 사용한 주먹 쥐고 펴기, 하지의 경우에는 일반적인 보행이 쉽게 할 수 있는 운동이다. 각 병원마다 이러한 방사성의약품 이동 촉진용 운동 프로토콜은 표준화하여야 정량분석 및 판독에 미치는 영향을 최소화 할 수 있다.

Tc-99m phytate로 영상을 얻는 경우는 Tc-99m antimony sulfide colloid 영상보다 림프계로 들어가는 방사성의약품의 양이 적고, 림프관 보다는 림프절에 더 섭취되는 양상이 있어, 주사부

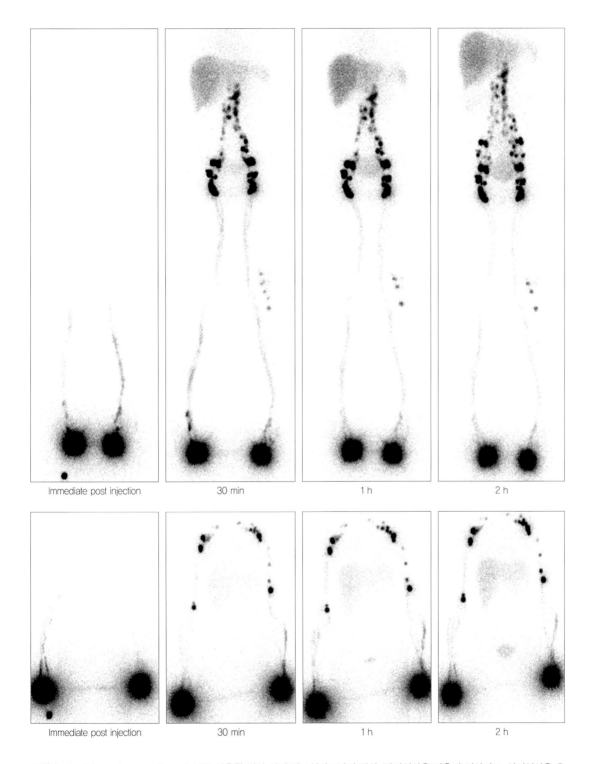

그림 1   Tc−99m antimony sulfur colloid를 사용한 정상 사지 림프신티그라피 영상. 하지영상은 좌측이 정상이고, 상지영상은 우측이 정상이다.

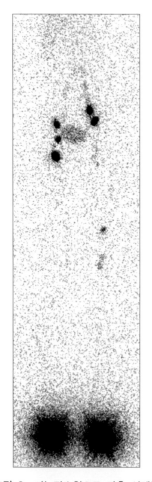 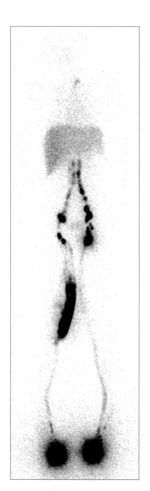 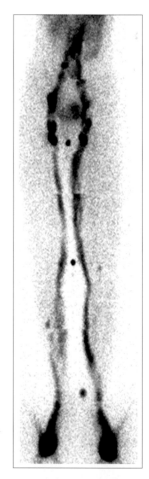

그림 2 기능감소형으로 좌측 서혜부 림프절의 섭취감소와 근막하림프관에 의한 좌측 슬와부 림프절이 관찰된다(Tc-99m phytate 영상)

그림 3 폐색형으로 우측 장골서혜 림프절의 섭취감소와 우측 대퇴부의 피부역류가 관찰된다(Tc-99m antimony sulfur colloid 영상).

그림 4 증가형으로 전반적인 하지 림프관의 방사능 저류와 장골서혜 림프절의 섭취증가가 관찰된다(Tc-99m phytate 영상).

위 근처의 림프관을 평가하기 위해서는 주사직후 또는 주사후 30분이내에 영상을 얻어 지연 영상과 비교하는 것이 필요하다.

근막하림프계(subfasical lymphatics)의 기능평가를 위해서는 방사성의약품을 근육내로 주사하고 영상을 얻으면 된다.

3) 영상해석

정상적인 사지 림프신티그라피에서는 지역림프절 및 주림프관이 잘 관찰되어야 하며, 부행림프관(collateral lymphatic vessel)이나 피부역류가 관찰되어서는 안 된다(**그림 1**). 림프절 또는 주림프관의 섭취가 감소하여 관찰이 잘 안되거나, 부행림프관 또는 피부역류(dermal backflow)의 관찰, 국소적인 림프관의 섭취 증가, 림프계 이외로의 섭취 관찰 등이 비정상적인 소견이다.

정상적인 변이에 의한 부행 림프관도 보일 수 있으므로 판독에 유의해야 하며, 영상 양상에 따라 기능적 폐색의 위치와 정도에 관한 정보를 줄 수도 있다.

육안판독상 영상은 크게 정상형, 기능감소형, 폐색형, 증가형으로 나눌 수 있다. 정상형은 림프절 및 정상 림프관이 대칭적으로 잘 관찰되고, 유의한 피부역류는 관찰되지 않는 경우이다(그림 1). 기능감소형은 정상 사지에 비하여 부종이 있는 사지가 림프절의 섭취 및 수가 상대적으로 감소되고, 유의한 피부역류는 관찰되는 않는 경우이다(그림 2). 폐색형은 유의한 피부역류가 관찰되

거나, 림프절이 전혀 관찰되지 않은 경우이다(그림 3). 증가형은 정상 사지에 비하여 부종이 있는 사지가 림프절 또는 림프관의 섭취가 상대적으로 증가되어 있는 경우이다(그림 4).

주사부위에서의 방사상의약품의 제거율, 지역림프절 및 피부역류의 양을 정량적으로 측정하여 진단 및 치료 후 추적관찰에 육안판독과 함께 유용하게 사용할 수 있다.

근막하림프계는 정상적인 피하주사에 의한 림프신티그라피에서는 보이지 않거나 보여도 주림프관보다는 덜 분명하게 관찰된다. 근막하림프계의 기능을 평가하는 데에는 근육내 주사 림프신티그라피가 유용하다.

Tc-99m phytate 영상에서는 검사 당일의 콜로

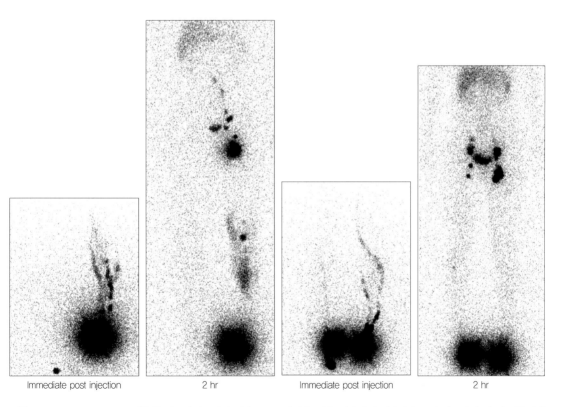

Immediate post injection   2 hr   Immediate post injection   2 hr

그림 5   Tc-99m phytate를 사용한 림프신티그라피 영상으로 주사직후 얻은 영상에서 지연영상 보다 림프관이 더 잘 관찰된다 (Tc-99m phytate 영상).

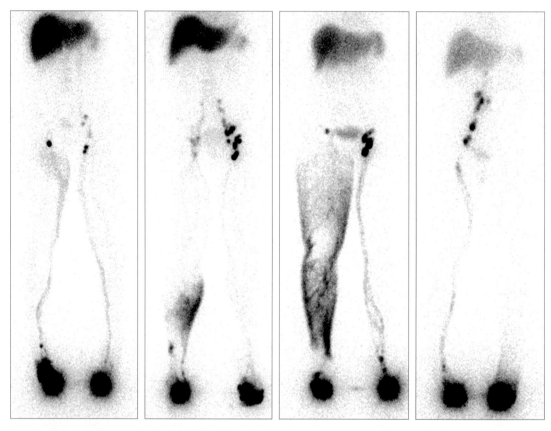

그림 6 같은 단일 하지의 림프부종 임상 2기인 환자 4명(좌측 3명은 우측하지 부종, 우측 1명은 좌측하지 부종)의 림프신티그라피 영상으로 다양한 영상소견을 보인다.

이드 입자 크기 분포에 따라, 림프절 및 림프관 섭취 정도가 다양하게 되므로, 림프절 섭취정도의 이상 유무 평가는 부종이 없는 정상 사지 영상과의 비교가 필요할 때가 있다. 정상림프관의 섭취도 지연영상에서 관찰되지 않은 경우도 있다. 따라서, 림프관 평가에는 주사 직후에 영상을 얻는 것이 필요하다(**그림 5**).

4) 임상적 유용성

(1) 사지 림프부종의 진단 및 부종의 감별진단

림프신티그라피는 사지 림프부종의 진단에 90%이상의 예민도 및 특이도를 보이는 좋은 성적을 보여 왔다. 림프신티그라피가 정상이면 림프계 폐색의 가능성을 거의 배제할 수 있다. 대부분의 림프부종은 폐색형 또는 기능감소형으로 나타난다. 림프부종의 초기에는 증가형으로 보일 수도 있어, 이 경우 추적관찰이 필요하다. 그러나, 일차성 림프부종과 이차성 림프부종의 감별진단은 림프신티그라피 소견만으로는 어렵다. 임상소견 및 다른 검사상 뚜렷한 원인질환이 없는 경우에만 일차성 림프부종으로 진단할 수 있다. 정맥성 질환에 의한 부종은 림프신티그라피상 정상 또는 증가형을 보이게 된다. 봉와직염, 피부림프선염 등의 염증에 의한 부종인 경우는 그 진행단계 및 상태에 따라 정상형, 기능감소형, 폐색형, 증가형 모두 나타날 수 있다. 특히, 활동성 염증인 경우에는 림프신티그라피상 증가형이 잘 나타난다. 일차성 림프부종인 경우에는 동반된 혈관기형이 있는지 아는 것이 중요한데, 이 때는 Tc-99m RBC 전신혈액풀스캔이 동반된 혈관기형진단에 도움이 된다. 혈관기형이나 정맥질환 등이 있는 경우에는 이차적으로 림프신티그라피에 피부역류 없이 림프관과 림프절의 섭취감소 등과 같은 기능저하형으로 보일 수 있다. 림프부종 진단에 육안분석 이외에도 다양한 정량분석이 도움이 된다.

(2) 림프계 폐색 부위의 판정

림프신티그라피상 림프계 폐색이 있을 때, 때로는 림프신티그라피 소견으로 구체적인 폐색부위를 발견하는데 도움이 된다. 예를 들면, 부종이 발 또는 발목 부위에만 있을 경우 부종의 원인이 발목 근처인지 아니면 더 근위부 병변인지 감별하는데 도움을 줄 수 있다. 이 경우, 무릎 부위에 방사성의약품을 주사하고 얻은 림프신티그라피 영상을 일반적인 림프신티그라피 영상과 비교하면 감별에 도움이 된다.

(3) 림프부종의 기능적 중증도 평가

림프부종의 중증도는 현재 피부 상태나 봉와직염, 피부림프선염 등의 감염 병력에 따라 병기를 나누고 있다. 림프신티그라피는 이러한 임상 병기와 별도로 기능적 중증도를 제시할 수 있다. 예를 들면, 같은 임상병기 1기 환자라 하더라도 환자에 따라 다양한 림프신티그라피 소견이 나타나며, 림프신티그라피 소견상 중증도가 높은 환자들이 병이 진행이 빠른 경향이 있다(**그림 6**). 또한 림프신티그라피에서 정량적으로 측정한 피부

역류의 정도는 사지의 둘레 측정을 통한 부종의 정도와 유의한 양의 상관관계를 나타내었다.

최근에는 사지부종에서 림프신티그라피를 이용한 기능적 중증도 평가체계가 제안되었다. 이 체계는 림프신티그라피상에서 관찰되는 림프관과 피부역류의 양상에 따라 림프부종의 기능적 중증도를 나누었다. 실제로 임상병기 1기인 사지 부종환자들에서 이러한 평가체계는 복합물리치료에 대한 반응을 정확도 90% 정도로 잘 예측할 수 있었다.

(4) 치료 후 추적 관찰

현재, 림프부종의 치료는 복합적 림프 물리치료 같은 물리치료가 주를 이루고 있다. 사지의 부피를 측정하는 것이 치료 효과를 판정하는데 도움을 주지만, 림프계의 기능 자체가 호전되었는지 아는 데 림프신티그라피가 도움이 된다. 복합적 림프 물리치료 전후에 시행한 림프신티그라피에서 물리치료에 대한 효과가 좋았던 환자군에서는 피부역류의 양이 감소하고, 림프관 섭취가 증가하는 것이 관찰되었다.

(5) 치료 효과 예측 및 예후 판정

복합적 림프 물리치료는 2주 이상의 치료기간이 필요하므로, 어느 환자가 치료에 반응을 잘 하는지 예측하는 것은 중요하다. 복합적 림프 물리치료에 대한 치료효과가 좋은 환자군과 그렇지 않은 환자군의 치료 전 림프신티그라피에서 1시간 영상과 이후 30분 정도의 시험적 도수림프마사지를 하고 얻은 2시간 영상을 비교하였을 때, 1시간 영상에 비하여 2시간 영상에서 피부역류가 감소하는 소견이 치료효과가 더 좋았던 환자군에서 유의하게 자주 발견되었다.

또한, 유방암 치료 후 생긴 림프부종에서 림프

신티그라피상 액와림프절의 섭취비는 복합물리치료에 대한 치료효과를 미리 예측할 수 있었다.

림프부종환자에서 합병증인 봉와직염, 피부림프선염 등의 감염은 림프계 기능을 저하시키고, 부종을 악화시키는 주요 요인 중의 하나이다. 예방적 항생제 치료가 도움이 되지만, 이의 적응증에 대해서는 논란이 있어 왔다. 치료 전 림프신티그라피에서 주림프관이 관찰되지 않는 환자군이 관찰되는 환자군보다 유의하게 추적 관찰 중에 감염이 발생되는 빈도가 높았다. 따라서, 치료 전 림프신티그라피에서 주림프관이 관찰되지 않는 환자에서는 예방적 항생제 치료를 고려해 볼 수 있다.

하지의 2차성 림프부종 환자에서는 물리 치료 전 림프신티그라피 소견은 치료에 대한 반응을 예측할 수 있는 유의한 예후인자였다. 즉, 임상병기가 높을수록, 치료에 대한 순응도가 나쁠수록, 유의한 영의 피부역류가 림프신티그라피에서 관찰될수록 치료에 대한 장기 반응이 좋지 않았다.

3. 림프계 SPECT/CT

해부학적 정보가 없다는 기존 림프신티그라

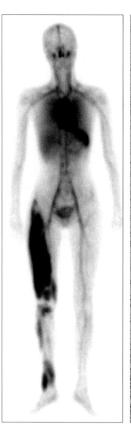
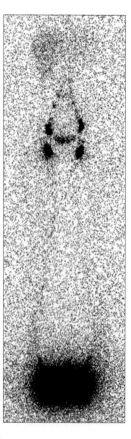

그림 7 우측 하지의 정맥기형.

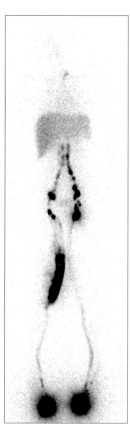
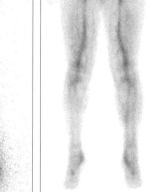

그림 8 우측 하지의 림프기형.

피의 단점을 보완하기 위하여 일체형 SPECT/CT 스캐너로 영상을 추가로 얻는 영상에 대한 임상적 유용성들이 최근 보고 되고 있다. SPECT/CT 영상의 가장 큰 임상적 유용성은 기능이 있는 림프절과 림프관에 대한 정보를 해부학적 위치와 함께 제공해 줌으로써 수술이나 방사선치료 같은 암치료 전에 기능이 있는 림프절을 가급적 보존하여 림프부종의 발생 위험도를 낮추고, 림프정맥문합술 같은 림프부종에 대한 수술계획을 세우는 데 도움이 된다. 또한, CT 영상이 제공됨으로써 림프부종을 더 쉽게 진단하고, 추가적인 림프관 및 림프절의 이상소견을 알게 해 주어 림프부

종의 치료 방침 결정에도 도움이 된다. 그러나, 아직 우리나라에서는 정식 의료행위로 인정되고 있지 않아 환자에게 비용을 받을 수 없는 단점이 있다.

4. 전신혈액풀스캔

전신혈액풀스캔은 병변에 비정상적인 혈액부분이 있는 지를 평가하는 검사로 림프부종에서는 혈관기형 또는 일차성 림프부종이 의심되는 경우 정맥기형, 동정맥기형, 모세혈관기형 같은 혈액부분을 가진 혈관기형이 동반되어 있는 지 평가하고, 치료 후 추적관찰에 유용한 검사이다.

사용하는 방사성의약품은 환자에서 채취한 적혈구에 Tc-99m을 표지한 Tc-99m RBC가 사용된다. 주사후 10-20분뒤에 전신에 대한 전면상 및 후면상을 얻으면 된다.

림프신티그라피와 함께 사지 혈관기형의 분류 진단에 유용하다. 즉, 2가지 검사를 시행하여 전신혈액풀스캔만 이상이 있으면 정맥기형 또는 동정맥기형(그림 7), 림프신티그라피만 이상이 있으면 림프기형(그림 8), 두가지 검사 모두 이상이 있으면 혈관림프기형으로 진단할 수 있다(그림 9). 이 2가지 검사를 이용한 혈관기형 분류 진단의 정확도는 91%로 보고되고 있다.

5 초음파(Ultrasonography)

림프부종 평가에서 초음파는 임상에서 사용하기 쉬어 접근성이 좋으며, 가격이 다른 영상검사들에 비하여 저렴하여 비용대비 효율성이 우수하고, 비침습적이므로 통증이 없다는 장점들이

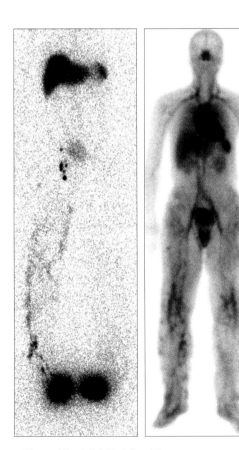

그림 9 양측 하지의 혈관림프기형.

있다. 그러나, 초음파를 이용한 림프부종의 평가는 검사자 의존성이 크다는 단점이 있으므로 숙련된 의료진을 통한 검사가 필요하다.

림프부종 평가에서 대표적인 초음파 측정지표로는 피부 및 피하지방층의 두께 측정, echogenicity의 변화, 초음파 탐촉자를 이용한 압력에 대한 조직의 물리적 특성 및 간접적 부피측정 등이다. 초음파 탐촉자를 이용한 압력에 대한 조직의 저항성은 부피 변화뿐 아니라 조직의 특성을 파악하고자 할 때 사용 가능하며 압력을 가하지 않았을 때와 압력을 가했을 때의 연부조직 두께의 차를 압력을 가하지 않았을 때의 연부조직 두께로 나눈 값으로 정의한다. 최근 초음파를 이용하여 단면적의 넓이를 측정하는 것은 연부조직의 부피를 측정하는 대체법으로 고려해 볼 수 있다.

초음파는 림프부종의 진단 및 감별진단에 유용하다. 림프부종을 시사하는 초음파 소견들로는 피부 및 피하지방층의 두께 증가, 피부의 echogenicity 저하, 초음파로 추정한 상하지의 부피 증

가 등이 있다. 초음파는 CT, MRI와 더불어 타질환과의 감별 진단에 도움이 되는데, 림프부종이외에 관절염, 활막염, 말초혈관질환 등의 다른 연부질환이 의심되는 경우, 이를 진단하는 데에 초음파가 유용하다. 피부 및 피하지방층의 두께 측정은 팔둘레 측정법과 더불어 부종의 변화에 대한 정보를 제공할 수 있다. Echogenicity의 변화는 국제림프학협회(International Society of Lym-

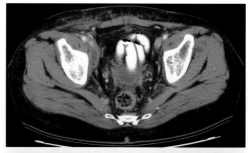
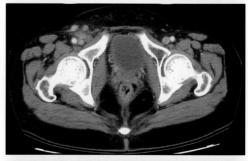
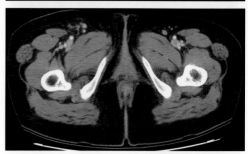

그림 11 자궁경부암으로 수술 및 방사선 치료후 추적관찰 중 우측 골반과 우측 하지에 부종이 악화되어 시행한 조영증강 CT상 우측 장골서혜림프절의 전이 소견과 함께, 림프부종을 시사하는 두꺼워진 피부, 피하조직의 벌집모양화 등이 우측 골반부와 우측 서혜부, 우측 하지에 관찰된다.

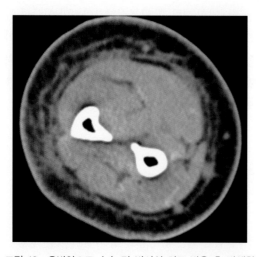

그림 10 유방암으로 수술 및 방사선 치료 받은 후 발생한 부종의 우측 전완부 CT 영상으로 림프부종을 시사하는 두꺼워진 피부, 피하조직의 벌집모양화 등이 관찰된다.

phology)의 림프부종 분류에 비례하여 림프부종의 중등도를 결정하는 데 도움이 될 수 있으며 자세의존성 부종 및 수술 후 부종과 림프부종을 감별하는 목적으로 고려해 볼 수 있고, 치료 효과 판정을 위해서도 사용할 수 있다.

6. CT

X선 CT 역시 부종이 있는 환자에서 림프부종의 진단에 90% 이상 예민도와 특이도를 보이는 좋은 진단 성적을 보이고 있다. 림프부종을 시사하는 영상 소견으로는 두꺼워진 피부, 벌집모양(honeycombing)으로 보이는 피하부종의 축적 등이 있다(그림 10, 11). 림프부종으로 진단된 환자에서는 부종의 원인이나 부종악화의 원인을 알아보는 데 도움이 된다(그림 11). 또한, 선천성 혈관기형이 의심되는 환자에서는 동정맥 기형 진단에는 MRI 보다 높은 예민도를 보인다. 림프기형에서는 액체로 채워진 저음영의 종괴 또는 fluid-fluid level을 가지는 낭성 종괴를 보이는 경우가 많다.

CT의 단점으로는 전신영상을 얻기에는 비용 및 방사선 피폭량이 높으며, 림프계의 기능적인 정보를 주지 못해, 최근에는 림프부종의 평가에는 CT 보다 MRI가 더 많이 사용되고 있다. 그러나 간단히 부종이 있는 부위만 단면촬영을 통해 림프부종 여부와 상태를 확인하는 것은 도움이 된다.

7. MRI

MRI는 현재까지 나와 있는 임상 영상법 중 가장 해부학적으로 림프계 구조를 잘 볼 수 있는 방법이다. T1, T2 강조영상 모두에서 고해상도로 피하조직에서 벌집모양의 섬유화를 잘 볼 수 있으며, 조영제인 가돌리늄(Gd-DTPA)을 사용한 T1 강조영상에서는 림프혈관을 관찰할 수 있다. MRI는 림프부종의 진단에 방사선 피폭 없이

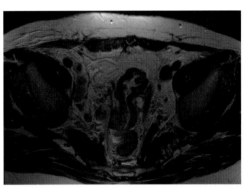
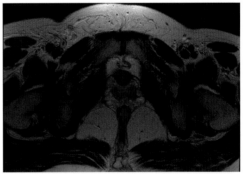
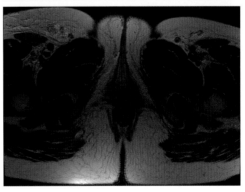

그림 12 자궁경부암으로 수술 및 방사선 치료후 추적관찰 중 우측 골반과 우측 하지에 부종이 악화되어 시행한 T2 강조 MRI상 우측 장골서혜림프절의 전이 소견과 함께, 림프부종을 시사하는 두꺼워진 피부, 피하조직의 벌집모양화 등이 우측 골반부와 우측 서혜부에 관찰된다.

비슷하거나 더 높은 진단 성적을 보이는 것이 장점이다. 림프부종을 시사하는 MRI의 영상소견으로는 두꺼워진 피부, 지방조직에 물과 섬유조직이 침착됨에 따라 생기는 피하조직의 벌집모양화(honeycombing), 근막외조직으로의 림프액의 누수, 근육구획의 부종의 부재 등이 있다(**그림 12**). CT와 마찬가지로 림프부종으로 진단된 환자에서는 부종의 원인이나 부종악화의 원인을 알아보는 데 도움이 된다(**그림 12**).

정맥 부전에 의한 부종은 근막 직상부(epifascial) 및 근막 직하부(subfascial) 구획에 모두 부종이 발생하고, 지방부종(lipedema)에서는 수분은

없이 지방만이 축적된다.

또한, 선천성 혈관기형이 의심되는 환자에서는 동정맥기형과 림프/정맥기형을 감별진단하고, 병변의 범위와 주변조직과의 관계를 파악하는 데에 도움이 된다. 최근 장비의 비약적인 발전으로 과거에 관찰하기 어려웠던 미세구조 병변이 관찰되고 있다. 림프부종도 3.0T MRI를 사용하면 림프혈관을 잘 관찰할 수 있다(Magnetic Resonance Lymphagiography). 이 검사방법의 경우 미세수술 계획을 세우는데 매우 큰 역할을 하고 있다.

Gadobenate dimeglumine(GdBOPTA)을 사용하는 MR lymphangiography 는 임파관 시스템의

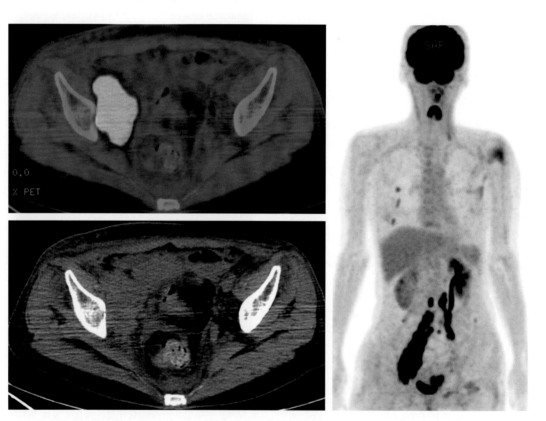

그림 13   자궁경부암으로 동시항암방사선 치료로 발생한 우측 하지의 이차성 림프부종 환자로 최근 부종이 악화되어 시행한 FDG PET 영상에서 광범위한 림프절 전이 소견이 관찰된다.

구조를 평가하고 림프액의 배액상태를 검사하는 비교적 새로운 영상학 기법이다. 이 검사는 림프관 시스템에 대한 정확한 구조적, 기능적 정보를 제공해줄 수 있다.

MRI의 단점으로는 검사비용이 비싸고, 전신영상을 얻기가 어렵고, 림프계의 기능적인 정보를 주지 못하는 데 있다.

8. FDG PET

암세포에서 포도당 대사가 증가된 것을 이용하여, 포도당 유사체인 FDG를 정맥주사하고 전신영상을 얻는 검사이다. 암 병력이 있는 이차성 림프부종 환자에서 림프부종의 원인/악화가 암의 재발/악화인지 암치료에 의한 것인지를 감별하는 데에 도움이 된다(그림 13). 일차성 림프부종의 진단에서는 다른 원인에 의한 이차성 림프부종을 배제하는데 도움이 된다.

9. 림프조영술(lymphography)

방사선 물질이 아닌 oil 조영제를 사용하여 림파관을 직접 검사하는 방법이다. 조영제 주입과 관련되어 때때로 알레르기성 피부 반응이나 심각한 아나필락시스 반응을 일으키기도 하고, 림프 기능에 대한 해석은 하기가 어려운 단점이 있다. 이 검사법은 기술적으로 복잡하고 때때로 사소한 또는 주요한 합병증이 발생할 수 있어, 일반적으로 유미 역류 증후군(Chylous reflux syndrome) 및 흉관 (thoracic duct) 손상과 같은 경우에 한하여 시행될 수 있다

10. 생검/림프절 검사

림프부종에서 조직학적 정보가 유용한 경우는 드물다. 또한 림프절의 절제는 말초 부종을 악화시킬 수 있어, 오랜 기간 동안 림프부종이 지속된 상태에서 증가된 국소 림프절을 제거하게 될 때에는 매우 주의가 필요하다. 악성 종양이 의심되는 경우 숙련된 의사에 의한 세포학적 검사 와 미세침흡인 검사는 국소 림프절 절제의 유용한 대안이 된다. 유방암과 흑색종과 같은 악성 종양에서 사타구니 또는 겨드랑이에서 감시 림프절 생검을 실시하게 되면 정상적인 림프절을 제거하게 되는 빈도를 감소시켜 림프부종의 발생 빈도를 감소시킬 수 있게 된다. 그러나 감시 림프절 생검에서 얻는 림프절의 갯수가 많아질수록 림프부종 발생에 대한 감시 림프절 생검의 예방 효과는 감소될 수 있다.

11. 유전학적 검사

유전자 검사는 현재 유전자 돌연변이를 동반하는 특정 유전적 증후군 중 일부를 선별하는데 실질적으로 사용가능 해졌고, 상업적으로도 적용할 수 있게 되었다. 이에 대한 대표적인 예로는 lymphedemadistichiasis (FOXC2), Milroy disease 의 일부 (VEGFR-3), hypotrichosislymphedema-telangiectasia (SOX18) 및 그 외 다양한 염색체 이상들이 있다. 그리고 관련된 다른 확인된 유전자로는 Generalized Lymphatic Dysplasia (Hennekam syndrome)(CCBE1), Inherited Lymphedema Type 1C (GJC2), Lymphedema- Choanal Atresia (PTPN14), Emberger (GATA2), Milroy-like lymphedema (VEGFC), and oculodentodigital syndrome (GJA1)이 있다. 이미 알려진 돌연변이 및 염색체 결함뿐만 아니라 새로 발견된 것들에 대해 테스트하고 이 결과를 임상적 표현형과 조심스럽게 결합하면, 림프부종, lymphangiectasia 및 lymphangiomatosis로 나타나는 선천적 질환들과 familial lymphangiodysplastic syndrome을 분류하는데 도움이 될 것이다. 또한 림프부종을 하나의 구성 요소로 포함하는 다른 많은 임상 증후군이 있고, 이를 질환에서도 일부 유전자가 발견되었는데, Noonan (PTPN11, KRAS, SOS1, and others), microcephaly-chorioretinopathylymphedema-mental retardation (MCLMR) (KIF11)이 있다. 그리고 최근 림프관 시스템에 손상을 일으키는 치료 이후 발생하는 이차 림프 부종을 발생의 위험을 증가시키는 유전적 기반에 대한 연구가 이미 이루어졌고 또 일부는 현재에도 진행 중이다.

참·고·문·헌

1. Chen YW, Tsai HJ, Hung HC, Tsauo JY. Reliability study of measurements for lymphedema in breast cancer patients. Am J Phys Med Rehabil 2008;87:33-8.

2. Stout Gergich NL, Pfalzer LA, McGarvey C, Springer B, Gerber LH, Soballe P. Preoperative assessment enables the early diagnosis and successful treatment of lymphedema. Cancer 2008;112:2809-19.

3. Ward L. Winall A, Physiol D, Isenring E, Hils A, Czerniec S. Assessment of bilateral limb lymphedema by bioelectrical impedance spectroscopy. Int J Gynecol Cancer 2011;21:409-18.

4. Rinder SH, Dietrich MS, Deng J, Bonner CM, Kidd N. Bioelectrical impedance for detetching upper limb lymphedema in nonlaboratory settings. Lymphatic research and biology 2009;7:11-5.

5. Weissleder H, Weissleder R. Lymphedema: evaluation of qualitative and quantitative lymphoscintigraphy in 238 patients. Radiology 1988;167:729-35.

6. Ter S-E, Alavi A, Kim CK, Merli G. Lymphoscintigraphy: a reliable test for the diagnosis of lymphedema. Clin Nucl Med 1993;18:646-54.

7. Cambria RA, Gloviczki P, Naessens JM, Wahner HW. Noninvasive evaluation of the lymphatic system with lymphoscintigraphy: a prospective, semiquatiative analysis in 386 extremities. J Vas Surg 1993;18:773-82.

8. Choi JY, Lee KH, Kim SJ, Yoon SB, Kim SE, Kim B-T. Qualitative patterns of lower extremity lymphoscintigraphy in patients with suspected lymphedema. Ann Nucl Med 1996;10(suppl):82 [Abstract].

9. Brautigam P, Foldi E, Schaiper I, Krause T, Vanscheidt W, Moser E. Analysis of lymphatic drainage in various forms of leg edema using two compartment lymphoscintigraphy. Lymphology 1998;31:43-55.

10. Szuba A, Shin WS, Strauss HW, Rockson S. The third circulation: radionuclide lymphoscintigraphy in the evaluation of lymphedema. J Nucl Med 2003;44:43-57.

11. Alavi A, Staum MM, Shesol BF, Bloch PH. Technetium-99m stannous phytate as an imaging agent for lymph nodes. J Nucl Med 1978;19:422-6.

12. Ege GN, Warbick A. Tc-99m phytate as an imaging agent for lymph nodes. J Nucl Med 1978;19:1362-4.

13. Choi JY, Hwang JH, Kim DI, Lee BB, Lee KH, Kim B-T. Clinical significance of a proposed lymphoscintigrpahic functional grade system in patients with extremity lymphedema of stage I. Korean J Nucl Med 2005;39:357 [Abstract].

14. Choi JY, Lee KH, Kim SE, Kim B-T, Hwang JH, Lee BB. Quantitative lymphoscintigraphy in post-mastectomy lymphedema: Correlation with circumferential measurements. Korean J Nucl Med 1997;31:262 [Abstract].

15. Hwang JH, Kwon JY, Lee KW, Choi JY, Kim B-T, Lee BB, Kim DI. Changes in lymphatic function after complex physical therapy for lymphedema. Lymphology 1999;32:15-21.

16. Jung JY, Hwang JH, Kim DH, Kim HS, Jung SH, Lee KW, Choi JY, Lee BB, Kim DI. Predicting the effect of complex physical therapy: utility of manual lymph drainage performed on lymphoscintigraphy. J Korean Acad Rehab Med 2004;28:78-82.

17. Szuba A, Strauss W, Sirsikar SP, Rockson SG. Quantitative radionuclide lymphoscintigraphy predicts outcome of manual lymphatic therapy in breast cancer-related lymphedema of the upper extremity. Nucl Med Commun 2002;23:1171-5.

18. Choi JY, Hwang JH, Park JM, Lee KH, Kim SE, Kim DI, Lee BB, Kim B-T. Risk assessment of dermatolymphangioadenitis by lymphoscintigrpahy in patients with lower extremity lymphedema. Korean J Nucl Med 1999;33:143-51.

19. Pecking AP, Alberini JL, Wartski M, Edeline V, Cluzan RV. Relationship between lymphoscintigraphy and clinical findings in lower limb lymphedema (LO): toward a comprehensive staging. Lymphology 2008;41:1-10.

20. Yoo J, Choi JY, Hwang JH, Kim DI, Kim YW, Choe YS, Lee K-H, Kim B-T. Prognostic value of lymphoscintigraphy in patients with gynecological cancer-related lymphedema. J Surg Oncol. 2014;109:760-3.

21. Iimura T, Fukushima Y, Kumita S, Ogawa R, Hyakusoku H. Estimating lymphodynamic conditions and lymphovenous anastomosis efficacy using (99m)Tc-phytate lymphoscintigraphy with SPECT-CT in patients with lower-limb lymphedema. Plast Reconstr Surg Glob Open 2015;3:e404.

22. Blum KS, Radtke C, Knapp WH, Pabst R, Gratz KF. SPECT-CT: a valuable method to document the regeneration of lymphatics and autotransplanted lymph node fragments. Eur J Nucl Med Mol Imaging 2007;34:1861-7.

23. Das IJ, Cheville AL, Scheuermann J, Srinivas SM, Alavi A, Solin LJ. Use of lymphoscintigraphy in radiation treatment of primary breast cancer in the context of lymphedema risk reduction. Radiother Oncol 2011;100:293-8.

24. Cheville AL, Brinkmann DH, Ward SB, Durski J, Laack NN, Yan E, Schomberg PJ, Garces YI, Suman VJ, Petersen IA. The addition of SPECT/CT lymphoscintigraphy to breast cancer radiation planning spares lymph nodes critical for arm drainage. Int J Radiat Oncol Biol Phys 2013;85:971-7.

25. Baulieu F, Bourgeois P, Maruani A, Belgrado JP, Tauveron V, Lorette G, Vaillant L. Contributions of SPECT/CT imaging to the lymphoscintigraphic investigations of the lower limb lymphedema. Lymphology 2013;46:106-19.

26. Weiss M, Baumeister RG, Frick A, Wallmichrath J, Bartenstein P, Rominger A. Primary lymphedema

of the lower limb: the clinical utility of single photon emission computed tomography/CT. Korean J Radiol 2015;16:188-95.

27. Lee BB, Mattassi R, Kim BT, Kim YW, Ahn JM, Choi JY. Contemporary diagnosis and management of venous and arterio-venous shunting malformation by whole body blood pool scintigraphy. Int Angiol 2004;23:355-67.

28. Kim YH, Choi JY, Kim YW, Kim DI, Do YS, Hwang JH, Hyun SH, Lee K-H, Kim B-T. Characterization of congenital vascular malformation in extremities using whole body blood pool scintigraphy and lymphoscintigraphy. Lymphology 2009;42:77-84.

29. Mellor RH, Bush NL, Stanton AW, Bamber JC, Levick JR, Mortimer PS. Dual-frequency ultrasound examination of skin and subcutis thickness in breast cancer related lymphedema. Breast J 2004;10:496-503.

30. Naouri M, Samimi M, Atlan M, Perrodeau E, Vallin C, Zakine G, Vaillant L, Machet L. High-resolution cutaneous ultrasonography to differentiate lipoedema from lymphoedema. Br J Dermatol 2010;163(2):296-301.

31. Uzkeser H, Karatay S, Erdemci B, Koc M, Senel K. Efficacy of manual lymphatic drainage and intermittent pneumatic compression pump use in the treatment of lymphedema after mastectomy: a randomized controlled trial. Breast Cancer 2013;22:300-7.

32. Lee JH, Shin BW, Jeong HJ, Kim GC, Kim DK, Sim YJ. Ultrasonographic evaluation of therapeutic effects of complex decongestive therapy in breast

33. cancer-related lymphedema. Ann Rehabil Med 2013;37:683-9.

34. Klauser AS, Tagliafico A, Allen GM, Boutry N, Campbell R, Court-Payen M, Grainger A, Guerini H, McNally E, O'Connor PJ, Ostlere S, Petroons P, Reijnierse M, Sconfienza LM, Silvestri E, Wilson DJ, Martinoli C. Clinical indications for musculoskeletal ultrasound: a Delphi-based consensus paper of the European Society of Musculoskeletal Radiology. Eur Radiol 2012;22:1140-8.

35. American College of Cardiology Foundation Appropriate Use Criteria Task Force; American College of Radiology; American Institute of Ultrasound in Medicine; American Society of Echocardiography; Intersocietal Accreditation Commission; Society for Cardiovascular Angiography and Interventions; Society of Cardiovascular Computed Tomography; Society of Interventional Radiology; Society for Vascular Medicine; Society for Vascular Surgery; Society for Vascular Ultrasound. ACCF/ACR/AIUM/ASE/IAC/SCAI/SCVS/SIR/SVM/SVS/SVU 2013 appropriate use criteria for peripheral vascular ultrasound and physiological testing. Part II: Testing for venous disease and evaluation of hemodialysis access. Vasc Med 2013;18:215-31.

36. Suehiro K, Morikage N, Murakami M, Yamashita O, Ueda K, Samura M, Nakamur K, Hamano K. Subcutaneous Tissue ultrasonography in legs with dependent edema and secondary lymphedema. Ann Vasc Dis 2014;71:21-7.

37. Devoogdt N, Pans S, De Groef A, Geraerts I, Christiaens MR, Neven P, Vergote I, Van Kampen M. Postoperative evolution of thickness and echogenicity of cutis and subcutis of patients with and without breast cancer-related lymphedema. Lym-

phat Res Biol 2014;12:23-31.

38. Tassenov A, De Mey J, De Ridder F, Van Schuerbeeck P, Vanderhasselt T, Lamote J, Lievens P. Postoperative evolution of thickness and echogenicity of cutis and subcutis of patients with and without breast cancer-related lymphedema. Physiotherapy 2011;97:234-43.

39. Lee JH, Shin BW, Jeong HJ, Kim GC, Kim DK, Sim YJ. Ultrasonographic evaluation of therapeutic effects of complex decongestive therapy in breast cancer-related lymphedema. Ann Rehabil Med 2013;37:683-9.

40. Suehiro K, Morikage N, Murakami M, Yamashita O, Samura M, Hamano K. Ultrasonographic evaluation of therapeutic effects of complex decongestive therapy in breast cancer-related lymphedema. Ann Vasc Dis 2013;6:180-8.

41. Lim CY, Seo HG, Kim K, Chung SG, Seo KS. Ultrasonographic evaluation of therapeutic effects of complex decongestive therapy in breast cancer related lymphedema. Lymphology 2011;44:72-81.

42. Hwang JH, Lee CH, Lee HH, Kim SY. A new soft tissue volume measurement strategy using ultrasonography. Lymphat Res Biol 2014;12:89-94.

43. Monnin-Delhom ED, Gallix BP, Achard C, Bruel JM, Janbon C. High resolution unenhanced computed tomography in patients with swollen legs. Lymphology 2002;35:121-8.

44. Hudson TM, Hamlin DJ, Enneking WF, Pettersson H. Magnetic resonance imaging of bone and soft tissue tumors: early experience in 31 patients compared with computed tomography. Skeletal Radiol 1985;13:134-46.

45. Case TC, Witte CL, Witte MH, Unger EC, Williams WH. Magnetic resonance imaging in human lymphedema: comparison with lymphangioscintigraphy. Magn Reson Imaging 1992;10:549-58.

46. Dimakakos PB, Stefanopoulos T, Antoniades P, Antoniou A, Gouliamos A, Rizos D. MRI and ultrasonographic findings in the investigation of lymphedema and lipedema. Int Surg 1997;82:411-6.

47. Astrom KG, Abdsaleh S, Brenning GC, Ahlstrom KH. MR imaging of primary, secondary, and mixed forms of lymphedema. Acta Radiol 2001;42:409-16.

48. Lohrmann C, Foeldi E, Bartholoma JP, Langer M. Interstitial MR lymphangiography- A diagnostic imaging method for the evaluation of patients with clinical advance stage of lymphedema. Acta Tropica 2007;104:8-15.

49. White RD, Weir-McCall JR, Budak MJ, Waugh SA, Munnoch DA, Sudarshan TA. Contrast-enhanced magnetic resonance lymphography in the assessment of lower limb lymphoedema. Clin Radiol. 2014;69:e435-44.

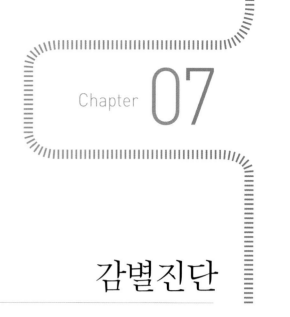

Chapter 07

감별진단

림프부종은 흔히 양측성 혹은 일측성 사지의 부종으로 나타나고 진행 시 다른 이차적인 합병증을 동반한다. 유사한 증상의 다른 질환들이 림프부종 발생원인이 될 수 있으므로 이들을 감별하고 정확한 진단과 평가를 위해서는 그 병태생리에 대한 이해가 필수적이다. 기본적으로 림프부종은 림프계의 구조적 형성이 충분치 않거나 외부 또는 내부적으로 림프액의 수송이 비정상적일 때 발현된다. 이러한 현상은 대부분 활동을 제한시키는 국소적 합병증으로 나타나지만 때로는 생명을 위협하는 전신증후군과 연관되어 나타날 수 도 있다. 가장 단순한 형태는, "low output failure"로서, 전체적인 림프관을 통한 수송이 감소되게 되는 경우이다.

이러한 형태의 장애는 선천성 림프 이형성증(일차성림프부종)으로 인해 나타나기도 하고, 겨드랑이 또는 후복막림프절제거, 방사선조사, 또는 림파관경화증(lymphangiosclerosis)에 동반된 반복되는 림프 림프부종은 흔히 양측성 혹은 일측성 사지의 부종으로 나타나고 진행 시 다른 이차적인 합병증을 동반한다. 유사한 증상의 다른

질환들이 림프부종 발생원인이 될 수 있으므로 이들을 감별하고 정확한 진단과 평가를 위해서는 그 병태생리에 대한 이해가 필수적이다. 기본적으로 림프부종은 림프계의 구조적형성이 충분치 않거나 외부 또는 내부적으로 림프액의 수송이 비정상적일 때 발현된다. 이러한 현상은 대부분 활동을 제한시키는 국소적 합병증으로 나타나지만 때로는 생명을 위협하는 전신증후군과 연관되어 나타날 수 도 있다. 가장 단순한 형태는, "low output failure"로서, 전체적인 림프관을 통한 수송이 감소되게 되는 경우이다.

이러한 형태의 장애는 선천성 림프 이형성증(일차성림프부종)으로인해 나타나기도 하고, 겨드랑이 또는 후복막림프절제거, 방사선조사, 또는 림파관경화증(lymphangiosclerosis)에 동반된 반복되는 림프관염(이차성림프부종)에의해서도 나타날 수 있으며, 기능결핍의결과(예를 들어, lymphangiospasm, 림프관의 마 비 및 림프관의 판막부전)으로도 나타날 수 있다. 이와 같은 다양한 상태에서 공통적으로, 혈관으로부터 간질로 유출되는 혈장단백질 및 세포를 포함한 미세혈관

여과액의 부하를 처리하는데 필요한 림프액수송역량이 감소하게 된다. 임상적으로 관찰되는 부종은 과량의수분과 혈장단백질, 혈관외 혈액세포와 실질(parenchymal) / 간질(stromal) 세포의 부산물들이 세포 외 공간에 축적에 의해 발생한다.

이 과정 이후에는 조직의 실질(parenchyma) 성분과 기질(stromal) 성분의 증식과 세포외 기질 물질, 때로는 지방조직의 과도한 축적으로 부종이 더욱 악화되게 된다.

반면 "high output failure"의 경우는 림프관수송능력은 정상 또는 증가되어 있으나 모세혈관 여과액이 과도할 때 발생한다. 이와 같은 원인으로는 간경변, 신염증후군, 다리의 심부정맥혈전증 혹은 판막부전 등이 있다. 이러한 경우 비록 마지막 경과는 림프형성이 림프액의 흡수를 초과할 때 나타나는 조직의 부종이지만, 림프계를 통한 전송(transport)의 감소가 특징인 림프부종과는 구별되어야 한다. "high output failure"가 오래 지속 되는 일부 증후군에서 림프관의 배출기능이 점진적으로 저하되어 전체적인 림프관의 수송역량이 감소될 수 있다. 즉 모세혈관의 여과가 증가한 상태에서 림프순환용량이 감소하게 되는데, 예를 들면 반복감염, 열상, 반복알레르기반응 등의 경우가 대표적이다. 이러한 상태들은 림프계의"safety valve insufficiency"으로서, 일반적인 부종과 림프부종이 혼합된 형태로서 치료에 효과가 적게 된다.

말초부위의 유미(chylous)와 비유미(non-chylous) 역류증후군(reflux syndromes)과 관련된 림프부종은 드물지만 특별한 진단방법 및 치료방법을 필요로 하는 복잡한 상태이다.

이와 같은 다양한 병태생리와 원인들로 인해 림프부종에 대한 정확한 진단과 원인감별은 치료에 필수적 요소이다. 대부분의 환자에서 림프

부종의 진단은 임상적인 병력청취와 신체검사에서 이루어질 수 있다. 자세한 병력청취는 부종의 원인이 될 수 있는 다른 질환들의 감별 및 일차성 또는 이차성 림프부종의 감별 등을 위해서도 가장 중요한 요소이다. Non-pitting edema, Peau d' orange양변화, 피부변색, 각화증, 피부염, 습진, 궤양, 정맥류와 같은 피부변화 또는 손톱의 이상 여부도 철저히 조사하여야 된다. 이러한 변화들은 사진으로 기록해두어야 하고, 시각아날로그 통증척도를 사용하여 통증의 정도를 측정하여야 하며, Quality of Life 문진표를 이용하여 기능적 손상의심각도를 치료 전에 기초자료로 기록하는 것이 추후 어떤 치료의 효과를 평가하는데 매우 중요하다.관염(이차성림프부종)에 의해서도 나타날 수 있으며, 기능결핍의결과(예를 들어, lymphangiospasm, 림프관의 마비 및 림프관의 판막부전)으로도 나타날 수 있다. 이와 같은 다양한 상태에서 공통적으로, 혈관으로부터 간질로 유출되는 혈장단백질 및 세포를 포함한 미세혈관 여과액의 부하를 처리하는데 필요한 림프액수송역량이 감소하게 된다. 임상적으로 관찰되는 부종은 과량의수분과 혈장단백질, 혈관 외 혈액세포와 실질(parenchymal) / 간질(stromal) 세포의 부산물들이 세포 외 공간에 축적에 의해 발생한다.

다양한 의학적 상태가 림프부종과 감별되어야 하기 때문에 자세하고 정확한 의학적 평가가 치료 전에 철저하게 이루어져야 한다. 림프부종과 감별하여야 할 질환들로는 병적인 비만, 지방이상증, 내분비 장애, 정맥부전, 외상, 반복적인 감염 등이 있고, 때로는 이러한 질환을 가진 환자에서는 임상적인 진단이 힘들고 복잡할 수 있다. 임상적으로 림프부종과 감별되어야 할 의학적 상태들은 다음과 같다(표 1).

특히 림프부종과 감별하여야 대표적인 질환

으로 지방부종(lipedema)를 들 수 있는데, 이는 림프부종과 혼동되는 가장 흔한 빈도의 질환이다. 지방부종은 일종의 불균형적인 비만으로 볼 수 있고, 병력과 신체 검진만으로도 진단이 가능한 질환이다. 특징적으로 초기에는 무릎 바로 아래의 안쪽에 양측성으로 지방 축적이 발생하고, 양측의 Achilles tendon 부위에 정상적으로 보이는 움푹 들어간 굴곡이 사라지는 현상으로 나타난다. 더 진행하면 특징적인 'Stove pipe' 모양으로 다리 모양이 바뀌나, 특징적으로 발은 침범되지 않고, 지방 축적은 발목 상부에서만 두드러지게 나타난다. 상지에 나타날 경우 마찬가지로 지방 축적이 손목 상부까지만 나타나고 손은 침범되지 않는다. 따라서 순수한 지방부종에서는 림프부종에서 나타나는 Stemmer's sign은 항상 음성이고, 부종은 pitting 양상을 거의 보이지 않는다.

림프부종은 여러 가지 질환과 감별이 필요하다. 우선 복합부종 mixed edema 중 정맥-림프 부종 phlebo-lymphedema는 정맥과 림프관 모두에 폐색이 일어나 나타나는 부종으로 치료가 림프부종과 비슷하다. 주로 복합적 부종감소 물리치료 (complex decongestive physical therapy)가 도움이 되며, 전체적인 감압치료와 체중감소, 부종이 발생한 상지 또는 하지를 심장보다 높게 위치함으로써 부종을 감소 시킬 수 있다. 또하나의 복합 부종인 지방부종은 양쪽 하지에 대칭적인 지방 축적이 나타나는 것으로 발과 발목은 침범하지 않고 스탬머 징후 Stemmer's sign가 나타나지 않는 것이 특징이다. 하지에 감각이상이 나타나 감각 과민증이 나타나거나 쉽게 멍이나 피하출혈이 나타날 수 있다. 마지막 복합 부종은 지방-림프 부종 lipo-lymphedema이다. 이는 지방부종이 발생한 부분에 부종액이 축적되어 발생하는 것으로 lymphoscintigraphy나 direct lymphography로 진단할

수 있다. 경증의 경우 특수 압박보조기 garment를 착용하고 중증의 경우 wrap을 이용하면 치료 효과를 볼 수 있는 경우가 있다. 그리고 복합적 부종감소 물리치료를 병행하고 경증보다 압박이 큰 압박 조기를 착용하여 치료한다.

이보다 더 주의하여 감별하여야 할 질환은 악성 림프종 malignant lymphedema, 정맥혈전증 deep vein thrombosis, 심부전 congestive heart failure, 봉와직염 cellulitis으로 즉각적인 치료가 이루어져야 하는 질환이다. 악성림프종은 악성 종양이 림프관이나 림프절을 침윤, 폐쇄, 압박함으로써 림프 순환이 저하되어 나타나는 질환이다. 이를 진단하기 위해서는 초기에 환자의 병력을 확인하고 신체검진을 충분히 하여 신경병증성 통증, 근위약, 피부의 색깔 변화, 평소에 발견되지 않던 피부병변 등을 확인하여야 한다. 이는 초음파, CT, MRI, lymphoscintigrapy로 진단하며 보전적 치료를 할 수 있으나 심한 경우 방사선치료, 수술, 항암제로 치료할 수 있다. 말기일 경우 복합적 부종감소 물리치료와 붕대요법, 압박보조기 착용 등이 치료로 활용 되며, 말기가 아니라면 붕대요법과 압박보조기 착용을 이용하여 치료한다. 심부정맥혈전증은 deep vein thrombosis는 혈액의 과응고성이 높아지고 정맥 혈류의 정체가 나타나며 심부정맥에 혈전이 생겨 막히면서 부종이 생기는 질환이다. 최근의 진단방법은 주로 초음파, CT가 사용되며, 정맥조영술은 과거처럼 많이 사용되지는 않는다. 치료는 항응고제나 하대정맥 필터 IVC filter를 이용하며, 누워 있을 경우 부종이 발생한 부위를 심장보다 높게 유지해 주어야 한다. 혈전이 안정화되어 침대에서의 안정가료를 종료한 후 압박 보조기 착용이나 wrap을 사용 할 수 있다. 약물은 주로 항응고제를 사용한다. 심부전 환자의 경우 심장의 펌프 기능이 저하되며

정맥압이 증가하고 연부조직과 폐에 부종이 발생하는 질환이다. 림프의 순환 또한 이동기능이 저하로 인하여 감소할 수 있다. 진단은 심초음파(echocardiography), B-type Natiuretic peptide, 흉부 X-선 촬영, 병력 청취와 신체검진후 내려진다. 치료는 이뇨제 등의 약물치료를 시행하여야 하며 만약 지속적인 부종이 나타나면 원위부의 점진적인 wrapping program을 진행할 수 있고 이뇨제 조절이 반드시 필요하다. 만약 wrapping program을 견딜 수 있으면 복합적 부종감소 물리치료를 시행하면 증상을 호전시킬 수 있다. 봉소염(cellulitis)은 피부와 피하조직에 streptococcus 등의 세균 감염으로 나타나는 피부의 발적, 부종, 동통이 특징인 질환으로 병력 청취와 신체 검진으로 진단할 수 있다. 치료는 즉각적인 항생제 투여와 봉소염이 나타난 상지 또는 하지를 높게 유지하고 경도의 압박을 가해준다. 염증이 가라앉으면 복합적 부종감소 물치치료를 시행할 수 있다.

그 외의 기타 감별 질환으로는 post-phlebitic syndrome, 전신부종 anasarca, 점액수종 myxedema, 염증성 관절염 inflammatory arthritis, 복합통증증후군 complex regional pain syndrome, 특발성 주기적 부종 idiopathic cyclic edema, 인위적 림프부종 artificial lymphedema가 있다.

post-phlebitic syndrome은 세포간질에 수분이 축적된 것으로 심부정맥의 만성적인 구조적 손상으로 인하여 발생하고 혈전정맥염의 형태로 나타난다. 진단을 위해서는 도플러 검사, CT, MRI를 시행할 수 있다. 치료법으로는 압박보조기를 착용하고 중등도의 경우 복합적 부종감소 물리치료를 시행할 수 있으며 중증의 경우 수술을 고려할 수 있다. 전신부종은 감소된 혈중 삼투압 차이로 인하여 2.5dl 미만의 중증 저알부민혈증이 유발되고 이로 인하여 전반적으로 나타나는 부종으로 정의된다. 진단은 혈중 알부민과 프리알부민 검사, 병력 청취와 신체 검진으로 가능하다. 치료법으로는 부족한 단백질을 섭취하고 이뇨 diuresis, 압박 보조기 등의 착용과 이환된 상하지를 높게 유지하는 것 등 이다.

그리고 점액부종은 myxedema는 갑상선 질환으로 인하여 발생하는 부종으로서 점액성 물질이 mucinous substance가 피하에 축적되며 나타난다. 점액수종 myxedema의 특징은 손톱이 부러지기 쉬우며 무릎, 손이나 발바닥, 팔꿈치 등의 피부가 거칠어지며 머리카락이 쉽게 끊어진다. 또한 피부가 황색이나 오렌진 색으로 변색되며 땀이 감소한다. 치료는 갑상선 이상을 치료하면 부종이 호전된다. 염증성 관절염 Inflammatory arthritis중 부종을 유발하는 질환은 류마티스 질환, 라이터스 질환 Reiter's, 건선 Psoriatic, 강직성척추염 Ankylosing spondylitis, 궤양성 장염 ulcerative colitis, 부분적 장질환 regional enteritis, 통풍 gout, 관절내 세균 감염 bacterial joint infection과 같은 전신 질환으로 인하여 관절에 염증이 생기는 질환이다. 진단을 위하여 신체검진과 관절액 검사, 혈액 검사를 시행한다. 치료는 적합한 약물치료와 splint 착용 및 보조기 착용이다. 복합통증증후군 complex regional pain syndrome은 신경 손상으로 인하여 발생하는 2차적 만성 통증과 피부, 뼈에 변형이 나타나는 질환이다. 진단은 신체 검진과 3상 골주사 검사, 단순방사선 검사로 이루어진다. 치료로는 초기에 스테로이드를 사용할 수 있으며 추후 시기가 지난 후 위성 신경절 차단술 stellate ganglia block을 시행할 수 있다. 특바렁 주기적 부종 idiopathic cyclic edema은 가임기 여성에서 나타나는 급진적이고 전신적인 부종이다. 진단은 병력청취와 신체검진으로 이루어진다. 치료는 염분 섭취를 제한하고 이뇨제를 소량 사용하며, 비만일 경우 체중 감량이 필요하고, 피임제를 고려할 수도 있다. 인공 림프부종 artificial lymphedema은 사지를 묶거나 테이핑을 시행하여 발생하는 본인이 유도한 림프부종이다. 진단은 병력청취와 direct lymphangiography와 lymphoscintigraphy를 이용하여 림프부종을 감별한 수 진단할 수 있다. 치료로는 복합적 부종감소 물리치료와 적절한 정신과적 치료를 시행할 수 있다.

참 · 고 · 문 · 헌

1. Browse NL, Stewart G. Lymphedema: pathophysiology and classification. J Cardiovasc Surg 1985;26:91–106.

2. International Society of Lymphology. The diagnosis and treatment of peripheral lymphedema: 2013 Consensus Document of the International Society of Lymphology. Lymphology 2013;46:1-11.

3. Reed RK, Laurent TC, Taylor AE. Hyaluronian in prenodal lymph from skin: changes with lymph flow. Am J Physiol 1990;259:H1097–H1100.

4. Piller NB. Lymphedema, macrophages and benzopyrones. Lymphology 1980;13:109–19.

5. Piller NB. Macrophage and tissue changes in the developmental phases of secondary lymphoedema and during conservative therapy with benzopyrone. Arch Histol Cytol 1990;53:209–18.

6. Schirger A, Harrison EG, Janes JM. Idiopathic lymphedema. Review of 131 Cases. JAMA 1962;182:124–32.

7. Rockson SG, Miller LT, Senie R. American Cancer Society lymphedema workshop. Workgroup III: diagnosis and management of lymphedema. Cancer 1998;83(suppl 12):2882–5.

8. Cho S, Atwood JE. Peripheral Edema. Am J Med 2002;113:580–6.

9. Lee BB, Antiqnani PL, Baroncelli TA. UA-ISVI consensus for diagnosis guideline of chronic lymphedema of the limbs. Int Angiol 2015;34(4):311-32.

10. Hadjis NS, Carr DH, Banks L. The Role of CT in the Diagnosis of Primary Lymphedema of the Lower Limb. Am J Roentgenol 1985;144:361-4.

11. Gamba JL, Silverman PM, Ung D. Primary lower extremity lymphedema: CT diagnosis. Radiology 1983;149:218-21.

12. Szuba A, Strauss W, Sirsikar SP. Quantitative radionuclide lymphoscintigraphy predicts outcome of manual lymphatic therapy in breast cancer-related lymphedema of the upper extremity. Nucl Med Commun 2002;23:1171-5.

13. Solari N, Gipponi M, Stella M. Predictive role of preoperative lymphoscintigraphy on the status of the sentinel lymph node in clinically node negative patients with cutaneous melanoma. Melanoma Research 2009;19(4):243-51.

14. Cambria RA, Gloviczki P, Naessens JM. Noninvasive evaluation of the lymphatic system with lymphoscintigraphy: a prospective, semiquantitative analysis in 386 extremities. J Vasc Surg 1993;18:773-82.

15. Brorson H, Höijer P. Standardised measurements when ordering compression garments can also be used for calculating the arm volume in order to evaluate lymphedema treatment. J Plastic Surg Hand Surg 2012;46:410-5.

16. Damstra RJ, Glazenburg EJ, Hop WC. Validation of the inverse water volumetry method: A new gold standard for arm volume measurements. Breast

Cancer Res Treat 2006;99(3):267–73.

17. Kuhnke E. Die Volumenbestimmung entrundeter Extremitäten aus Umfangsmessungen. Lymphologie 1978;2:35–44.

18. Devoogdt N, Lemkens H, Geraerts I. A new device to measure upper limb circumferences: validity and reliability. Int Angiol 2010;29(5):401-7.

19. Mayrovitz HN, Sims N, Hill CJ. Hand volume estimates based on a geometric algorithm in comparison to water displacement. Lymphology 2006;39(2):95-103.

20. Kinmonth JB. Lymphangiography in man; a method of outlining lymphatic trunks at operation. Clin Sci (Lond) 1952;11:13-20.

21. Kinmonth JB. The lymphatics: Surgery, lymphography, and diseases of the chyle and lymph systems. 2nd ed. London: Edward Arnold; 1982.

22. Lee BB, Bergan J, Rockson SG. Lymphedema: A Concise Compendium of Theory and Practice. 1st Ed. London: Springer-Verlag; 2011.

23. Partsch H, Urbanek A, WenzelHora B. The dermal lymphatics in lymphoedema visualized by indirect lymphography. Br J Dermatol 1984;110(4):431-8.

24. Partsch H, Wenzel Hora BI, Urbanek H. Differential diagnosis of lymphedema after indirect lymphography with Iotasul. Lymphology 1983;16:12-8

Chapter 08

합병증

1. 감염(Infection)

감염은 단독(erysipelas), 연조직염(cellulitis) 또는 림프관염(lymphangitis) 등으로 나타난다.

단독은 상부 진피와 표층 림프관의 감염이며, 연조직염은 피부와 피하조직에 생기는 감염이다. 림프관염은 감염이 림프통로를 따라 생기는 염증을 말한다. 단독은 연조직염보다 표층의 감염이며, 병변의 경계가 명확하여, 병변 경계가 명확하지 않은 연조직염과 구별이 된다.

림프부종환자에서 감염이 잘 발생하는데 그 이유는 림프흐름 및 포식된 박테리아의 제거에 장애가 있고, 단백질이 풍부한 림프액은 세균이 자라기 좋은 배지가 되기 때문이다. 림프부종은 감염을 일으키는 위험요소이며, 감염은 림프관의 손상을 일으킬 수 있으므로, 림프부종과 감염은 서로 악순환을 반복시킨다. 따라서, 즉각적인 감염 치료 및 림프부종의 지속적인 관리가 중요하다.

1) 원인균

가장 흔한 원인균은 Group A Streptococci 이며, Staphylococcus aureus 도 원인균이 될 수 있다. 하지만, 감염증상이 있는 환자의 혈액 배양 시에는 대부분에서 원인균이 나오지 않는 경우가 많다.

2) 발생율 및 유병율

림프부종환자의 감염 발생율 및 유병율에 대해서는 정확히 알려지지 않았다. 한 연구에 의하면 90명의 유방암 수술 환자 중 23명(25.5%)이 수술부위의 동측 상지에 감염으로 치료받았으며, 그 중 19명의 환자는 감염 전에 림프부종이 있었다.1) 또한, 림프부종 환자 218명 중 64명(28%)이 이전 12개월 동안에 감염을 앓은 적이 있었으며, 그 중 17명(27%)이 정맥내 항생제 치료를 위해 입원치료를 받았다.

국내에서는 후향적으로 1246명의 림프부종 환자를 차트 조사한 결과 99명(7.95%)에서 감염을 앓은 적이 있었으며, 그 중 49명은 2번 이상의 감염을 경험하였다.

3) 임상소견 및 진단

피부 병변과 임상 양상으로 임상적 진단이 가능하다.

피부가 붉어지면서 붓고, 열감 등이 나타난다. 붉어진 부위가 림프관을 따라 관찰되며, 주변 림프절의 비대가 관찰되기도 한다. 환자는 오한을 느끼고 통증과 열이 동반될 수 있다.

혈액검사 (CRP, ESR, CBC)가 진단 및 치료 효과를 파악하는데 도움이 되며, 감염이 심한 경우에는 혈액 배양을 시행한다. 상처부위가 있으면 항생제 처방 전 조직 배양 검사를 한다. 발진의 범위 및 심한 정도를 표시하고 추적 관찰하는 것이 도움이 된다(그림 1).

4) 치료

(1) 약물치료

즉각적인 약물치료가 중요하다.

항생제는 Streptococci와 Staphylococcus aureus에 효과 있는 항생제를 사용하는 것이 추천된다. 페니실린분해효소에 저항이 있는 합성 (penicil-linase-resistant synthetic) 페니실린 또는 1세대 세팔로스포린계 항생제를 사용한다. 영국 림프학회에서는 Oral amoxicillin (500mg, 8시간마다)을 최우선 약제로 추천하며, Staphylococcus aureus가 의심되는 농 형성 등이 있으면 flucloxacillin (500mg, 6시간마다)을 추가하거나 대체하여 사용하는 것을 추천한다. 페니실린에 알레르기가 있으면 erythromycin (500mg, 6시간마다) 또는 clarithromycin (500mg, 12시간마다)을 투여한다. 약 투여 후 2일 후에 추적 관찰하며, 염증이 가라앉지 않거나, 심해지면 clindamycin (300mg, 6시간마다)으로 바꾸는 것을 고려한다.

비경구 항생제는 전신적인 증상 (열, 오한 및 근육통 등)이 심한 경우 고려될 수 있으며, 빈맥 (분당 100회 이상), 고열(38도 이상), 빠른 호흡 (분당 20회 이상) 등의 증상이 있거나, 2일간의 항생제 투여에도 증상이 악화되는 경우에는 입원 치료를 고려해야 한다. 항생제는 급성 염증소견이 완전히 없어질 때까지 사용되어야 하며, 임상 증상이 호전되는 시점부터 최소한 14일 이상을 사용하도록 권고한다. 급성 감염시기에는 감염부위의 사용을 줄이고, 자가마사지를 하지 않으며, 압박 붕대, 스타킹 또는 슬리브는 사용하지 않는다.

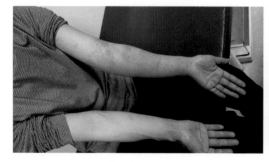
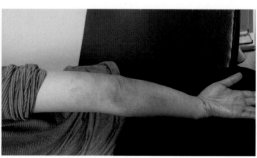

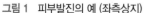
그림 1 피부발진의 예 (좌측상지)

진통제는 통증이 심한 경우 처방하고, 비스테로이드소염제는 염증 및 부종을 줄이기 위한 목적으로 사용될 수 있다. 영국 림프학회에서는 특히 ibuprofen 같은 비스테로이드소염제가 아주 드물게 괴사근막염을 일으키므로 주의를 요한다고 하였다.

염증이 가라앉고 감염소견이 없어지면, 바로 림프부종 관리를 시작하는 것이 좋다.

(2) 예방적 치료

감염의 경험이 있는 림프부종 환자는 여행 시에 항생제를 지참하여 증상이 있으면 즉시 복용하고, 빠른 시일 내에 의사의 진료를 보도록 한다. 잦은 감염이 있는 환자의 경우 예방적으로 항생제를 투여할 수도 있지만, 아직 정립된 권고안은 없으며, 이를 뒷받침 할 임상 연구도 많지는 않다. 유방암 환자 중 림프부종이 있는 상지 부위에 세 번이상의 감염(단독 또는 연조직염)이 있었던 환자 48명을 대상으로 14일 간격으로 2.4 MU benzathin-penicilline G를 근육내로 주사한 후 예방 효과를 평균 4.2년간 추적 관찰하였더니, 평균 2.7년간 감염이 일어나지 않았다. 하지만 48명중 23명에서는 재감염이 발생하였으며, 1년 안에 26%, 2년 안에 36%의 감염이 발생하였다. 다리에 연조직염이 2번 이상 있었던 환자를 대상으로 1년간 phenoxymethylpenicillin(하루에 250mg 두 번 복용)을 복용한 최근 연구결과, 1년 동안 약을 복용하지 않은 대조군에서는 138명중 51명(37%)에서 감염이 재발하였으나, 실험군에서는 136명중 30명(22%)에서 감염이 재발하였다. 약물 부작용은 대조군에 비하여 다르지 않으나, 1년 복용 후 약물을 중지한 상태로 2년간 관찰 시에는 두 군간의 감염 재발 비율은 시간이 지나면서 비슷해졌다.

향후 감염 재발을 막기 위하여, 어떤 약물을, 언제까지, 어떤 환자에게 처방하여야 하는 지 등에 대한 많은 연구가 필요한 상태이다.

2. 말초신경 손상(Peripheral neuropathy)

1979년 보고에 의하면, 림프부종이 있는 환자에서 상완신경총 손상과 수근관증후군이 더 많았다고 하였으나, 이 시기에는 수술 및 방사선 치료 방법 등이 현재와 많이 달랐으며, 근전도 검사도 완전하게 이루어지지 않아 림프부종에 의한 신경 손상이라고 단정하기에는 어렵다. 최근 림프부종이 있으면서 수근관증후군으로 진단받은 환자 19명을 대상으로 비교한 연구에서 림프부종과 정중신경 손상은 관계가 없었다. 또한, 림프부종의 심한 정도와 정중신경 손상의 정도도 관계가 없었다.

현재까지 림프부종에 의해 말초신경이 손상되었다는 보고는 거의 없는 상태이지만, 관련성에 관한 연구도 매우 드문 상태이므로 림프부종에 의해 말초신경 손상이 일어날 수 있는지에 대해서는 아직 결론을 내리기 어렵다. 암 및 암치료로 인해 이차적으로 림프부종이 생긴 환자의 경우에는 항암치료를 병행한 경우가 많아 말초신경 손상이 항암치료에 의한 것인지 림프부종에 의한 것인지 구별이 어려울 수 있다. 또한, 림프부종이 심하고 조직의 섬유화가 진행된 경우에는 전기 자극이 신경에 충분히 전달되기 어려워 말초신경 손상으로 진단이 잘못될 수도 있다. 추후 많은 환자를 대상으로 위의 여러 요소 등을 고려한 연구가 필요하다.

3. 수술과 관련된 합병증(Complication related with operation)

1). 상지 수술

(1) 수부

유방암으로 액와림프절 곽청술을 시행한 환자 중에 수부 부위를 수술한 25명의 환자(12명은 수근관증후군으로 수술)를 후향적으로 관찰한 연구에서, 수부 수술 전에 림프부종이 있던 4명의 환자에서 2명이 수술 후 림프부종이 일시적으로 악화되었으나, 2-3개월의 집중적인 림프부종 치료 후에 이전상태로 회복되었다. 또한, 새로이 림프부종이 발생한 경우는 없었으며, 감염이 발생하지도 않았다. 액와림프절 곽청술을 시행한 환자 중에 수부를 수술한 15명을 설문 조사한 결과 수부 수술 전에 림프부종이 있던 3명의 환자에서 림프부종이 악화되지 않았으며, 새로이 림프부종이 발생한 경우는 없었다. 유방암 수술 후 림프부종이 있는 32명을 수근관증후군 수술 전후로 부피를 측정한 최근 연구에서는 수술 4개월(중앙값) 전에 평가한 상지의 부피보다 수술 5개월 후 측정한 부피가 통계학적으로 유의하게 증가되었으나, 수술 후 33개월(중앙값) 후에 측정한 부피는 수술 전과 비슷하였다. 림프부종 환자들은 수술 3일 후부터 수술 전에 시행하던 림프부종 관리를 지속하였다. 위의 연구 결과를 보면, 수술 후에 림프부종이 새로이 발생한 경우는 없었으나, 림프부종이 있었던 환자에서는 일시적으로 악화된 경우가 있었다.

(2) 견관절

유방암으로 유방전절제술을 시행한 후 동측 어깨관절성형술을 시행한 17명의 환자를 추적 관찰한 보고에서 어깨 수술 전 림프부종이 있던 5명 모두에서 림프부종이 심해지고, 2명에서 새로이 림프부종이 발생하였으나, 수술 후 5개월쯤에는 모두 전 상태로 호전되었다.

2) 하지 수술

림프부종이 있는 환자 63명에서 무릎관절치환술(83건)을 시행 후 최소 2년 이상을 추적 관찰한 연구에서, 수술 후 기능적으로 향상을 보였지만, 합병증은 25명(26건, 31%)으로 림프부종이 없는 환자의 수술과 비교시 높은 편이었다. 가장 흔한 감염은 상처부위 감염으로 표층감염 10건(12%), 심부감염 6건(7%) 이었다.

현재까지의 연구 결과를 종합해 보면, 부위별로 수술 후 결과가 조금씩 달랐다. 수부 수술 후에는 림프부종이 새로 발생하지는 않았으나, 견관절 수술 후에는 림프부종이 새로이 발생하였다. 또한, 수부 및 견관절 수술 후에 일부 환자에서 수술 후 악화되었으나 추후 모두 호전되었다. 하지에서는 감염 등 합병증에 대한 연구만 있을 뿐 림프부종 발생이나 악화 등에 관한 연구는 없는 상태이다. 아직은 많은 환자를 대상으로 추적 관찰한 연구가 드문 상태이므로 수술이 림프부종을 발생 또는 지속적으로 악화시키는 지에 대한 결론을 내리기는 어렵다. 따라서, 림프부종이 있는 환자의 경우에는 수술 후 가능한 빨리 림프부종 치료가 이루어져야 하며, 수술 전 림프부종이 없었던 환자의 경우에는 수술 후 세심한 추적 관찰이 필요하다.

참·고·문·헌

1. de Godoy JM, da Silva SH. Prevalence of cellulitis and erysipelas in post-mastectomy patients after breast cancer. Arch Med Sci 2007;3:249-51.

2. Maxwell-Scott H, Kandil H. Diagnosis and management of cellulitis and erysipelas. Br J Hosp Med (Lond) 2015;76:C114-7.

3. Consensus Document on the Management of Cellulitis in Lymphoedema, British Lympology Society, 2015, http://www.thebls.com

4. Moffatt CJ, Franks PJ, Doherty DC, Williams AF, Badger C, Jeffs E, Bosanquet N, Mortimer PS. Lymphoedema: an underestimated health problem. QJM 2003;96:731-8.

5. Park SI, Yang EJ, Kim DK, Jeong HJ, Kim GH, Sim YJ. Prevalence and Epidemiological Factors Involved in Cellulitis in Korean Patients With Lymphedema. Ann Rehabil Med 2016;40:326-33.

6. El Saghir NS, Otrock ZK, Bizri AR, Uwaydah MM, Oghlakian GO. Erysipelas of the upper extremity following locoregional therapy for breast cancer. Breast 2005;14:347-51.

7. Vignes S, Dupuy A. Recurrence of lymphoedema-associated cellulitis (erysipelas) under prophylactic antibiotherapy: a retrospective cohort study. J Eur Acad Dermatol Venereol 2006;20:818-22.

8. Thomas KS, Crook AM, Nunn AJ, Foster KA, Mason JM, Chalmers JR, Nasr IS, Brindle RJ, English J, Meredith SK, Reynolds NJ, de Berker D, Mortimer PS, Williams HC; U.K. Dermatology Clinical Trials Network's PATCH I Trial Team. Penicillin to prevent recurrent leg cellulitis. N Engl J Med 2013;368:1695-703.

9. Ganel A, Engel J, Sela M, Brooks M. Nerve entrapments associated with postmastectomy lymphedema. Cancer 1979;44:2254-9.

10. Stubblefield MD, Kim A, Riedel ER, Ibanez K. Carpal tunnel syndrome in breast cancer survivors with upper extremity lymphedema. Muscle Nerve 2015;51:864-9.

11. Hershko DD, Stahl S. Safety of elective hand surgery following axillary lymph node dissection for breast cancer. Breast J 2007;13:287-90.

12. Lee RJ, LaPorte DM, Brooks JT, Schubert CD, Deune EG. Elective hand surgery after axillary lymph node dissection for cancer. Orthopedics 2015;38:e367-73.

13. Gunnoo N, Ebelin M, Arrault M, Vignes S. Impact of carpal tunnel syndrome surgery on women with breast cancer-related lymphedema. Breast Cancer Res Treat 2015;152:683-6.

14. Andrews LR, Cofield RH, O'Driscoll SW. Shoulder arthroplasty in patients with prior mastectomy for breast cancer. J Shoulder Elbow Surg 2000;9:386-8.

15. Shrader MW, Morrey BF. Primary TKA in patients with lymphedema. Clin Orthop Relat Res 2003;416:22-6.

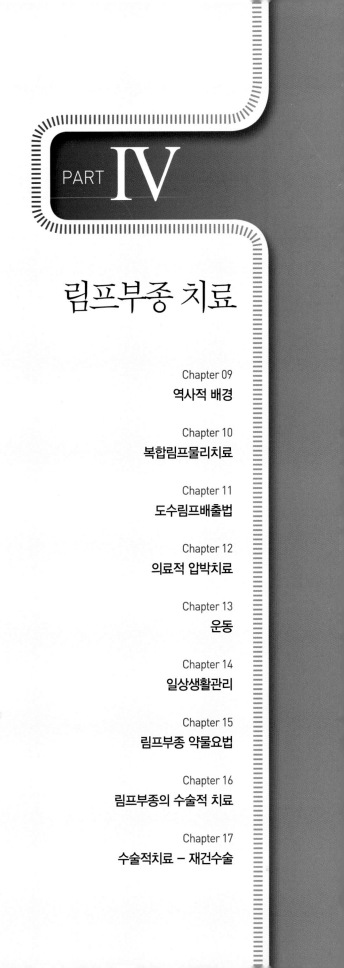

PART **IV**

림프부종 치료

Chapter 09

역사적 배경

림프부종이란 림프계의 순환장애로 이환된 사지에 비정상적인 부종과 단백질의 축적 등이 초래되는 질환이다. 림프부종의 치료방법에는 수술적 치료방법과 비수술적 치료방법이 있다. 림프부종의 비수술적 치료방법은 유럽 르네상스시절에 림프조직에 대한 재발견이 일어나면서 그 기초가 이루어졌다. 1622년 아셀리(Aselli)가 개의 장속에서 림프관을 발견한 이래로 여러 학자들에 의해서 림프조직의 해부학적 및 생리학적 특성이 발견되고 정비되었다.

림프부종에 대한 치료는 림프조직에 대한 해부학적 및 생리학적 특성을 체계화시킨 유럽에서 시작되었다. 1882년 호주의 외과의사 비니바터(von Winiwater)는 림프부종에 대한 보존적 치료법으로 피부 청결, 침상 안정, 림프부종이 발생한 부위의 거상, 압박치료 및 특수한 마사지법 등을 사용하여 성공적으로 림프부종을 치료하였으나 비니바터가 사망한 이후에는 그의 치료방법이 더 이상 발전하지 못하였다. 그러나 비니바터의 림프부종치료법은 훗날 복합림프 물리치료의 초석으로 작용하였다.

그 이후 덴마크의 마사지치료사인 보더(Vodder)는 1928년부터 만성 감기와 부비동염 환자들을 대상으로 부어있는 림프절에 대한 마사지법(lymph drainage massage)을 시도하여 큰 치료효과를 얻었고, 이를 토대로 하여 1936년 현대 림프부종치료의 효시인 림프마사지법을 창시하였다. 이 림프마사지법은 손 림프 배출법(manual lymph drainage, MLD)이라고 불리었다.

독일의사 아스독(Asdonk)은 보더의 림프마사지법을 접하게 되면서 이 치료법이 림프질환에 유용한 치료임을 인식하게 되어 보더 부부와 함께 1969년에 림프마사지 치료사를 양성하는 학교를 최초로 설립하였다. 아스독의 노력으로 1974년 독일에서는 림프부종의 치료법인 손림프배출법이 국가건강보험수가로 인정되었다. 아스독은 쿤크(Kuhnke), 폴디(Fauldi), 그레글(Gregl) 등과 1976년에 독일림프학회를 창립하여 림프부종치료법에 대한 개념정립과 치료방법을 발전시켰다. 폴디 등은 1981년에 보더의 림프마사지법을 보완 개발하여 림프부종치료법을 새롭게 체계화시켰다. 완전 부종제거 물리치료법(complete decompressive physiotherapy, CDP), 혹은 복합적 물리치료(complex physical therapy, CPT), 복합적 림프치료법(complex lymphatics of lymphedema therapy, CLT)이라고도 불리우는 이 치료법은 림프 마사지, 압박치료, 운동, 피부관리의 4가지 요소로 구성되어 있으며 어떤 치료방법보다 효과가 빠르고 치료결과가 우수하다는 연구결과를 보고하였다.

독일 림프학회 회원들의 활동과 연구를 통하여 오늘날 림프부종의 치료법으로 잘 알려진 복합적 림프 물리치료(complex physical therapy, CPT or complex decongestive physical therapy, CDPT)의 치료개념이 확립되었고, 쿤크에 의해 발전된 사지의 부피측정기술은 림프부종과 관련된 다른 질환들에서 복합 림프 물리치료의 효율성을 증명하는데 큰 도움을 주었다.

복합적 림프 물리치료는 도수 림프 마사지법, 특수 비탄력 붕대법, 압박스타킹 착용, 특수 운동법, 피부 관리 및 환자 교육으로 구성되어 있다. 도수 림프 마사지법은 림프액이 울혈되어 있는 분절에 가볍고 연속적인 마사지를 시행하여 기능이 남아 있는 피부 진피층과 피하 조직내 모세림프관을 통하여 림프액의 배출을 촉진시키고 남아 있는 측부 순환을 활성화 시키며, 정상적인 순환 방향으로 림프액을 이동시켜 림프부종이 있는 부위의 부종액의 배출을 촉진시키는 방법으로 쿠빅(Kubik)에 의해 밝혀진 림프계의 해부학적 구조를 기초로 개발되었다. 특수 비탄력 붕대법은 림프부종이 발생된 부위에 비탄력 붕대를 여러 층으로 감고 활동하거나 운동을 함으로써 부종이 있는 부위의 조직압을 증가시켜 감소된 부종을 계속해서 유지시킬 수 있는 치료법이다. 특수 운동법은 근육 수축을 통해 부종액의 배출과 관절 운동범위를 증가시켜 전체적 기능을 증진시키는

치료법이며, 감염 방지를 위한 피부 관리 방법에 대한 교육을 통해 림프부종의 이차적 합병증을 예방할 수 있다. 복합적 림프 물리치료는 남아있는 정상 림프조직의 기능을 활성화시키므로 보다 생리적인 치료법이며, 이환된 사지의 근위부와 원위부 구별 없이 모두 좋은 치료효과를 보이며 환자가 이러한 치료법을 배워 가정에서 스스로할 수 있다는 면에서 우수한 치료방법으로 평가되어 1995년과 1997년 국제림프협회에서는 림프부종의 진단과 치료 가이드라인을 발표하면서 복합 림프 물리치료의 치료 효과를 인정하였다.

림프 부종의 치료는 주로 유럽과 호주 등에서 발달하였으며, 1994년 주더가 유럽식 교육프로그램에 따라 처음으로 미국에서 림프부종교육을 실시하였다. 현재는 전세계적으로 림프부종의 치료에 복합적 림프 물리치료를 사용하고 있다.

참 · 고 · 문 · 헌

1. Caisley-Smith JR: Modern treatment of lymphoedema. I. Complex physical therapy: the first 200 Australian limbs. Australas J Dermatol 1992; 33: 61-68

2. Casley-Smith JR, Casley-Smith JR: Modern treatment for lymphoedema, Adelaide: The Lymphoedema Association of Australia Inc, 1994

3. Foldi E, Foldi M, Weissler H: Conservative treatment of lymphoedema of the limbs. Angiology 1985; 36: 171-180

4. Hwang JH, Lee KW, Chang DY, Lee BB, Kim DI, Kim SJ, Jung JB: Complex physical therapy for lymphedema. K Korean Acad Rehab Med 1998; 22:224-229

5. Kubik S: The role of the lateral upper arm bundle

and the lymphatic watersheds in the formation of collateral pathways in lymphedema. Acta Biol Acad Sci Hung 1980; 31:191-200

6. Kubik S: The lymphatic system, New York: Springer, 1985, pp14-68

7. Schuchhardt C, Pritschow H, Weissleder H: Therapy concept. In Weissleder H, Schuchhardt C(eds): Lymphedema: diagnosis and therapy, 2001, chapter 13, pp336-336

8. Zuther JE: Lymphedema management: The comprehensive guide for practioners, 2nd ed, Thieme, pp112-113, pp 129-133

Chapter 10

복합림프물리치료

complex decongestive physical therapy, CDT

1. 복합림프물리치료의 정의

림프부종은 만성적인 상태로 비록 림프계의 기능이 저하된 상태이지만 질병이 진행되지 않고 부종을 감소시켜 부종이 없는 상태로 유지하도록 하는 것이 치료의 목적이다. 이러한 목적을 달성하기 위해 초기부터 다양한 치료법이 사용되었으며 효과적인 치료를 위해 복합적인 물리요법이 정립되어 복합림프물리치료(CDT[CDPT], complete decongestive [physical] therapy; CPT, combined physical therapy)라는 이름으로 사용되고 있다.

림프부종에 대한 치료는 림프조직에 대한 해부학 및 생리학적 특성을 체계화시킨 유럽에서 시작되었다. 1882년 호주의 외과의사 비티바터(von Winiwater)는 피부 청결, 침상 안정, 림프부종 부위의 거상, 압박치료 및 마사지 등의 오늘날 시행되는 복합림프물리치료에 해당하는 개념을 도입했고, 마사지치료사인 보더(Vodder)는 1936년 림프마사지법을 창시하였다. 독일의사 아스독(Asdonk)은 보더와 함께 림프마사지 치료사를 양성하는 학교를 설립하고 쿤크(Kuhnke), 폴

디(Földi) 등과 함께 1976년 독일림프학회를 창립하여 치료 방법을 발전시켰다. 폴디(Földi) 등은 1981년 보더의 림프마사지법을 보완 개발하여 현재에 사용하는 복합림프물리치료를 체계화시켰다. 복합림프물리치료는 유럽을 중심으로 현재 전 세계적으로 적용되고 있는 치료법으로 국제 림프학회(International Society of Lymphology)에서 림프부종 치료의 국제적인 표준으로 정립되었으며 한국에서는 1990년대 중반부터 시행되었다. 안전하고 비 침습적인 치료로 이미 그 효과가 과학적으로 입증되어 있다. 2004년부터 2011년까지 발표된 논문들에 대한 체계적 고찰에 의하면 복합림프물리치료는 림프부종의 정도와 기간에 관계없이 부종감소에 효과적이었으며 치료 첫 1주일 동안 많은 감소를 보이고 다음 1주부터 최대 감소기에 도달할 때까지 천천히 감소하는 것으로 나타났다. 계속적인 압박치료가 림프부종이 감소된 상태를 유지하기 위해서 필수적이며, 복합림프물리치료는 부종감소와 함께 우울증 증상 및 삶의 질 개선에 효과적인 것으로 나타났다. 국내 연구에서도 상지 및 하지의 림프부종 환자에

서 복합림프물리치료의 효과는 2년 이상의 장기 관찰에서도 유지되는 것으로 발표되었다.

2. 복합림프물리치료의 구성

복합림프물리치료의 목표는 림프관의 기능을 향상시키고 경화된 피부조직을 유연화 시키며 증가된 결체조직을 감소시키고 피부위생을 증진시켜 감염을 막는 것이다. 복합림프물리치료는 도수림프배출법(manual lymphatic drainage, MLD), 압박치료(compression therapy), 부종감소 운동(decongestive exercise), 피부 관리(skin care)로 구성된다. 압박치료는 다층 저탄력 압박붕대법(multi-layer, short-stretch compression bandage)과 압박제품(compression garment; 압박스타킹(stocking), 압박소매(sleeve), 압박 장갑(gauntlet))이 사용된다. 하지에서 압박치료를 하는 경우 ABI(ankle brachial index)를 고려해서 압력을 조절해야 한다. 부종 감소운동은 저탄력 압박붕대를 감은 상태나 압박제품을 착용한 상태에서 시행하며 이와 함께 유산소 운동과 유연성 운동이 권장된다. 또한, 하루 2회 이상 보습제를 발라 피부를 건강하게 유지하도록 해야 한다. 간헐적 공기압박치료(intermittent pneumatic compression)는 복합림프물리치료의 구성 요소는 아니지만 하루 30분에서 1시간 동안 부가적인 치료로 사용할 수 있다. 그러나 압박치료와 도수림프배출법을 함께 시행한 군과 압박치료만 시행한 군에서 부종감소에 차이가 없다는 결과도 있어 추후 연구가 필요하다. 도수림프배출법만으로 팔, 다리의 부종감소가 뚜렷하지는 않지만, 유방부종에서는 효과가 있으며 두경부나 생식기 부위에서 압박치료가 어려운 경우에 효과적으로 사용될 수 있는 방법이다.

3. 복합림프물리치료의 단계

복합적 림프물리치료는 두 단계로 나뉘며 1기(phase 1)는 부피를 줄이는 집중치료(intensive phase)시기로 환자에게 도수림프배출법과 압박붕대법 및 부종감소 운동을 실시한다. 압박붕대는 매일 풀었다 다시 감아야 붕대가 풀리는 것을 막고 부종감소에 따른 압력저하를 막을 수 있다. 치료 기간은 림프부종의 감소가 시작되어 더 이상 변화가 나타나지 않을 때 까지 하는 것으로 상지는 2~3주, 하지는 2~4주 정도 소요된다. 치료가 잘 되지 않는 경우 6~8주까지 시행한다. 치료시간은 림프부종 물리치료사에 의해 1일 1회 30~60분 정도의 도수림프배출법과 압박붕대법을 시행하며 주 5회 실시한다. 치료 시간 및 치료 횟수에 대해서는 다양한 방법이 제시되고 있다. 림프부종의 정도에 따라 치료 기간과 치료 횟수를 달리하며, 림프부종이 심하거나 감염이 있는 경우 입원치료를 하는 것이 효과적이다. 환자나 보호자에게 자가 도수림프배출법(simple lymphatic drainage, SLD 또는 self-MLD)을 할 수 있도록 교육하고 압박붕대를 감을 수 있도록 지도하는 것이 중요하다. 부종감소 운동은 하루에 10~15분씩 2회에 걸쳐 시행하도록 한다. 치료시 일반적으로 첫 1주 동안 가장 많이 부피가 감소한다. 치료시 첫 1주 동안 부피 감소가 나타나지 않으면 원인을 분석하고 치료 프로그램에 변화를 주도록 한다. 림프부종의 초기에 실시하는 경우 치료 효과가 좋아 정상 상태로 회복할 수 있으나 피하조직의 섬유화가 진행된 경우에는 쉽게 회복되지 않는다.

2기(phase 2)는 부피를 줄이고 난 후 유지기(maintenance phase) 프로그램으로 낮 동안에는 압박스타킹을 착용하고 밤에는 저탄력붕대를 감으며 부종감소 운동과 스스로 피부 관리를 하도록 한다. 부종의 정도에 따라 압박스타킹 만을 착용하기도 하는데 이 경우 자는 동안에는 착용하지 않도록 한다. 1일 20시간까지 착용하도록 권유되고 있으며, Bertelli 등은 연속으로 6시간 이상 착용해야 효과가 있다고 보고하였다. 일반적으로 상지에서는 20~30mmHg, 하지에서는 30~40mmHg 압력의 압박스타킹을 사용하나 환자의 상태에 따라 조정이 가능하다. 70세 이상의 노인에서는 압력과 시간을 환자에 맞게 조정해야 한다. 필요시 스타킹을 두개 착용하여 압력을 높일 수 있다. 환자가 2기를 잘 유지하면 초기 1개월 간격으로 외래를 방문하고 3개월 이상 잘 유

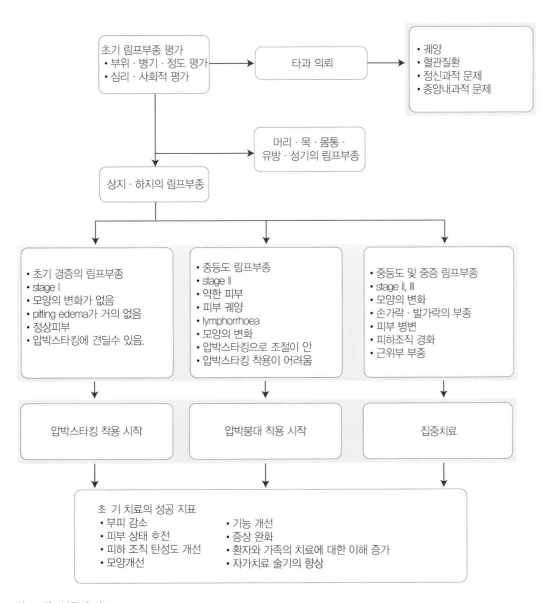

그림 1 림프부종의 치료

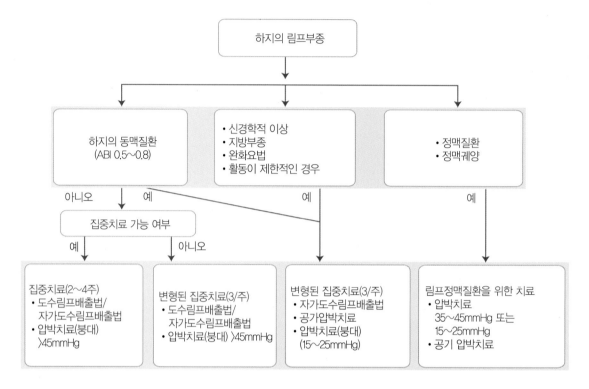

그림 2   하지의 1기 복합적 물리치료

지가 되면 주기적으로 추적 관찰을 하며 외래에서 간헐적으로 도수림프배출법과 부종감소 운동을 실시하여 환자를 교육하고 림프부종을 잘 관리할 수 있도록 지지하도록 한다. 또한 저탄력붕대와 압박스타킹의 상태를 파악하여 주기적인 교체를 함으로써 압박치료의 효과를 유지해야 한다. 3~6개월이 지나면 압박능력이 저하되기 시작하므로 6개월 사용 후 교체를 고려해야 하며 장력(tension)이 감소하거나 환자의 활동이 많은 경우 일찍 교체하도록 한다.

(표 1)은 Foldi에 의한 치료 지침이다. (그림 1)와 (그림 2)은 영국의 Lymphoedema framework에서 발간한 림프부종 치료지침(Best practice for the lymphoedema)의 내용으로 복합림프물리치료를 시행하는데 있어 좋은 지침이 된다.

4. 복합림프물리치료 시 고려할 사항

복합림프물리치료가 표준 치료이지만 부종을 치료하는데 있어 한계가 있으므로 보완적 치료법들이 고안되고 있으며 간헐적 공기압박치료의 사용도 보조 치료로써 치료 효과를 높일 수 있다.

효과적 치료를 위해서 림프부종물리치료사의 역할이 매우 중요하며 적절한 교육을 이수한 림프부종치료사에 의해 이루어져야 한다. 미국 림프부종협회(Lymphology Association of North America(LANA))에서는 135시간 이상의 교육을 받은 치료사를 대상으로 자격을 부여한다. 국내에서는 아직 공인된 자격증 제도가 없는 상태이며, 현재 대한림프부종학회에서 정기적으로 도수림프배출법 및 저탄력 다층 압박붕대 착용법에

표 1   복합적 림프물리치료의 치료 계획(Etelka Foldi)

단계	증상	제1기 집중 치료	제2기 유지기 초기	제2기 유지기 후기
0기	부종(−) 림프신티그래피: 이상 소견(+)	림프부종의 위험 요소 관리		
1기	부종(+) 거상시 부종감소(+)	MLD: 1회/일 압박치료 부종감소 운동 기간: 14−21일	MLD: 주기적으로 압박제품: 상황에 따라 조정하여 사용	
2기	부종(+) 피부 변화(+) 거상시 부종감소(−)	MLD: 2회/일 압박치료 부종감소 운동 기간: 21−28일	MLD: 1−2회/주, 2−5년 압박붕대 및 압박제품: 계속 사용 부종감소 운동 주기적인 제1기 치료 반복	MLD: 1회/주 압박제품: 계속 사용 부종감소 운동
3기	부종(+) 피부 경화	MLD 2−3회/일 압박치료 부종감소 운동 기간: 28−35일	MLD: 2−3회/주, 5−10년 압박붕대 및 압박제품: 계속 사용 부종감소 운동 주기적인 제1기 치료 반복	MLD: 1−2회/주 압박제품: 계속 사용 부종감소 운동

대한 교육이 이루어지고 있다.

또한 림프부종 환자의 치료에서 복합림프물리치료와 함께 비만과 같은 위험요소를 관리하고 림프부종으로 인한 우울증이 있는지 파악하며, 정신.심리학적 평가를 하여 치료가 필요한지 살피는 것도 중요하다.

참·고·문·헌

1. 암치료 후 발생한 림프부종 임상지침 권고안. 대한림프부종학회 2015.

2. Földi M, Földi E. Földi's textbook of lymphology, 2nd ed, Munich: Elsevier GmbH, 2006, 630-664

3. Zuther JE. Lymphedema management. New York: Thieme Medical Publishers, 2005, 101-132

4. Bernas M, Willt M, Kriederman B, Uummers P, Witte C. Massage therapy in the treatment of lymphedema. IEEE Eng Med Biol Mag 2005; 24: 58-68

5. Mayrovitz HN. The standard of care for lymphedema: current concepts and physiological considerations. Lymphatic research and biology 2009; 7(2): 101-108

6. The diagnosis and treatment of peripheral lymphedema: 2013 consensus document of the international society of lymphology. Lymphology 2013;46:1-11

7. Giuseppe Murdaca G, Cagnati P, Gulli R, Spanò F, Puppo F,Campisi C, Boccardo F.Current Views on Diagnostic Approach and Treatment of Lymphedema. Am J Med 2012;125:134-140

Chapter 11

도수림프배출법

Manual lymph drainage, MLD

1. 도수림프배출법

　도수림프배출법은 1936년 보더에 의해 명명된 술기로 림프관수축분절(lymphangion)의 활동을 증가시켜 조직액의 표재림프관으로 이동을 촉진하기 위해서 고안된 방법으로 피부 표면에 부드럽고, 천천히, 반복적으로, 낮은 압력으로 적용하는 마사지법이다. 따라서 기존의 마사지와는 원리와 방법에서 큰 차이가 있다. 섬유화된 조직이 있는 부위에서는 압력을 조금 더 증가시켜서 시행한다. 압박치료와 도수림프배출법을 함께 시행하면 더 효과적이다.

　도수림프배출법은 원그리기(circle), 펌프(pump), 말아 올리기(scoop), 회전(rotary)의 4가지 기본 동작으로 구성되어 있다. 이들 동작은 특별히 교육을 받은 치료사에 의해 이루어져야 한다.

　단순림프배출법(simple lymphatic drainage, SLD)은 복합림프부종치료의 1기가 종료된 후 제2기인 유지요법 기간에 환자 스스로 하는 간단한 도수림프배출법을 말한다.

2. 도수림프배출법의 효과

1) 림프 생성 증가: 림프모세혈관에 연결된 고정잔섬유(anchoring filament)를 신장시켜 림프액이 림프관으로 흡수되도록 한다.
2) 림프관수축분절(lymphangion) 운동성 증가: 림프수집관(collector)에 위치한 평활근을 자극하여 림프관수축분절의 수축을 증가시킨다.
3) 림프 흐름의 변화: 림프액을 표재림프관을 통해 이동하도록 하며 림프액을 곁(collateral) 림프수집관이나 문합으로 통해 이동하도록 한다.
4) 정맥 재흡수 증가: 표재 정맥에서 정맥의 재흡수를 증가시킨다.
5) 진정 효과: 교감신경계를 억제하고 부교감신경계를 강화하여 진정효과를 나타낸다.
6) 진통 효과: 가벼운 자극은 진통효과를 나타낸다.

3. 적용 원칙

림프부종이 있는 부위의 림프액을 림프부종이 없는 부위로 이동시키는 방법으로, 먼저 목 주변과 림프부종이 없는 정상적인 부위부터 시작해 림프부종이 있는 부위로 진행한다. 림프부종부위를 마사지 할 때도 몸통에 가까운 부위부터 시작해서 팔이나 다리 부위로 서서히 내려간다. 복합림프물리치료에서 도수림프 배출법의 치료 시간은 30-60분으로 다양한 방법이 있으나, 30분 정도 시행해도 충분히 효과적이다(**그림 1**).

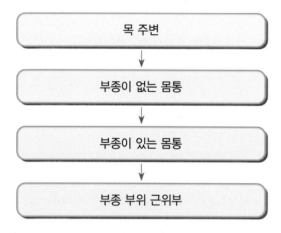

목 주변

↓

부종이 없는 몸통

↓

부종이 있는 몸통

↓

부종 부위 근위부

그림 1 도수림프마사지의 적용원칙

4. 4가지 기본 손동작의 일반적 특성

1) 각각의 손동작은 압력을 가하는 작용기(working phase)와 압력을 가한 손에서 압력을 제거하여 원래의 위치로 돌아오는 준비기(resting phase)로 구성된다.
2) 피부 위에서 신장이 되도록 부드럽게 천천히 움직인다. 신장 될 때의 압력은 20-30mmHg 정도이다.
3) 1초당 1회의 속도로 실시한다.
4) 한 부위에서 5-7회 정도 반복해서 실시한다.
5) 피부 위에서 손이 미끄러지지 않도록 한다.
6) 작용기에는 원하는 방향으로 림프액을 이동시키고 준비기는 조직의 수동적 신전으로 인한 음압으로 림프관에 조직액이 들어오게 된다.

5. 적응증

1) 림프부종
2) 정맥-림프부종(plebo-lymphostatic edema)
3) 지방부종(lipedema)
4) 기타: 외상 및 수술 후 부종, 복합부위통증증후군(complex regional pain syndrome) 등

6. 금기증

1) 심장질환에 의한 부종
2) 신장질환에 의한 부종
3) 급성 감염
4) 급성 심부정맥 혈전증
5) 급성 기관지염: 부교감신경계 강화작용이 증상을 악화 시킬 수 있다.
6) 천식: 부교감신경계 강화작용이 증상을 악화 시킬 수 있으므로 환자 상태를 점검하면서 시행한다.
7) 원발성 및 전이성 악성종양: 도수림프배출법이 암의 전이나 악화에 영향을 끼친다는 명백한 보고는 없으므로 완화요법의 목적으로 치료 할 수 있다.

7. 4가지 기본 손동작

(1) 원 그리기(stationary circle)

- 적용 부위: 주로 림프절 부위, 목과 얼굴에 적용한다.
- 적용 방법: 손가락 또는 손의 바닥 면을 림프 수집관에 직각 방향으로 피부 위에 가볍게 올려놓고, 피부에 원을 그리며 부드럽고 천천히 피부가 신장되도록 한다.
- 적용기: 림프선이 흐르는 방향으로 부드럽고 천천히 피부를 신장시킨다.
- 준비기: 손에 힘을 빼고 다시 처음 자세로 손을 만들어 준다.

(2) 펌프(pump) (그림 2, 3, 4)

- 적용 부위: 주로 팔과 다리에 적용한다.
- 적용 방법: 손바닥을 이용해서 원형을 만들어 천천히 피부가 신장되도록 한다.
- 적용기: 손목을 구부리고 다섯 번째 손가락 쪽으로 굽힌 상태에서 엄지손가락을 벌린 후 손목의 움직임을 이용해서 손바닥으로 림프선이 흐르는 방향으로 부드럽고 천천히 피부가 신장되도록 한다.
- 준비기: 손에 힘을 빼고 다시 처음 자세로 손을 만들어 줍니다.

(3) 말아 올리기(scoop)

- 적용 부위: 주로 팔과 다리의 원위부에 적용한다.
- 적용 방법: 손바닥을 이용해서 나선형의 움직임을 만들어 림프액이 흐르는 방향으로 부드럽고 천천히 피부가 신장되도록 합니다.
- 적용기: 손목을 안으로 돌리고 엄지손가락을 벌린 상태에서 두 번째 손가락을 기준으로 손바닥을 이용해서 림프액이 흐르는 방향으로

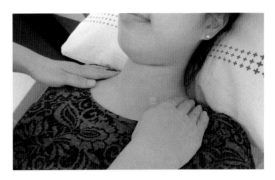

그림 2 원그리기

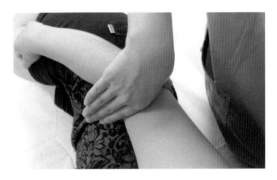

그림 3 Pump 시작 손동작

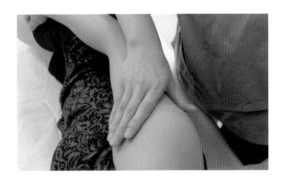

그림 4 Pump 적용 손동작

부드럽고 천천히 피부가 신장되도록 합니다.
- 준비기: 손에 힘을 빼고 다시 처음 자세로 손을 만들어 줍니다.

(4) 회전(rotary) (그림 5, 6, 7, 8)

- 적용 부위: 주로 몸통에 적용한다.

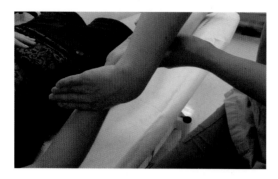

그림 5 Scoop 시작 손동작

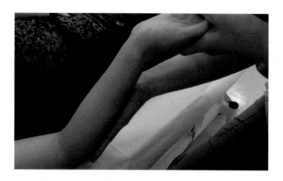

그림 6 Scoop 적용 손동작

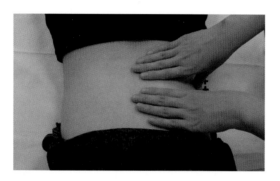

그림 7 Rotary 시작 손동작

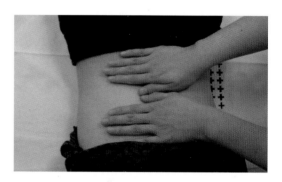

그림 8 Rotary 적용 손동작

- 적용 방법: 손바닥을 이용해서 림프액이 흐르는 방향으로 부드럽고 천천히 피부가 신장되도록 한다.
- 적용기: 손가락을 펴고 엄지손가락을 벌린 상태에서 림프수집관과 평행하게 피부 위에 가볍게 올려놓고 손바닥을 이용해서 림프액이 흐르는 방향으로 부드럽고 천천히 피부가 신장되도록 한다.
- 준비기: 손에 힘을 빼고 다시 처음 자세로 손을 만들어 준다.

8. 도수림프마사지의 신체 부위별 적용 방법

(1) 목 (그림 9)

① 흉골에서 쇄골방향으로 부드럽게 마사지 한다.

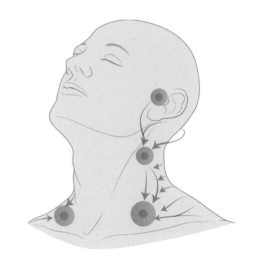

그림 9 도수림프 마사지–목

② 쇄골 위 부위에 손가락을 이용해 stationary circle을 적용한다.

③ 목 주변의 림프절을 stationary circle을 이용해서 쇄골 위 방향으로 보낸다.

④ 귀 주변의 림프절을 stationary circle을 이용해서 쇄골 위 방향으로 보낸다.

⑤ 후두부의 림프절을 stationary circle을 이용해서 목 주변의 림프절을 거쳐 쇄골 위 방향으로 보낸다.

⑥ 쇄골 위에 stationary circle을 적용한다.

(2) 얼굴 (그림 10)

① 얼굴 전체를 턱선 방향으로 부드럽게 마사지 한다.

② 턱 아래 부분을 stationary circle을 이용해서 목 주변 림프절을 지나 쇄골 위 방향으로 보낸다.

③ 턱 부분을 stationary circle을 이용해서 턱선 주변의 림프절을 지나 쇄골 위 방향으로 보낸다.

④ 코 아래 부분을 stationary circle을 이용해서 뺨을 지나 목 주변의 림프절을 거쳐 쇄골 위 방향으로 보낸다.

⑤ 눈 아래 부분은 stationary circle을 이용해서 귀 앞쪽 림프절 방향으로 보내 준다.

⑥ 관자놀이 윗 부분은 stationary circle을 이용해서 턱과 목 주변의 림프절을 거쳐 쇄골 위 방향으로 보낸다.

⑦ 눈꺼풀과 눈썹 주변은 stationary circle을 이용해서 귀 앞쪽 림프절 방향으로 보낸다.

⑧ 이마와 측두골 주변은 stationary circle을 이용해서 귀 앞쪽과 목 주변의 림프절을 지나 쇄골 위 방향으로 보낸다.

⑨ 얼굴 전체를 가벼운 마사지로 마무리 한다.

(3) 몸통 앞면과 가슴 (그림 11)

① 흉골에서 액와 방향으로 부드럽게 마사지 한다.

② 액와 림프절에 stationary circle을 적용한다.

③ 가슴 위 부위를 stationary circle을 이용해서 액와 림프절 방향으로 보낸다.

④ 가슴 주변을 rotary와 pump를 이용해서 액와

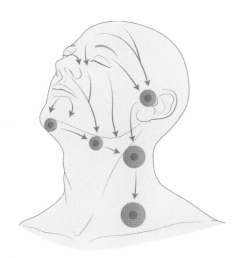

그림 10 도수림프마사지-얼굴

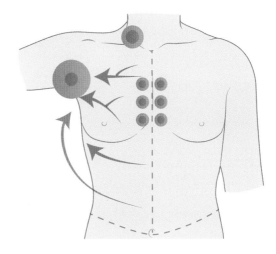

그림 11 도수림프 마사지-몸통 앞면과 가슴

림프절 방향으로 보낸다.

⑤ 늑간근 사이를 stationary circle을 이용해서 흉선 방향으로 보낸다.

⑥ 흉골 주변을 stationary circle을 이용해서 흉선 방향으로 보낸다.

(4) 몸통 뒷면 (그림 12)

① 견갑골에서 액와 방향으로 부드럽게 마사지 한다.

② 액와 림프절에 stationary circle을 적용한다.

③ 견갑골 부위를 stationary circle을 이용해서 액와 림프절 방향으로 보낸다.

④ 몸통 외측을 rotary를 이용해서 액와 림프절 방향으로 보낸다.

⑤ 늑간근 사이를 stationary circle을 이용해서 흉선 방향으로 보낸다.

⑥ 척추 주변을 stationary circle을 이용해서 흉선

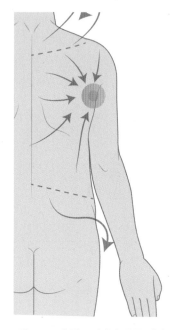

그림 12 도수림프 마사지–몸통 뒷면

방향으로 보낸다.

(5) 팔 (그림 13)

① 팔 전체를 부드럽게 마사지 한다.

② 액와 림프절에 stationary circle을 적용한다.

③ 팔꿈치 안쪽에서 상완 내측 면을 stationary circle을 이용해서 액와 림프절 방향으로 보낸다.

④ 어깨의 앞뒤 면을 stationary circle을 이용해서 액와 림프절 방향으로 보낸다.

⑤ 상완의 외측 면을 pump를 이용해서 쇄골 방향으로 보낸다.

⑥ 팔꿈치에 stationary circle을 적용한다.

⑦ 손목에서 팔꿈치까지 scoop를 적용한다.

⑧ 손목에 stationary circle을 적용한다.

⑨ 손등과 손가락에 stationary circle을 적용한다.

(6) 다리 (그림 14)

① 다리 전체를 부드럽게 마사지 한다.

② 서혜부 림프절에 stationary circle을 적용한다.

③ 무릎 안쪽에서 내측 대퇴부를 stationary circle을 이용해서 서혜부 림프절 방향으로 보내준다.

④ 슬개골에서 대퇴부 전면을 stationary circle을 이용해서 서혜부 림프절 방향으로 보내준다.

⑤ 무릎 주변에 pump와 stationary circle을 적용한다.

⑥ 종아리에 scoop를 적용한다.

⑦ 발목 주변에 stationary circle을 적용한다.

⑧ 발등과 발가락에 stationary circle을 적용한다.

(7) 복부 치료 (그림 15)

무릎을 구부리고, 머리를 약간 올려 편안한 상태를 유지한다. 통증이 있거나 식사 한 후 바로

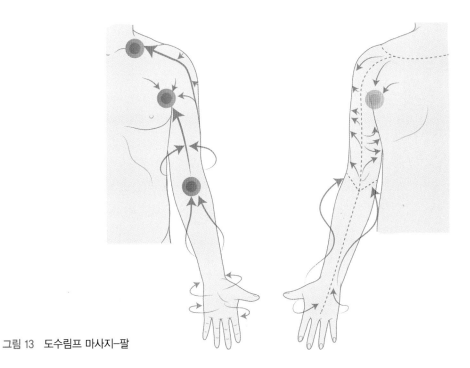

그림 13 도수림프 마사지-팔

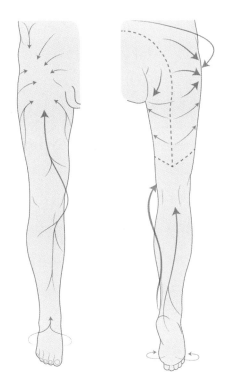

그림 14 도수림프 마사지-다리

치료하지 않는다.

① 표재 복부치료

　　가. 치골에서 흉골 방향으로 다시 흉곽을 따라 장골릉을 지나 치골위를 부드럽게 마사지 한다.

　　나. 상행, 횡행, 하행 결장을 따라 부드럽게 마사지 한다.

　　다. 하행, 상행, 횡행 결장 위를 stationary circle을 이용해서 유미조 방향으로 보낸다.

　　라. 호흡과 함께 부드럽게 복부위를 마사지 한다.

② 심부 복부 치료

　　심부에 위치한 흉관, 유미조(thoracic duct), 골반 림프절과 같은 심부 림프계에 영향을 주기 위해 적용한다.

　　심부 복부 치료는 복부의 각기 다른 5위치에서 총 9번을 호흡과 함께 적용합니다.

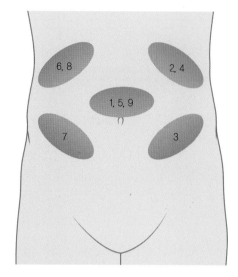

그림 15 도수림프 마사지–심부 복부

가. 복부 중앙, 배꼽 위

나. 반대쪽 흉곽 측하위 부위

다. 반대쪽 서혜부 인대 측상위 부위

라. 2번 반복

마. 1번 반복

바. 같은쪽 흉곽 측상위 부위

사. 같은쪽 서혜부 인대 측상위 부위

아. 6번 반복

자. 1번 반복

9. 림프부종 부위별 도수림프마사지 적용 방법

(1) 이차성 편측 상지 림프부종 (그림 16)

① 목을 마사지 한다.

② 복식 호흡을 한다..

③ 정상 측 액와 림프절을 마사지 한다.

④ 손상 측 서혜부 림프절을 마사지 한다.

⑤ 손상된 액와 림프절에서 정상 측 액와 림프절 방향으로 마사지 한다.

⑥ 손상된 액와 림프절에서 손상 측 서혜부 림프절 방향으로 마사지 한다.

⑦ 정상 측이 아래로 향하도록 옆으로 눕힌다.

⑧ 등 쪽의 손상된 액와 림프절에서 정상 측 액와 림프절 방향으로 마사지 한다.

⑨ 등 쪽의 손상된 액와 림프절에서 손상 측 서혜부 림프절 방향으로 마사지 한다.

⑩ 상완의 외측 면을 쇄골방향으로 마사지 한다.

⑪ 바로 눕는다.

⑫ 상완을 내측 면에서 외측 면 방향으로 마사지 한다.

⑬ 팔꿈치를 마사지 한다.

⑭ 전완을 팔꿈치 방향으로 마사지 한다.

가. 손목, 손등, 손가락 순서로 마사지 한다.

나. 팔 전체를 가벼운 마사지로 마무리 한다.

(2) 이차성 양측 상지 림프부종 (그림 17)

① 목을 마사지 한다.

② 복식 호흡을 한다.

③ 손상 측 서혜부 림프절을 마사지 한다..

④ 손상된 액와 림프절에서 손상 측 서혜부 림프절 방향으로 마사지 한다.

⑤ 엎드려 눕는다.

⑥ 등 쪽의 손상된 액와 림프절에서 손상 측 서혜부 림프절 방향으로 마사지 한다.

⑦ 상완의 외측 면을 쇄골방향으로 마사지 한다.

⑧ 바로 눕는다.

⑨ 상완을 내측 면에서 외측 면 방향으로 마사지 한다.

⑩ 팔꿈치를 마사지 한다.

⑪ 전완을 팔꿈치 방향으로 마사지 한다.

⑫ 손목, 손등, 손가락 순서로 마사지 한다.

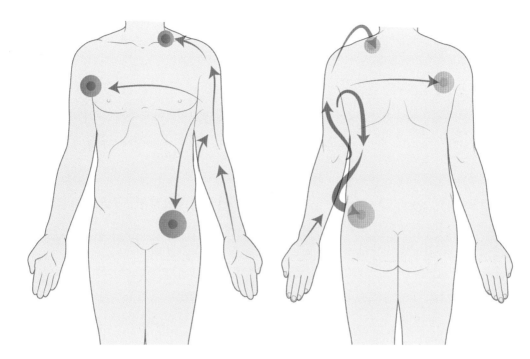

그림 16 도수림프 마사지-이차성 상지 림프부종

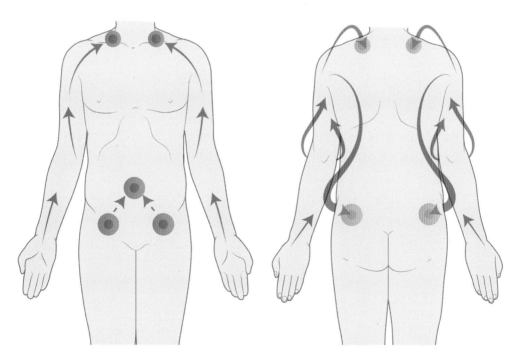

그림 17 도수림프 마사지-이차성 양측 상지 림프부종

⑬ 팔 전체를 가벼운 마사지로 마무리 한다.

⑭ 다른 한쪽 팔도 위와 같은 방법으로 반복한다.

(3) 이차성 편측 가슴 림프부종

① 목을 마사지 한다.

② 복식 호흡을 한다.

③ 정상 측 몸통 앞면과 가슴을 마사지 한다.

④ 정상 측 몸통 뒷면을 마사지 한다.

⑤ 정상 측 액와 림프절을 마사지 한다.

⑥ 손상 측 서혜부 림프절을 마사지 한다.

⑦ 손상된 액와 림프절에서 정상 측 액와 림프절 방향으로 마사지 한다.

⑧ 손상된 액와 림프절에서 손상 측 서혜부 림프절 방향으로 마사지 한다.

⑨ 정상 측이 아래로 향하도록 옆으로 눕는다.

⑩ 등 쪽의 손상된 액와 림프절에서 정상 측 액와 림프절 방향으로 마사지 한다.

⑪ 등 쪽의 손상된 액와 림프절에서 손상 측 서혜부 림프절 방향으로 마사지 한다.

⑫ 이차성 편측 상지 림프부종과 같은 방법으로 팔을 마사지 한다.

(4) 이차성 편측 하지 림프부종 (그림 18)

① 목을 마사지 한다.

② 복식 호흡을 한다.

③ 손상 측 액와 림프절을 마사지 한다.

④ 정상 측 서혜부 림프절을 마사지 합니다.

⑤ 손상된 서혜부 림프절에서 손상 측 액와 림프

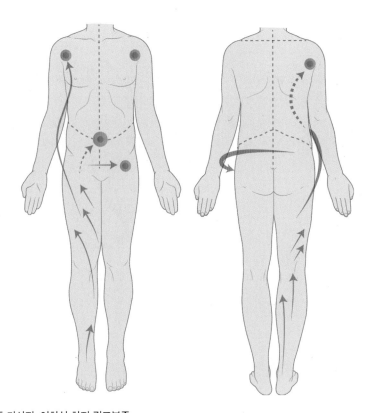

그림 18 림프부종 마사지-이차성 하지 림프부종

절 방향으로 마사지 한다.

⑥ 손상된 서혜부 림프절에서 정상 측 서혜부 림프절 방향으로 마사지 한다.

⑦ 정상 측이 아래로 향하도록 옆으로 눕는다.

⑧ 등쪽의 손상된 서혜부 림프절에서 손상 측 액와 림프절 방향으로 마사지 한다.

⑨ 등쪽의 손상된 서혜부 림프절에서 정상 측 서혜부 림프절 방향으로 마사지 한다.

⑩ 바로 눕는다.

⑪ 대퇴부의 전면과 외측 면을 엉덩이 방향으로 마사지 한다.

⑫ 대퇴부의 내측 면을 외측 면으로 마사지 한다.

⑬ 무릎을 마사지 한다.

⑭ 종아리를 마사지 한다.

가. 발목, 발등, 발가락 순서로 마사지 한다.

나. 다리 전체를 가벼운 마사지로 마무리 한다.

(5) 이차성 양측 하지 림프부종 (그림 19)

① 목을 마사지 한다.

② 복식 호흡을 한다.

③ 손상 측 액와 림프절을 마사지 한다.

④ 손상된 서혜부 림프절에서 손상 측 액와 림프절 방향으로 마사지 한다.

⑤ 엎드려 눕는다.

⑥ 뒤 면의 손상된 서혜부 림프절에서 손상 측 겨드랑이 림프절 방향으로 마사지 한다.

⑦ 바로 눕는다.

⑧ 대퇴부의 전면과 외측 면을 엉덩이 방향으로

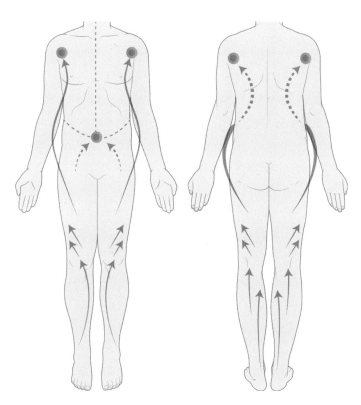

그림 19   림프부종 마사지–이차성 양측 하지 림프부종

마사지 한다.

⑨ 대퇴부의 내측 면을 외측 면으로 마사지 한다.

⑩ 무릎을 마사지 한다.

⑪ 종아리를 마사지 한다.

⑫ 발목, 발등, 발가락 순서로 마사지 합니다.

⑬ 다리 전체를 가벼운 마사지로 마무리 한다.

⑭ 다른 한쪽 다리도 위와 같은 방법으로 반복한다.

(6) 일차성 편측 하지 부종(무릎 아래 부종)

① 목을 마사지 한다.

② 복식 호흡을 한다.

③ 서혜부 림프절을 마사지 한다.

④ 내측 대퇴부를 서혜부 림프절 방향으로 마사지 한다.

⑤ 대퇴부 전면을 서혜부 림프절 방향으로 마사지 한다.

⑥ 무릎을 마사지 한다.

⑦ 종아리를 마사지 한다.

⑧ 발목, 발등, 발가락 순서로 마사지 한다.

⑨ 다리 전체를 가벼운 마사지로 마무리 한다.

(7) 일차성 양측 하지 부종(무릎 아래 부종)

① 목을 마사지 한다.

② 복식 호흡을 한다.

③ 서혜부 림프절을 마사지 한다.

④ 내측 대퇴부를 서혜부 림프절 방향으로 마사지 한다.

⑤ 대퇴부 전면을 서혜부 림프절 방향으로 마사지 한다.

⑥ 무릎을 마사지 한다.

⑦ 종아리를 마사지 한다.

⑧ 발목, 발등, 발가락 순서로 마사지 한다.

⑨ 다리 전체를 가벼운 마사지로 마무리 한다.

⑩ 다른 한쪽 다리도 위와 같은 방법으로 반복한다.

(8)두경부 림프부종 (그림 20)

① 양쪽 액와 림프절을 마사지 합니다.

② 양쪽 가슴 위 부위를 액와 림프절 방향으로 마사지 합니다.

③ 엎드려 눕습니다.

④ 양쪽 액와 림프절을 마사지 합니다.

⑤ 양쪽 견갑골 부위를 액와 림프절 방향으로 마

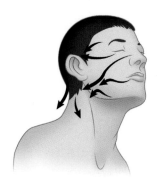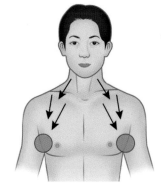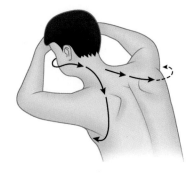

그림 20 도수림프 마사지-두경부 림프부종

사지 합니다.

⑥ 바로 눕습니다.

⑦ 목 주변을 목 뒤쪽 방향으로 마사지 합니다.

⑧ 귀 주변을 목 뒤쪽 방향으로 마사지 합니다.

⑨ 후두부를 목 뒤쪽 방향을 마사지 합니다.

⑩ 턱 부분을 턱선 주변의 림프절을 지나 목 뒤쪽 방향으로 마사지 합니다.

⑪ 얼굴 부위를 귀 주변의 림프절은 지나 목 뒤쪽 방향으로 마사지 합니다.

⑫ 액와 림프절과 몸통 부위를 한 번 더 마사지 합니다.

(9) 외음부 림프부종 (그림 21)

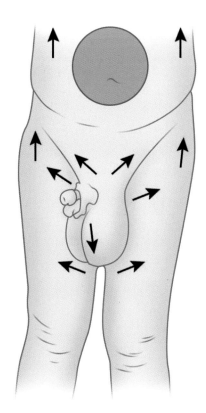

그림 21   도수림프 마사지–외음부 림프부종

① 흉골에서 양쪽 어깨방향으로 부드럽게 마사지 합니다.

② 쇄골 윗부분을 손가락을 이용해 안쪽방향으로 부드럽게 마사지 합니다.

③ 양쪽 액와 림프절을 차례로 마사지 합니다.

④ 서혜부 림프절에서 액와 림프절 방향으로 양쪽 모두를 마사지 합니다.

⑤ 심부에 위치한 흉관, 골반 림프절과 같은 건강한 림프계에 영향을 주기 위해 복식호흡을 시행합니다.

⑥ 배꼽아래부위를 양쪽 엉덩이 방향으로 마사지 합니다.

⑦ 외음부 주변을 양쪽 대퇴부 방향으로 마사지 합니다.

⑧ 음낭 부위는 배꼽 방향으로 마사지 합니다.

⑨ 다시 서혜부 림프절에서 액와 림프절 방향으로 양쪽 모두 마사지를 반복합니다.

⑩ 배꼽아래부위를 양쪽 엉덩이 방향으로 마사지를 반복합니다.

참 · 고 · 문 · 헌

1. Földi M, Földi E. Földi's textbook of lymphology, 2nd ed, Munich: Elsevier GmbH, 2006, 526-546

2. Zuther JE. Lymphedema management. New York: Thieme Medical Publishers, 2005, 133-168

3. Bernas M, Willt M, Kriederman B, Uummers P, Witte C. Massage therapy in the treatment of lymphedema. IEEE Eng Med Biol Mag 2005; 24: 58-68

4. Mayrovitz HN. The standard of care for lymphedema: current concepts and physiological considerations. Lymphatic research and biology 2009; 7(2): 101-108

5. McNeely ML, Peddle CJ, Yurick JL, Dayes IS, Mackey JR. Conservative and dietary intervention for cancer related lymphedema. Cancer 2011; 117: 1136-1148

Chapter 12

의료적 압박치료

Medical Compression Therapy

압박치료는 정맥계와 림프계 질환의 치료에서 기본이 되는 치료방법으로 히포크라테스 시대부터 현재까지 널리 시행되고 있다. 부종이 있는 조직에 지속적인 압박을 가하여 림프액이 원활히 흡수될 수 있도록 도와주는 치료 방법이다. 림프부종이 발생한 후 치료에 의해 정상상태로 회복된 경우에도 피부와 림프계가 완전히 정상으로 회복된 것이라 할 수 없으므로 이 상태를 유지하기 위해서는 압박치료를 계속적으로 시행해야 한다. 압박치료를 하기 위한 도구로 압박붕대, 압박스타킹, 공기압박펌프 등이 사용된다. 압박스타킹보다 압박붕대를 이용하여 치료할 때 부종 감소가 더 많이 일어난다. 최근에는 섬유의 소재 및 직조법의 발달에 따라 다양한 재료를 이용한 의료적 압박치료가 가능하게 되었다. 이와 같은 치료법들이 환자들에게 효과적으로 적용되기 위해서는 의료진에 의한 과학적이며 적극적인 접근이 필요하다.

1. 압박치료의 물리적 원리

압박은 외부에서 가해지는 힘을 말하며 이때 사용되는 붕대 및 스타킹의 재질 및 적용방법에 의하여 차이가 난다. 조직에 압력이 가해지면 조직압이 증가하며, 조직 내에서는 수분의 이동이 미미하고 혈관계를 통하여 수분이 이동하게 된다.

1) Laplace 법칙

P = T/R (P; pressure, T; tension, R; radius)

압박으로 가해지는 압력의 정도는 Laplace 법칙에 의해 측정될 수 있다. 즉, 압력은 붕대나 스타킹을 신장시키는 힘(T)에 비례하고 사지의 반지름(R)에 반비례하게 된다. 그런데 인체의 팔다리는 완전한 원통이 아니므로 동일한 압력의 압박이라도 하지의 경우 발목부위에는 높은 압력을 형성하지만 보다 반경이 넓은 장딴지 부분에서는 압력 정도가 낮아지게 된다. 또한 복사뼈(malleolar bones)나 경골(tibia) 부위는 근육이 많은 장딴지 부분보다 훨씬 반경이 작아, 강한 압력이 가해

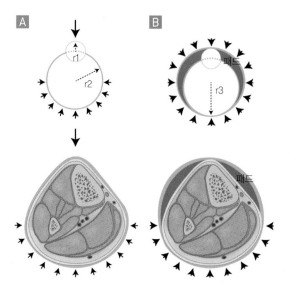

그림 1 Laplace 법칙에 따른 압력분산
(A) 패드를 대지 않고 압박붕대를 감은 경우: 뼈 부위의 반경이 근육 부위보다 작으므로 더 큰 압력이 가해지고, 반경이 다른 두 조직 사이 부위에는 압력이 가해지지 않게 된다.
(B) 패드를 대고 압박붕대를 감은 경우: 동일한 반경에 따른 고른 압력이 가해지게 된다.

지게 되므로 패드를 대어 압력을 고르게 분산시켜야 부분적 높은 압박으로 인한 임상적 문제(피부 및 힘줄 손상 등)를 초래하지 않으며 또한 주변부에도 유사한 압력이 가해지게 되어 보다 효과적이게 된다(그림 1).

2) 압력의 종류

압박에는 수동 압박과 능동 압박이 있으며 수동 압박은 비탄력적 붕대에 의해 이루어지고 능동압박은 탄력적인 붕대에 의해 이루어진다. 압박치료에서의 압력은 휴식압력(resting pressure)과 활동압력(working pressure)으로 분류되며 압박 재료의 탄성도(elasticity), 신장도(stretchability) 및 강도(strength) 등에 의해 영향을 받는다. 압박붕대의 경우는 압박스타킹과 달리 붕대를 감는

기술에 의해서도 영향을 받는다.

(1)휴식압력(Resting Pressure)

근육이 이완되어 있을 때 압박에 의해 조직과 혈관계에 적용되는 일정한 압력이다. 따라서 사용하는 붕대 또는 스타킹이 강하고 탄성이 강할수록 휴식압력은 더욱 커진다. 이에 의해 천부(superficial) 혈관들의 refilling은 제한되게 된다. 림프부종 환자의 치료용 붕대는 저탄력 붕대를 이용한다.

(2) 활동압력(Working Pressure)

근육 수축이 일어나는 동안 사지의 반경이 증가되면서 일시적으로 압박붕대나 스타킹에 반하여 내부에 형성되는 압력이다. 사용하는 압박재료의 탄력성이 적을수록 운동 시 활동압력은 커지게 된다. 따라서 근육 펌프(muscle pump)의 작용을 보다 효과적으로 도와주게 된다.

(3) 압력 편차(Gradient)

생리적 정맥압 정도를 유지하기 위해 압박붕대 및 스타킹의 압력은 팔다리의 원위부에서 근위부로 갈수록 감소된다. 이러한 압력차이는 직조법과 모양의 차이, 붕대법 및 스타킹 착용법에 따른다. 국소적으로 패드를 대면 특정부위의 압

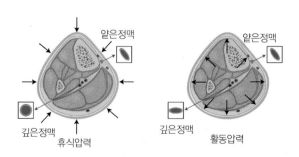

그림 2 휴식압력과 활동압력
휴식압력 상태에서는 심부정맥에 영향을 미치지 못하나 활동압력 상태에서는 심부정맥 및 림프관에 영향을 미치게 된다.

력을 높일 수 있다. 또한 붕대를 적절하게 감지 못하거나 스타킹을 제대로 신지 못하면 국소적 압력이 증가되고 적절한 압력 편차를 만들지 못하게 되어 오히려 부종을 조장하게 된다.

(4)탄성도(Elasticity)

붕대나 스타킹의 탄성도는 재료에 사용된 재질과 구성 및 직조법에 의한다**(그림 2).**

2. 압박치료의 작용기전(Mode of Action)

1) 조직압을 높여 미세여과압(ultrafiltration pressure)을 감소시킨다.
2) 압박에 의해 혈관의 직경이 감소되면 흐름이 빨라지게 되고 정맥의 밸브기능을 보완하므로 정맥 및 림프 순환을 증진시킨다.
3) 근육펌프 작용을 향상시켜 정맥 및 림프 순환을 증진시킨다.
4) 하지에 압박치료를 시행하면 중심정맥혈류량(central venous volume), 심박출량(cardiac minute volume) 및 이뇨작용을 증가시킨다.

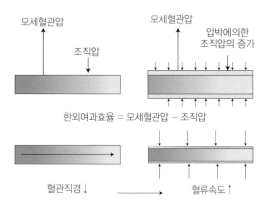

그림 3 압박치료 작용기전

5) 도수림프배출법이나 자세에 의한 생리적 배출 후 다시 부종이 발생되는 것을 방지한다.
6) 국소부위에 부종이 있는 경우 부종을 고루 퍼지게 하여 재흡수 할 수 있는 면적을 넓힌다.
7) 지속적인 압박은 경화된 조직을 유연하게 만든다**(그림 3).**

3. 적응증

1) 림프부종(lymphedema)
2) 만성정맥부전증(chronic venous insufficiency)
3) 정맥염(phlebitis)
4) 심부정맥혈전증(deep vein thrombosis) 및 예방
5) 지방부종(lipedema)
6) 외상 후 및 수술 후 부종
7) 화상 후 반흔조직 감소
8) 기립성저혈압

4. 금기증

1) 허혈성 동맥질환(ABI<0.5)
2) 심부전
3) 심한 마비(말초신경병증, 척수손상)
4) 주의가 필요한 경우: 봉와직염, 감각 소실, 허혈성 동맥질환(ABI 0.5-0.7), 당뇨병성 혈관 및 신경병변, 마비, 압박붕대 및 스타킹 재질에 대한 알레르기가 있는 경우

5. 압박붕대(Compression Bandages)

복합림프물리치료에 있어서 압박치료가 가

장 기본이 되는 치료이며 압박붕대는 1기 집중치료시기의 효과를 높이기 위해서도 가장 중요한 도구이다. 저탄력 붕대를 사용하여 움직이지 않은 상태에서 상지에서는 30mmHg, 하지에서는 40mmHg의 압력이 유지되도록 감아야 한다. 압박붕대를 감은 상태에서 2시간이 지나면 압력이 40-50% 감소하게 되므로 느슨하게 느껴지면 다시 감아야 한다. 상.하지를 움직여야만 근육 수축에 의해 활동압력이 올라가게 되므로 압박붕대를 착용한 상태에서 부종감소운동을 하는 것이 필수적인 요소이다. 움직이지 못하는 환자에서는 압박붕대를 착용한 상태에서 수동 운동을 해야 한다. 1기 집중치료시기에는 매일 착용하고 2기 유지기에는 주 3회 이상 착용하도록 한다. 피부가 손상되기 쉬운 상태이거나 완화요법을 위한 경우에는 압력을 낮추어 감도록 한다.

1) 압력

붕대법에 의한 압력은 붕대의 탄성뿐만 아니라 붕대를 감는 정도에 따른 장력(tension)과 몇 겹으로 감는지 등에 의해 결정된다.

2) 분류

붕대는 탄성도에 따라 비탄력(non-elastic), 저탄력(low elastic or short-stretch) 및 고탄력(high elastic or long-stretch) 붕대로 분류되는데, 압박치료에는 주로 저탄력 또는 비탄력 붕대를 이용한다. 저탄력 붕대는 감으면 휴식압력은 낮고 활동압력은 높아지게 된다. 따라서 만성정맥부전이나 림프부종 환자에게는 저탄력 붕대를 이용한 압박치료를 시행한다. 특히 정맥성 궤양의 치료에는 저탄력 붕대 또는 Unna boot와 같은 비탄력 붕대를 이용한 압박치료가 압박스타킹보다 더 효과적이다. 한편 림프부종 치료에 있어서도 압박붕대법 적용 후 스타킹을 착용하는 것이 스타킹만 착용하는 것보다 부종 감소 효과가 크다(표 1).

① 비탄력 붕대: zinc-paste 붕대(Unna boot®, Gelocast® 등), 테이프(Leukotape® 등)
② 저탄력 붕대: 최대 스트레칭 정도가 60% 이하인 붕대
③ 중간탄력 붕대: 최대 스트레칭 정도가 60~140% 이하인 붕대
④ 고탄력 붕대: 최대 스트레칭 정도가 140% 이상인 붕대

3) 붕대의 효과

붕대는 부종을 감소시키고, 움직이는 동안에 림프의 흐름을 촉진시키며 림프액이 부종이 있는 곳(congested extremity)으로 역류하는 것을 막아

표 1 Classification of the bandage.

Short stretch bandage	Intermediate stretch bandage	Long stretch bandage
Up to 60% elasticity	60~140% elasticity	More than 140% elasticity
Mean extensibility 30~50%	Mean extensibility 70~90%	Mean extensibility 〉90%
Low pressure at rest	pressure at rest	High pressure at rest
High pressure on activity	Pressure on activity	Low pressure on activity

준다. 성공적인 압박붕대 사용을 위해 필요한 것은 붕대를 감는 기술의 숙련도(mastery)와 높은 정도의 순응도(compliance)이다. 이것은 환자에게 상세한 조언을 주어야만 얻을 수 있다.

붕대를 착용한 상태로 장시간 일상생활 및 운동을 시행하도록 하므로, 활동하는 동안 관절의 움직임을 제한하지 않으면서도 흘러내리거나 국소적으로 과도한 압력이 가해지지 않고 또한 순환을 제한하지 않도록 하기 위해서 특수한 다층붕대법(multi-layered bandaging)으로 감는 것이 효과적이다. 현재 조금씩 다른 붕대법들이 국제적으로 알려져 있으나 이들의 기본적 원리는 모두 동일하다.

① 붕대는 근육의 움직임에 반대압을 만들어 주는 작용을 한다.
② 조직액이 잘 기능하는 림프계로 이동할 수 있도록 한다.
③ 순환계에서 조직으로 보내는 액의 양을 줄이고 정맥으로 재흡수가 잘되게 한다.
④ 부종의 형태를 좋게 호전 시키고 유지한다.

4) 적용 원리

압박 붕대를 적용할 때에는 기본적인 원리를 숙지하여야 효과적인 치료를 기대할 수 있으며 말단부일수록 상대적으로 강하고 두껍게 감아 압력편차를 만들며, 기본 물리적 원리에서 설명한 바와 같이 조직에 따라 반경이 서로 다른 부위에서는 압력의 정도를 고르게 하기 위해 적절한 패드를 적용하는 것이 좋다.

① 상지에 부종이 있는 경우 손과 팔꿈치 아래쪽에 압력을 최대로 하며, 하지의 경우 발과 무릎 아래쪽의 압력이 가장 높아야 한다.
② 뼈 돌출 부위나 피부를 보호하기 위하여 적절한 패딩을 적용하며 이는 압력을 분산시켜 환자에게 통증 및 불편감을 감소시킬 수 있다.
③ 붕대는 가능한 많은 시간동안 적용을 하도록 하며 특별한 부작용(피부 가려움, 통증)이 발생하지 않을 경우 24시간을 적용하도록 한다.
④ 붕대의 균일한 압력 분산을 위하여 솜이나 스폰지 붕대를 적용한 후 시행한다.

5) 붕대 적용방법

① 붕대적용 전 언제나 피부를 깨끗이 씻은 상태에서 말린 후 보습제를 바른다.
② 손가락이나 발가락을 먼저 감는다.
③ 피부 보호를 위해 면 거즈를 피부에 적용하고 솜 또는 스펀지를 감는다.
④ 뼈 돌출 부위나 함몰 부위는 패딩을 이용하고 잘 고정하도록 한다.
⑤ 상처나 림프액이 흐르는 경우 드레싱이나 멸균 거즈를 대고 붕대를 적용한다.
⑥ 손등이나 발등에서 시작하여 근위부로 감아 이동하며 붕대를 과도하게 신장시키지 않도록 하여 붕대를 적용한다.
⑦ 붕대 적용 후 환부가 일상생활이 가능한지 확인하고 통증이나 불편함이 없는지 상태를 확인한다. 만약 불편감을 호소할 경우 붕대를 다시 적용하도록 한다.

6) 상지 붕대 적용법

① 기본 준비물 (그림 4)
손가락 붕대 2개, 솜붕대 10cm, 스터키넷,

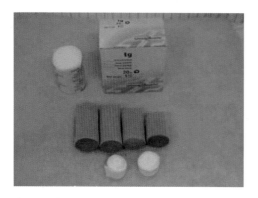

그림 4 준비물

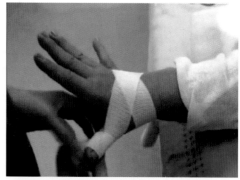

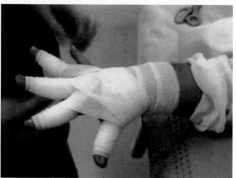

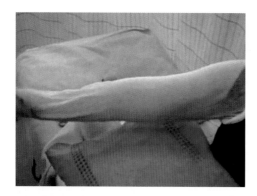

그림 5 스터키넷

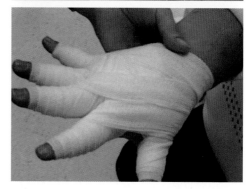

그림 6 손가락 붕대감기

붕대 6cm 1개, 8cm 1개, 10cm 2개, 반창고

② 붕대를 감기전에 피부를 청결하게 유지하고 보습제를 바른 후 스터키넷을 적용한다(**그림 5**).

③ 손가락 붕대감기 (**그림 6**)

손가락 붕대를 사용하여 손목에서 시작하여 손등으로 엄지손가락을 4-5회 감은 후 다시 손목으로 내려온다. 같은 방법으로 두 번째~세번째 손가락을 감는다. 두 번째 손가락 붕대를 이용하여 네 번째~다섯번째 손가락을 감은 후 손목으로 내려온다. 남은 부분은 두 번째~ 네 번째 손가락 끝마디에 감아 손목으로 내려온다.

④ 솜붕대 감기 (**그림 7**)

솜붕대를 구멍을 뚫어 엄지에 끼운 후 손등에서 시작하여 손목, 팔꿈치, 어깨 방향으로 감아 올린다. 손목이나 팔꿈치 안쪽처럼 접히는 부분은 2~3겹 겹치게 솜을 감아주어 압박붕대 적용 시 압력이 충분히 전달되도록 한다

⑤ 6cm 붕대 감기(**그림 8**).

손목에서 한바퀴 감아 고정한 후 손등으로 감

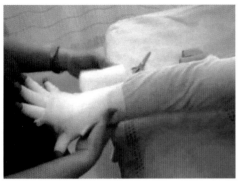

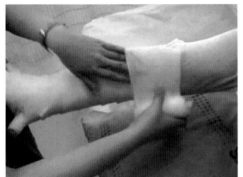

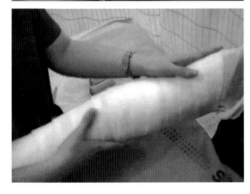

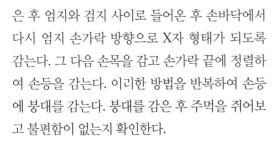

그림 7 솜붕대 감기

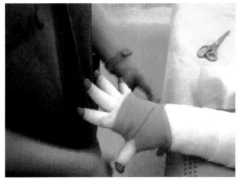

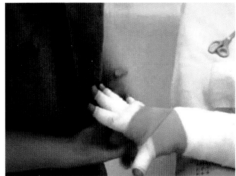

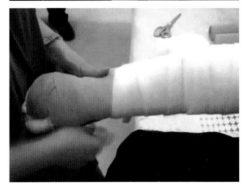

그림 8 6cm 붕대 감기

은 후 엄지와 검지 사이로 들어온 후 손바닥에서 다시 엄지 손가락 방향으로 X자 형태가 되도록 감는다. 그 다음 손목을 감고 손가락 끝에 정렬하여 손등을 감는다. 이리한 방법을 반복하여 손등에 붕대를 감는다. 붕대를 감은 후 주먹을 쥐어보고 불편함이 없는지 확인한다.

⑥ 8cm 붕대 감기(**그림 9**)

8cm 붕대를 연결하여 손목에서 팔꿈치 아래로 감아 올린다. 이때 붕대의 간격을 1~2   로 일정한 간격을 유지하여 감는다.

⑦ 첫 번째 10cm 붕대감기(**그림 10**)

팔꿈치 아래에서 연결하여 손목 방향으로 감아서 내려온 후 다시 팔꿈치 방향으로 감아 올린다. 팔꿈치가 접히는 안쪽 부분은 8자로 붕대를 감아 활

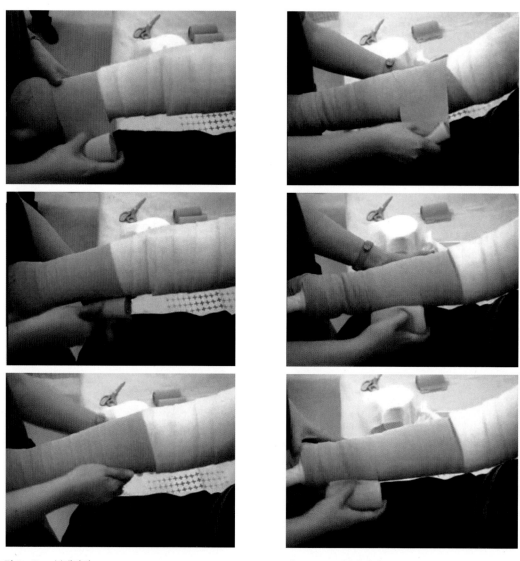

그림 9   8cm 붕대감기

그림 10   10cm 붕대감기

동 시 압박을 최소화 하여 불편함이 없도록 한다.
⑧ 두 번째 10cm 붕대감기(**그림 11**)

　　팔꿈치 연결하여 팔꿈치에서 어깨 방향으로 상
완 부분을 1~2cm 간격으로 감는다. 어깨부분 까지
감은 후 반창고를 이용하여 붕대를 고정한다. 붕대
를 모두 감은 후 팔의 움직임을 확인하고 저리거나
통증이 있을 경우 붕대를 풀어서 다시 적용한다.

6. 기타 제품들

1) 모비덤

　　솜붕대나 스폰지 붕대를 대신하여 사용할 수 있
는 제품으로 림프흡수를 촉진시키고 섬유화를 완
화시키는 작용을 하는 것으로 알려져 있다(**그림 12**).

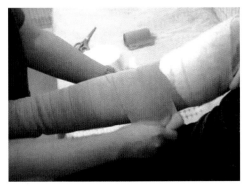

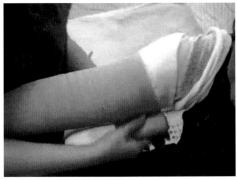

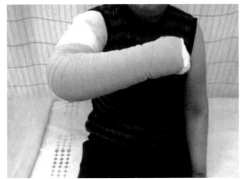

그림 11 두 번째 붕대감기

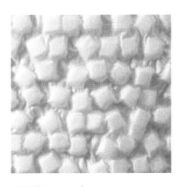

그림 12 모비덤(Mobiderm)

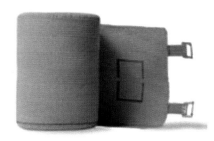

그림 13 바이플렉스(Biflex)

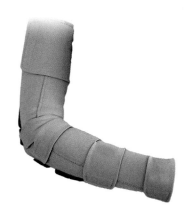

그림 14 CirAid 제품

2) 바이플렉스

저탄력 붕대보다 탄성도가 높으며 붕대에 표시(indicator)가 있어 늘어나는 정도로 압력을 조절할 수 있다. 저탄력붕대보다 적게 감아도 압력이 유지되어 부피가 줄어들어 편리한 점이 있다(그림 13).

3) 써케이드 제품

벨크로를 이용하여 압박붕대를 대신해서 간편하게 착용할 수 있게 한 제품이다(그림 14).

7. 압박스타킹(Compression stocking) 및 소매(Sleeve)

압박스타킹 및 슬리브는 림프부종 있는 부위의 림프와 정맥의 흐름을 증진시켜 부종을 감소시키고, 정체된 단백질의 축적을 감소시키며, 사지의 모양을 적절하게 유지시킨다. 일반 적으로 상,하지용 및 하복부, 얼굴 부종 감소용 압박스타킹이 있으며 환자의 부종 정도를 잘 측정한 후 이에 맞는 압력 정도, 크기 및 형태의 압박스타킹을 처방 하여야 만이 효과적으로 부종을 유지할 수 있으며, 잘 맞지 않는 스타킹은 오히려 부종을 악화시킬 수 있다. 림프부종 환자의 경우 초기에 단독으로 치료효과를 볼 수 있으나 일반적으로 압박붕대법 후 감소된 부종의 상태 유지를 위해 임상적으로 적용되고 있다. 일반적으로 상.하지용 모두 압박스타킹으로 부르고 있으나 정확히 말하면 하지용은 압박스타킹(stocking), 상지용은 압박소매(sleeve)라고 한다.

1) 분류

(1) 의료용 압박 스타킹

스타킹은 사용된 실의 재질과 직조법에 따라 저탄력스타킹과 고탄력스타킹으로 분류된다. 탄성도가 높은 실을 이용하여 일반적인 스타킹처럼 원형으로 직조(circular knit)하게 되면 상하좌우로 신장되는 고탄력 압박스타킹이 제작 되는데, 이것이 다양한 회사들에 의해 제조되어 흔히 처방되고 있는 기성품(ready-made) 압박스타킹의 형태이다. 이에 비해 평면으로 직조한 후 잇는(flat-knit) 방식은 환자 개개인의 형태에 맞게 맞춤제작(custom-made)하기 좋으며 원형직조스타킹 보다 활동압력을 높일 수 있다. 그러나 평면직조스타킹은 측정이 정확해야 하고 제작에 시간이 걸리며 직조방식으로 인해 보다 두껍고 이음새가 있어 환자들이 선호하지 않는다는 문제점들이 있다. 최근에는 맞춤제작이 아닌 이미 크기 별로 제작되어 있는 평면직조 스타킹도 있다.

(2) 비의료용 압박 스타킹

의료용 스타킹은 압력이 아주 낮은 스타킹으로 혈전 방지용으로 많이 사용되며 오랜병실 생활을 하는 환자나 의식이 없는 환자에게 주로 사용된다. 이때 다리를 심장보다 올린 상태에서 사용하는 것이 좋다.

2) 압박 등급(Compression Classes)

압박스타킹을 이용한 압박치료가 성공적이기 위한 가장 필수적 요건은 환자에게 적절한 압력을 선택하여 처방하는 것이다. 아직까지 압박 등

표 2　여러 국가에서 사용되는 압박 스타킹의 비교 (mmHg, 1 mmHg=1,333 hPa)

Compression Class	USA	UK (BS 6612)	France	Germany
I	15–20 (moderate)	14–17 (light)	10–15	18–21 (light)
II	20–30 (firm)	18–24 (medium)	15–20	23–32 (medium)
III	30–40 (extra firm)	25–35 (strong)	20–36	34–46 (strong)
IV	40+		⟩36	⟩ 49 (very strong)

The values indicate the compression exerted by the hosiery at a hypothetical

표 3 압박스타킹의 압력 등급에 따른 분류

Type	Compresson Class	Degree of Compression	Pressure[1]	Indications	
				Leg	Arm
Thrombosis Prophylaxis Stocking (Anti–embolim stocking)	No compression class[2]	Very light	Up to 17 mmHg	Only suitable for prevention of thromboses and emboli in immobile patients	–
Compression stockings	1	Light	18~21 mmHg (2.0~2.8 kPa)	Minor varicose veins without significant tendency to edema; early varicosis during pregnancy	Lymphedema of The arm
	2	Medium	23~32 mmHg (3.1~4.3 kPa)	Significant varicose Veins with tendency towards edema; post traumatic swelling; Status post thrombo–phlebitis, sclerotherapy. or vein stripping; significant varicose veins during pregnancy	Lymphedema of The arm
	3	Strong	36~46 mmHg (4.5~6.1 kPa)	Chronicvenous insufficiency, extensive edema, secondary varicose veins, atrophie blanche, status post large ulcers, lymphedema	Lymphedema of The arm
	4	Very strong	>49 mmHg (>6.5 kPa)	Lymphedema	–
Combinations	e.g., class 4 tights + class 2 or Class 3 knee stockings or compression bandages	Extremely strong		Significant lymphedema	

급에 대한 국제적 기준은 통일되어 있지 않아 각 국마다 다른 압박 등급을 사용하고 있으므로 각 제조사의 제품들 마다 이를 고려해야 한다 (**표 2**).

압력 편차에 대한 기준도 있어 예를 들어 발목 부위 압력을 100% 기준으로 할 때 장딴지 부위는 60~80% (class 3, 4의 경우는 50~70%), 대퇴 부위에는 30~60% (class 3, 4의 경우는 20~40%)

정도의 압력이 가해지게 된다. 압박 등급에 따라 의료적 적응증이 다르다(**표 3**).

3) 압박스타킹의 길이와 종류

환자에게 맞는 다양한 길이와 종류의 스타킹이 있으므로 적절한 처방이 필요하다(**그림 15**).

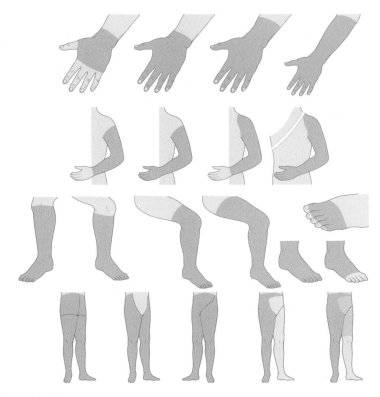

그림 15 압박스타킹의 종류

4) 고정장치(Fastening systems)

부종 부위에 압박스타킹의 고정이 부적절하면 흘러내리거나 또는 반대로 사지의 근위부를 과하게 조여 통증을 일으키거나, 오히려 부종을 증가시키게 된다. 이러한 점을 고려하여 고정 장치가 필요하게 되며 고정 장치의 종류로는 스타킹에 붙어 있는 가터벨트(garter belts)형, 스트랩형, 브래지어형, 밴드형과 따로 적용하는 가터벨트나 특수 고정풀(adhesive stick)을 이용하는 법이 있다.

5) 압박스타킹 처방

① 진단 및 환자의 상태에 따라 적절한 압력 등급을 처방한다.

② 적절한 스타킹의 길이와 스타일을 처방한다.

③ 적절한 고정장치(fastening method)를 처방한다.

④ 정확한 측정에 의해 적절한 크기의 스타킹을 처방한다.

⑤ 믿을 수 있는 제조사의 제품을 처방한다.

⑥ 아래의 경우 맞춤제조 스타킹을 처방한다.

- 환자의 부종이 극심한 경우
- 특정 부위의 부종을 감소시키기 위해 패딩을 덧대야 하는 경우

6) 압박스타킹 착용 및 관리에 대한 교육

환자의 순응도(compliance)를 높이기 위해서는 환자에게 스타킹의 관리법 및 착용하는 방법

을 반드시 교육하여야 한다. 압박스타킹은 낮 동안에는 지속적으로 착용하지만 근육과 관절의 움직임이 없는 밤에는 착용 하지 않는다(특히 고탄력의 경우). 압박스타킹은 매일 착용시 약 6개월이 지나면 재질의 내구성이 떨어져 압박 효과가 감소된다고 알려져 있다. 따라서 2-3개의 스타킹을 가지고 번갈아 사용하는 것이 효과적인 스타킹 유지 방법이며 이 시기 이후나 또는 스타킹에 손상이 간 경우 재처방이 필요하다. 압박스타킹은 혼자서 착용하는 것이 쉽지 않으므로 노인 환자 및 손에 관절염 등의 질환이 있는 경우는 스타킹 착용을 보다 용이하게 하는 각종 도구들을 이용하도록 한다.

압박스타킹 처방에 있어 가장 흔한 오류들로는 환자의 상태보다 약한 압력 등급 또는 림프부종 환자에게 너무 얇은 재질의 스타킹 처방, 부적절한 측정, 압력과 내구성을 믿을 수 없는 제품 선택 및 착용법과 관리법이 부적절한 경우 등이 알려져 있다.

환자들이 압박스타킹 착용 시, 특히 일반적인 기성품 원형 직조스타킹의 경우 겪는 가장 흔한 오류는 팔다리의 상부로 잡아 당겨 이 부위에 과도한 압력이 가해지게 하는 것이다. 특히 우리나라 환자들은 서양인에 비해 팔다리의 길이가 짧으므로 스타킹의 길이를 잘 고려하여 처방해도 이 같은 현상이 빈번히 일어나므로 처음 착용 시 반드시 이를 주의하도록 교육하여야 한다.

8. 간헐적 공기압박펌프치료(Intermittent Pneumatic Compression Therapy, IPC)

1) 간헐적 공기압박펌프치료의 적응증과 금기증

의료적 압박치료법들 중 하나로서 전기적 공기펌프와 슬리브로 구성되어 팔 또는 다리에 다양한 정도의 압력을 가할 수 있다. 압박펌프치료는 정맥성 부종에 먼저 사용되기 시작하여 현재 심부정맥혈전증의 예방, 만성정맥기능부전으로 인한 부종과 궤양의 치료 및 재발방지에 임상에서 적극적으로 사용되고 있으며 매우 높은 근거 수준의 효과를 보인다. 이후 펌프장비의 발달에 따라 림프부종 치료에도 사용되기 시작하였다. 아직까지도 IPC 단일치료 효과에 대해서는 다소 논란이 있지만 현재 임상에서는 다른 치료법들과 함께 주치료법 중 하나로 널리 사용되고 있다. 2000년대 중반 이후 IPC 펌프는 크게 발전되어 도수림프배출법과 유사한 압력과 순서로 시행할 수 있도록 개발되고 있다. 따라서 향후 보다 향상된 치료 결과와 임상적 적용 확대가 기대된다.

IPC는 급성 심부정맥 혈전증, 중증 허혈성 동맥질환, 심장성 부종, 중증 복수, 감염, 혈우병 및 피부 병변(피부염, 궤양 등)이 있는 경우에는 사용을 하지 않거나 주의해서 사용해야 한다.

2) 치료의 원리 및 효과

IPC에 의한 인체의 전반적인 생리적 효과는 표 1과 같이 매우 다양하다. 이중 가장 확실하고 기본적인 효과는 압박이 가해지는 동안 정맥 환류 및 유속을 증가시키는 것이며, 이것이 정맥성 질환의 예방과 치료에 사용되고 있는 주이유이다. 림프부종에서의 근본적 원리는 조직압 상승에 따른 림프액 재흡수 증진 및 림프 흐름 증진이다. 최근 Zalesca 등에 의한 연구 결과에 따르면, 하지 림프부종 환자에서 간질조직에 축적된 림프액은 주로 피하조직층 내와 근막을 따라 조직채널을 형성하게 되는데, IPC는 간질조직 내 채널(tissue channels)에 압력을 가하므로 인해 상부로의 림프흐름을 증진시키게 되고, IPC치료를 장기적으로 시행한 경우 발로부터 대퇴부와 서혜부로의 보다 더 많은 조직 채널들을 보였다.

림프부종 특히 암치료 후 발생된 팔·다리의 림프부종에서 IPC 효과와 임상적 유용성에 대한 보고들은 매우 다양하다. 이를 정리한 최근의 체계적 문헌고찰과 메타분석 보고들에 의하면, IPC 단독치료의 효과는 유의하지 않으며 도수림프배출법, 압박붕대 등의 다른 치료법들과 함께 시행할 경우 더욱 큰 부피 감소 효과를 보인다고 하였다. 한편, 림프부종에 대한 병원에서의 phase 1 치료 후 자가 유지 치료 시 IPC 사용의 만족도에 대한 연구 결과, 환자 만족도는 매우 높았으며 치료 순응도를 증가시키는 장점을 보였다(표 4).

3) 펌프장비의 구성에 따른 분류 및 특성

IPC는 기본적으로 아래와 같이 분류된다.
- 펌프 슬리브 수에 따라: 단실(single)/다실(multiple)
- 압력이 가해지는 시간에 따라: 연속적(continuous)/간헐적(intermittent)
- 원위부와 근위부간 시간차에 따라: 순차적(sequential)
- 원위부와 근위부간 압력 차에 따라: 점진적(graduated)
- 디지털 프로그래밍 펌프

이에 따라 펌프치료를 명시할 때에는 (예) "multi-chamber, intermittent, sequential, gradient inflation 장비를 사용하였고, 사용된 압력과 시간은 ○○였다"라고 표기하는 것이 적절하다.

조직액은 펌프 슬리브의 압박에 의해 팔·다리의 상부로 이동하게 된다. 압박이 순차적으로 가해지는 압박펌프의 경우, 조직액의 흐름은 일정 방향으로 유도되고 공기 슬리브의 아래 공기 챔버(chamber)에 공기가 빠지지 않은 상태에서 바로 위 공기 챔버가 팽창되면 조직액의 역류를 막을 수 있다.

심부정맥혈전증 예방 등의 목적으로 정맥혈류 흐름 증진만이 목적인 경우는 공기 챔버의 수가 적고 순차적이지 않아도 된다. 그러나 만성정맥기능부전에 의한 부종이나 림프부종 환자에게는 간헐적 순차적 다실펌프를 치료에 사용하는 것이 효과적이다.

표 4 간헐적 공기압박펌프치료의 생리적 효과

	생리적 효과 (physiologic effects)	직접/간접적 이익 (potential direct/ indirect benefits)
Hemodynamic/hematologic	↓ venous stasis ↑ flow velocity in deep vein ↑ fibrinolysis ↑ blood volume flow ↑ endothelial shear stress ↑ A–V pressure gradient	↓ venous pressure ↑ venous emptying ↓ stasis ↓ edema ↑ arterial inflow ↑ A–V shunting ↓ thrombosis ↑ prostaglandin production ↓ PLT–derived GF
Tissue oxygen tension	↓ TcPO2 level	↑ oxygen diffusion barrier ↑ skin temperature

최근 개발된 펌프들은 공기 챔버 개개의 압력을 조절할 수 있고 압력이 가해지는 방향을 하부에서 상부로만이 아니라 다양하게 프로그램 구성을 할 수 있도록 개발되고 있다. 이는 생리적치료법인 도수림프배출법의 치료 순서를 유사하게 따르고, 또한 지금까지 IPC의 문제였던 팔·다리 상부의 부종 증가를 막고자 함이다.

림프부종에서 IPC 시 압력의 정도와 압박과 휴식(inflation/deflation)의 시간 및 전체 치료시간 등에 대한 가장 적절한 치료 프로토콜 제시를 위한 근거는 아직 매우 부족하다. 하지만 가해지는 압력의 정도에 대한 최근 연구 결과들에 따르면, 특히 장기간 지속된 림프부종 환자의 경우 피부와 피하조직의 경화 정도와 증가된 사지 크기 등을 고려하여 초기 환자들보다 높은 압력(80mmHg 이상)으로 긴 압박시간을 처방하는 것이 좋다.

4) 최신 가이드라인에 따른 권고와 문제점

2013년 International Society of Lymphology (ISL) 가이드라인에서는 IPC를 부종치료의 유지기에 사용하고, 복합림프물리치료를 받거나 자가로 시행할 수 없는 노인 및 전신상태의 환자의 경우 이외에, IPC 단독 효과는 적으므로 다른 치료법들과 병행해야 하며, 부적절한 사용 시 팔다리 근위부 또는 성기 부위에 부종이 증가되거나 새로이 발생할 수 있어 주의를 요하므로 이를 방지하기 위해 IPC 시행 전 도수 림프마사지 및 운동을 먼저 시행하도록 권고하고 있다.

앞으로 더욱 발전된 펌프장비가 개발되어 기존 IPC의 문제점을 줄이고 도수림프배출법과 유사한 기능을 하므로 인해 보다 더 효과적일 수 있길 기대하고 있다.

하지만 아직까지도 펌프 종류, 압력의 정도 및 치료 시간 등에 대한 최적의 프로토콜이 정립되어 있지 않고 효과가 기대되는 장비일수록 비용이 매우 비싸다는 문제점이 있다.

참·고·문·헌

1. Hwang JH. Medical compression therapy. In: Kim DI, eds. Phlebology, 1sted, Seoul:Eui-Hak Publishing Co.,2007;207-216.

2. Feldman JL, Stout NL, Wanchai A, et al. Intermittent pneumatic compression therapy: a systematic review. Lymphology 2012;45(1):13-25.

3. Finnane A, Janda M, Hayes SC. Review of the evidence of lymphedema treatment effect. Am J Phys Med Rehabil 2015;94:483-498.

4. The diagnosis and treatment of peripheral lymphedema: 2013 consensus document of the international society of lymphology. Lymphology 2013;46:1-11.

5. Morris RJ. Intermittent pneumatic compression-systems and applications. J Med Eng & Technol 2008;32(3):179-188.

6. Partsch H, Flour M, Coleridge-Smith P, et al. Indications for compression therapy in venous and lymphatic disease. Consensus based on experimental data and scientific evidence under the auspices of the IUP. Int Angiol 2008;27:193-219.

7. Shao Y, Qi K, Zhou QH, Zhong DS. Intermittent pneumatic compression pump for breast cancer-related lymphedema: a systematic review and meta-analysis of randomized controlled trials. Oncol Res Treat 2014;37(4):170-174.

8. Szolnosky G. Lower limb lymphedema.In: Lee BB

et al. (eds), Lymphedema, London: Springer-Verlag, 2011.

9. Zaleska M, Olszewski WL, Jain P, et al. Pressures and timing of intermittent pneumatic compression devices for efficient tissue fluid and lymph flow in limbs with lymphedema. Lymphat Res Biol 2013;11(4):227-232.

10. Zaleska M, Olszewski WL, Durlik M. The effectiveness of intermittent pneumatic compression in long-term therapy of lymphedema of lower limbs. Lymphat Res Biol 2014;12(2):103-109.

11. Zaleska M, Olszewski WL, Cakala M et al. Intermittent pneumatic compression enhances formation of edema tissue fluid channels in lymphedema of lower limbs. Lymphat Res Biol 2015;13(2):146-153.

12. 김동익. 정맥학 제1판. 의학문화사. 207-216.

13. 황지혜, 이강우, 장두열, 이병붕, 김동익, 김성중, 정진보. 임파부종 환자에서 복합적 임파 물리치료의 효과. 대한재활의학회지 1998;22:224-229.

14. Rabe E. et al. Guidelines for clinical studies with compression devices in patients with venous disorders of the lower limb. Eur J Vasc Endovasc Surg 2008;35:494-500.

15. Berliner E, Ozbilgin B, Zarin DA. A systematic review of pneumatic compression for treatment of chronic venous insufficiency and venous ulcers. J Vasc Surg 2003;37(3):539-544.

16. Foldi M, Foldi E, Kubik S, editors. Textbook of lymphology. 2nd ed. Urban & Fischer;2006.

Chapter 13

운동

림프부종에 대한 운동은 기본적인 유산소 운동을 포함하여 상지를 이용한 관절가동범위 운동, 스트레칭 그리고 근력강화를 위한 저항성 운동까지 포함된다. 운동 효과의 기본 원리는 근육수축과 교감계 신경을 강화함으로써 림프배액을 도와주어 부종을 감소시키는 것이다.

1. 운동이 림프부종에 미치는 영향

1) 생리학적 원리

림프부종은 림프계에 손상을 받은 신체의 어떤 부분에 림프계의 수송 능력보다 림프의 부하가 많을 때 발생하는 것으로, 수분 뿐 아니라 단백질이 과도하게 조직에 남아 있게 된다. 신체에서는 이러한 단백질 농도를 희석하기 위하여 더 많은 물을 조직으로 보내면서 악순환이 반복되게 된다. 운동 중에 발생하는 피부와 근육의 움직임은 림프액이 이환 부위에서 배출되도록 돕고 궁극적으로 혈류로 되돌려 보낸다. 실제로, 운동 중에 림프액 흐름 속도는 약 15배 증가한다고 추정되고 있다. 운동 중에 혈류는 근육으로 재분배된다. 휴식 중에는 심박출량의 21%만 근육으로 보내지만, 지칠 정도로 운동하는 동안에는 88%가 근육에 공급된다. 운동시 심부온도가 증가하면서, 몸의 중심부로부터 열을 발산시키기 위해 피부로 가는 혈류량을 증가시킨다. 따라서, 근육은 산소를 공급받기 위해 추가로 혈류를 필요로 하게 되고, 세포외 공간에 남아있는 추가 혈류는 림프계를 통한 운반을 필요로 하게 되어 림프액 흐름 속도가 빨라지게 된다.

운동이 림프계에 미치는 영향은 다음과 같다. 초기 림프관(initial lymphatics)에 의한 수분 흡수를 증가시키고 집합 림프관(collecting lymphatics)의 펌프작용을 촉진한다. 관절을 가동시키고 이환된 사지와 몸통의 근육들을 강화시킨다. 교감신경계의 지배를 받는 림프관의 수축을 자극하고, 림프관에 대한 교감신경계의 드라이브(sympathetic drive)를 재설정한다.

2) 임상적 근거

아직까지 운동이 림프부종 자체를 호전시키는지에 대한 증거는 많지 않다. 가벼운 상지 또는 하지의 운동이나 심호흡과 같은 몇가지 종류의 운동들은 림프부종을 호전시킬지도 모른다. 그러나, 이러한 결과를 보이는 연구들은 연구 방법의 질적 수준(methodological quality)이 낮은 문제가 있다. 림프부종 운동만을 다룬 연구는 드물고 대부분 복합 부종감소 치료에 이 운동을 포함시켜 그 효과를 평가한 경우가 대부분이다. 상지 림프부종 환자를 대상으로 심호흡과 상지 운동을 함께 시행하여 그 효과를 평가한 연구가 있었다. 먼저 38명의 대상자에게 10분간 상지운동과 심호흡을 결합한 프로그램에 참여하도록 한 후, 1시간 동안 매 10 분마다, 그 후에는 24시간 및 1주 후에 평가하였다. 이후 24명의 대상자에게 1달 동안 아침, 저녁 10분씩 같은 프로그램을 시행 후 평가하였다(**그림 1**). 10분 간 운동 직후, 상지의 림프부종 부피가 5.8% 감소하였고 30분 후에도 이 감소는 유지되었다. 24시간 후에는 4.3%, 1주 후에는 3.5%의 부피감소를 보였다. 1개월 간 운동 시행 후에 9.0%의 부피감소를 보였다. 부피감소는 모두 통계적으로 유의하였다.

최근 한 무작위 대조연구에서는 운동과 이완을 포함하는 유방암 회복 프로그램을 시행하여 이환된 상지의 세포외액 감소, 체중 감소, 어깨 능동관절운동범위의 증가, 기분 및 삶의 질 호전에 유의한 치료효과를 보였다고 보고하였다. 또 다른 연구에서는 기구를 이용한 능동적 운동을 통해 부종의 유의한 감소를 보였다고 보고하였다. 이 연구에서는 21명의 림프부종이 있는 유방암 환자를 대상으로 1시간 동안 12분씩 4세션의 저항이 없는 능동 상지 운동을 세션 간 3분의 휴식

시간을 두고 수행하도록 하였다. 운동 중에 압박 스타킹을 착용하였으며 감독 없이 스스로 독립적으로 시행하였다. 운동직전에 비하여 운동 후에

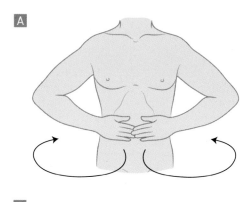

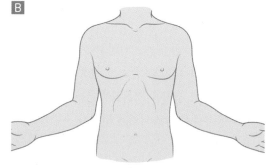

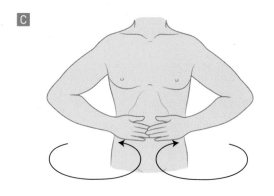

그림 1 **상지운동과 심호흡**
(A) 시작 자세 : 양 팔은 상체 앞에 모은 상태에서 깊게 숨을 들여 마신다. 그리고 천천히 부드럽게 양 팔을 벌린다.
(B) 양 팔을 최대한 옆으로 벌린 상태에서 잠깐 숨을 멈춘다. 팔의 모든 근육은 단단히 당겨지는 느낌이다.
(C) 팔 근육을 이완하면 서 시작 위치까지 양팔이 되돌아 온다. 이 때 숨을 끝까지 내쉰다.

평균 부피가 2,089.9mL에서 2,023mL로 유의하게 감소하였다. 운동이 림프부종 자체를 호전시키는 효과에 대한 근거는 부족하다 하더라도, 림프부종 환자나 혹은 림프부종 위험이 있는 환자에서 전반적 건강과 웰빙(well-being)을 좋게 하고 림프부종의 합병증을 줄이거나 새로운 림프부종의 발생을 예방하도록 하는 효과를 가져올 수 있다. 이러한 효과는 심장 질환 환자들에서 운동을 통한 재활을 시행하는 것과 유사하게 이해할 수 있다. 심근 경색 후에 천천히 점진적으로 시행하는 심폐 운동 훈련을 통해 손상된 심장의 생리적인 능력을 증가시킬 수 있다는 것은 널리 받아들여지고 있는 사실이다. 이러한 운동 훈련은 심근 경색 후 기능이 매우 저하되어 있는 환자들에는 철저한 감독 하에 이루어져야 하지만, 운동 능력이 호전되면 감독의 필요성이 감소하고, 점차 감독 없이도 운동을 수행할 수 있게 된다. 이러한 훈련을 통해 환자는 최대 심폐 기능이 증가하고 계단 오르기 등의 특정한 일을 완수하는 데에 필요한 능력의 최대 능력에 대한 비율이 감소하게 된다. 이러한 훈련에 대한 반응으로 운동 중에 심장 발작 등의 문제가 다시 발생하는 위험이 줄어든다. 운동과 림프부종에 관해서 비슷한 설명이 가능하다. 서서히, 점진적으로 이환된 팔에 가해지는 생리적인 스트레스를 증가시킴으로써, 신체는 이환된 팔의 최대 작업 능력을 증가시킬 것이다. 가방을 들거나, 아이를 안는 등의 일상 생활 활동에 필요한 능력의 최대 능력에 대한 비율이 점차 낮아질 것이다. 만약 이러한 유사성이 있다면, 이환된 팔을 일상 활동에 사용함으로써 기능의 호전과 삶의 질 증가뿐 아니라, 림프부종의 발생 혹은 악화 위험을 감소시키는 효과를 가져올 수 있다. 아울러 운동을 통한 근력 및 신체기능 이외의 영향에 대한 연구를 살펴보면, 234명의 유방암

생존자(림프부종 112명 포함)에게 주 2회의 웨이트 리프팅을 시행했을 때 신체상(body image)에 대한 지각이 대조군에 비해 유의하게 호전되었다. 이러한 효과는 이전의 림프부종 진단 여부와 관계없이 나타났다.

운동이 림프부종 발생을 증가시키는가. 유방암 생존자들에서 상지 운동이 림프부종의 발생을 증가시키지 않는다는 여러 무작위 대조시험들이 있다. 점진적 저항운동은 림프부종 발생을 증가시키지 않았으며, 오히려 저항운동군에서 발생률이 낮은 것으로 나타났다. 14명의 상지 림프부종이 있는 유방암 생존자들을 운동군과 대조군으로 나누어 8주간의 점진적인 상지의 저항성 및 유산소 운동을 시행한 연구에서 운동은 상지의 둘레나, 부피에 변화를 초래하지 않았다. 상지의 격렬하고 반복적인 운동이 유방암 환자에서 실제로 림프부종을 유발한다는 오랜 믿음에 도전하기 위해 이루어진 연구가 있었다. 림프절 절제를 시행한 20명의 유방암 환자가 격렬하고 반복적인 상지 활동을 필요로 하는 드래곤 보트 경주를 준비하는 훈련 프로그램에 참여하였다. 경주 시즌 후(훈련시작 7~8개월 후)에 상지 둘레를 측정하였을 때 모든 환자에서 건측과 환측의 임상적으로 유의한 차이는 나타나지 않았다. 한편, 45명의 액와림프절제를 시행한 유방암 생존자에서 저항성 운동과 림프부종의 관계를 알아보기 위한 무작위 대조 연구가 시행되었다. 이 중 13명은 시작시점부터 림프부종이 있었다. 6개월간 주 2회 저항성 운동을 시행 후에 림프부종의 발생이 증가하거나, 림프부종의 증상이 악화되지 않았다. 이와 같은 결과를 통해, 유방암 생존자들은 림프부종 발생 위험이 있기 때문에 상지의 저항성 활동을 피하도록 해야 한다는 기존의 임상지침들은 재고되어야 한다고 주장하였다. 1년간의 웨이트 리프

팅(weight lifting)이 유방암 생존자의 림프부종에 미치는 영향에 대한 무작위 대조연구에서 근력강화운동이 림프부종에는 영향을 미치지 않았고 림프부종의 악화율을 줄이고, 팔과 손의 증상의 숫자와 정도를 감소시키며, 근력을 호전시킨 것으로 나타났다. 국내 유방암 관련 림프부종 환자에 대한 연구에서도 유사한 결과가 보고되었는데, 40명의 상지 림프부종 환자를 대상으로 8주간 주5회, 1일 15분간의 능동 저항운동의 효과를 평가한 무작위 대조연구에서 저항성 운동이 부종을 악화시키지 않았고 근위부 팔의 부피를 줄이고 삶의 질을 호전시켰다. 최근 액와림프절제를 시행한 유방암 환자에서의 운동이 어깨의 움직임과 림프부종에 미치는 영향을 평가한 체계적 문헌고찰(systematic review)에서 어깨의 움직임은 호전시켰으나, 림프부종의 정도를 변화시키지 않는다고 보고하였다. 현재까지 연구를 정리할 때 분명한 것은 운동 특히 저항성 운동이 림프부종 환자에서 부종을 증가시키거나 림프부종 위험군에서 부종을 발생시키는 과학적, 객관적 증거가 없다는 것이고 신체 활동이나 적극적인 체력운동을 제한할 합리적인 이유가 없다는 것이다.

그러면 운동으로 인하여 림프부종 상태의 악화 가능성이 있는가? 사실 과거에는 운동으로 인한 림프부종의 악화를 우려하여 환자들이 상당기간 동안 심지어 일생에 걸쳐 팔 또는 다리의 사용이나 신체활동을 제한해 왔다. 하지만, 최근의 리뷰논문을 포함하는 여러 연구들에 따르면, 림프부종 환자에게 시행한 점진적인 저항성 운동 및 유산소 운동은 림프부종을 악화시키지 않았다. 유방암 환자의 상지기능 장애에 대한 운동의 효과에 대한 Cochrane database review에 따르면 수술 후 운동의 초기, 지연 운동 및 보완요법 (adjunct treatment) 동안, 암치료 후 등 어떤 시기에

도 운동이 림프부종의 위험을 증가시키는 증거는 없었다고 하였다. 따라서 림프부종 상태의 악화를 우려한 운동 제한은 더 이상 적절한 지침이라고 할 수 없고, 전문가의 감독하에 점진적인 운동과 신체활동 참여를 독려하는 것이 바람직하다.

마지막으로 운동이 림프부종 예방에 효과가 있는가? 림프부종 위험이 있는 환자에서 점진적 능동적, 능동보조 관절운동은 새로운 림프부종의 발생 위험을 낮추는 예방효과가 있다는 보고들이 있다. 하지만, 이들은 복합적 림프물리치료에 점진적 운동이 포함된 연구들이기 때문에 운동 단독의 림프부종의 1차적 예방효과에 대해 추후 후속 연구를 통해 더 살펴보아야 할 것이다.

2. 어떤 형태의 운동이 림프부종 환자에게 적합한가?

1) 림프부종 감소 운동

(1) 개요

부종이 있는 팔, 다리의 림프혈관들에 압력을 가할 수 있을 정도로 리듬감 있는 순차적 근육 운동들로 구성된 다양한 활동들을 수행한다. 림프부종 운동은 근육의 펌프 역할을 증대시키고 정맥과 림프액의 체내 흡수를 촉진하는 효과가 있다. 유연성 운동, 스트레칭 운동은 근육을 이완시키고 결합 조직을 이완하여 수술 부위 상흔과 관절의 구축을 최소화하여 림프액 흐름의 차단을 감소시킬 수 있다. 그리고, 근력 운동은 압박요법과 같이 시행할 때 상하지 부피를 감소시킬 수 있다. 림프부종을 가진 환자들에게 운동은 복합부종감소 치료의 요소이고 중요한 신체활동임을 인식하도록 해야 한다. 운동은 림프계와 주위 조직

에 긍정적인 영향과 동시에 부정적인 영향을 주는데, 부정적 영향을 최소화하면서 긍정적 효과를 극대화하도록 운동을 시행하는 것이 중요하다. 따라서 림프부종의 부위, 림프순환이 감소된 부분, 전신 건강 상태와 환자의 이전의 신체활동 정도 등을 모두 고려해야 한다.

(2) 방법

편안하고 넉넉한 옷을 입고 저탄력 압박붕대나 스타킹을 착용한 상태에서 시행하며 구부러진 자세는 조직 채널의 열림을 방해하므로 바른 자세로 운동하도록 한다. 운동 전 후에는 복식 호흡을 하고 처음에는 반복은 적게 가볍게 하며, 점차 횟수를 증가시키면서 통증이 일어나지 않는 범위 내에서 시행하도록 한다. 림프부종 감소 운동(remedial exercise)은 이환된 신체 부위의 능동적, 반복적, 비저항성 움직임을 포함한다. I, II 단계 복합 부종감소 치료에서는 이환된 사지에 압박을 하면서 운동을 수행한다. 이 운동은 근육 펌프 효율을 증강시키고 정맥 및 림프의 환류를 촉진시킨다. 림프부종 운동을 통해 림프 흐름을 촉진시켜 사지의 부종을 감소시킬 수 있지만 부적절하게 시행되거나, 적절한 압박을 가하지 않은 채로 시행할 경우, 부종 증상을 악화시킬 수 있다.

① 상지 운동
a. 깊은 심호흡하기

우선 준비운동으로 깊은 심호흡을 한다. 심호흡은 복강 내 압력을 변화시켜 흉곽 내에서 진공 상태를 만들고 림프액의 배출을 돕는 역할을 한다.

b. 측면 머리 돌리기 (**그림 2 A, B**)

머리를 천천히 오른쪽으로 돌리고 반대편도 같은 방법으로 반복한다, 이 때 턱과 눈은 수평이 되게 해야 한다.

c. 전방으로 목 돌리기(**그림 2 C, D**)

천천히 목을 오른쪽으로부터 옆, 뒤쪽으로 크게 원을 그리면서 돌린다.

d. 어깨 전후방으로 돌리기(**그림 2 E~H**)

양 어깨를 전방과 후방으로 크게 원을 그리며 각각 돌린다.

e. 어깨 돌리기(**그림 2 I, J**)

양팔은 어깨 높이 정도로 올린 다음 천천히 손을 바깥쪽으로 돌려 손바닥이 위쪽을 바라보도록 한 후 다시 제자리로 돌아온다.

f. 날개뼈 서로 모으기(**그림 2 K, L**)

팔을 약간 들고 팔꿈치를 가볍게 구부린 다음 최대로 가슴을 앞으로 내밀 듯이 하여 날개뼈가 맞닿는 느낌을 준다.

g. 양 손 마주 대고 압박하기(**그림 3 A~C**)

팔꿈치를 펴고 손바닥을 붙인 다음 서로 최대한 밀도록 한다.

h. 팔 구부리기(**그림 3 D**)

한 팔의 손이나 손목 위를 반대편 손으로 잡은 다음 팔을 힘을 주어 구부린다. 이때, 반대편 손으로 굽혀지는 팔을 펴는 방향으로 밀면서 저항을 주도록 한다.

i. 머리 위에서 박수치기

팔을 곧게 펴고 좌우로 수평이 되게 한 다음 머리 위로 손뼉을 치고 다시 좌우 수평상태로 팔을 위치한다.

j. 양 손가락 벽 오르기(**그림 3 E, F**)

벽을 마주보고 선 다음 손가락을 이용하여 천천히 벽을 더듬어 위로 올라간다.

k. 손가락 운동(**그림 3 G, H**)

손가락 벽 오르기 자세에서 팔을 내리지 말고 벽에다 손가락 운동을 한다. 피아노를 치는 동작 또는 주먹 쥐었다 펴기 실시한다.

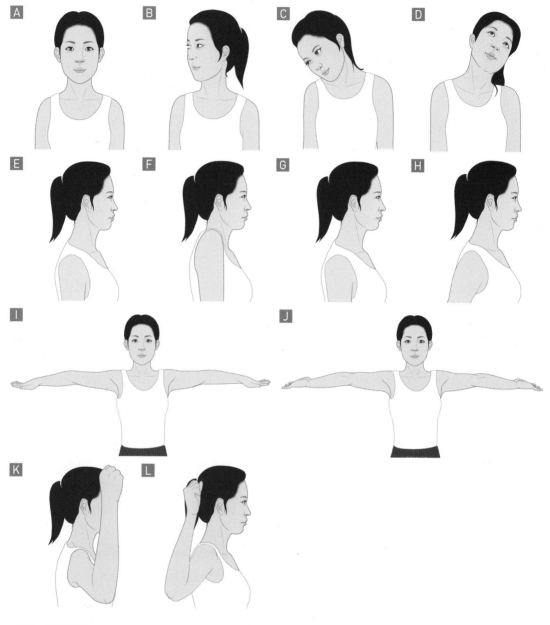

그림 2 준비 운동

② 하지 운동

a. 복식호흡(그림 4 A, B)

　　호흡할 때 가능하면 가슴이 움직이지 않고, 배가 움직이도록 한다. 한 손은 배위에 한 손은 가슴

위에 올려놓는다. 숨을 들이 마실 때 배를 불룩하게 하고, 숨을 내쉴 때는 배를 납작하게 한다. 들이 마실때 천천히 5까지 세면서 코로 들이 마시고, 내쉴 때 천천히 10까지 세면서 입으로 내쉰

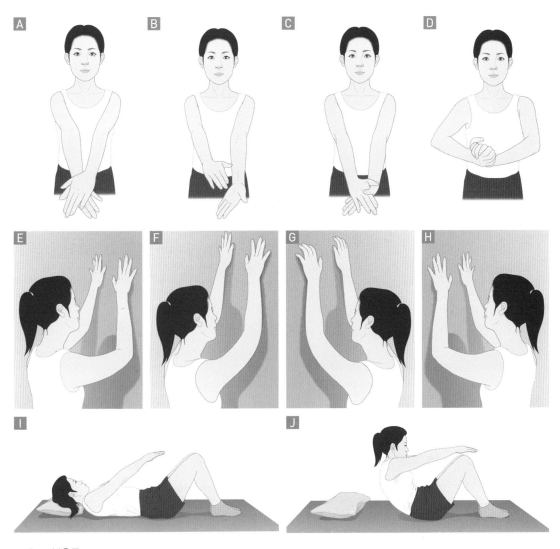

그림 3 본운동

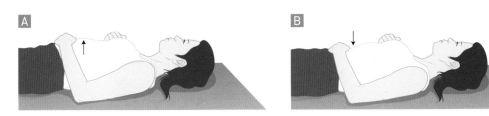

그림 4 복식호흡 (A) 숨을 마실때, (B) 숨을 내쉴때

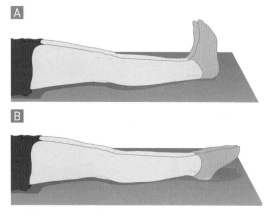

A

B

그림 5 발목 펌핑 운동

다. 5~10회 반복한다.

b. 발목 펌핑 운동(**그림 5**)

느리게 발을 위, 아래로 움직여 힘을 준다. 20회 시행한다.

c. 무릎 구부려 가슴에 대기(**그림 6**)

양손으로 한쪽 무릎을 감싸고 가슴까지 구부린다. 15초 정도 자세를 유지한 후, 다리를 쭉 펴서 원래 자리로 돌아간다. 반대쪽도 동일하게 실시한다. 이때 호흡은 그대로 편안히 쉬도록 한다. 5회 반복한다.

d. 양쪽 무릎 구부려 가슴에 대기(**그림 7**)

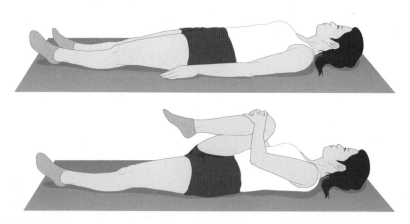

그림 6 무릎 구부려 가슴에 대기

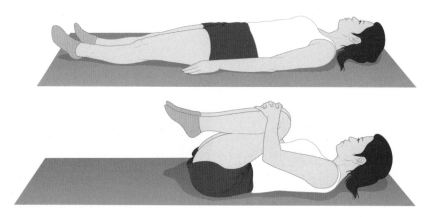

그림 7 양쪽 무릎 구부려 가슴에 대기

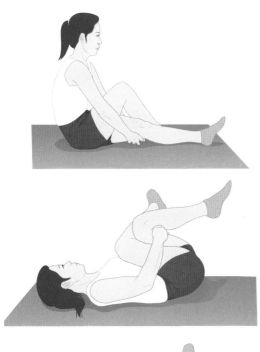

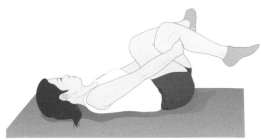

그림 8 　누워서 다리를 교차시키는 스트레칭

양쪽다리를 동시에 구부리고 무릎 부분을 감싸 가슴 쪽으로 당겨서 15초 정도 유지한다. 이때 호흡은 그대로 편안히 쉰다. 원래 자세로 돌아오고 5회 반복 실시한다.

e. 누워서 다리를 교차시키는 스트레칭**(그림 8)**

한쪽 다리를 위로, 한쪽 다리가 밑에 위치하도록 두 다리를 교차시킨다. 이때 무릎을 90도 정도 구부리고 두 다리를 교차시킨 채, 양손으로 허벅지 뒤를 잡는다. 양손으로 다리를 가슴 쪽으로 당긴다. 엉덩이 근육이 당겨지는 느낌이 오도록 하

여 15초간 유지한다. 이때 호흡을 참지 않고 편안히 호흡한다. 교대로 다리의 위치를 바꿔가며 실시한다.

f. 허벅지를 내전하는 스트레칭**(그림 9)**

바닥에 등을 대고 누워서 한쪽 다리를 반대쪽 손으로 90도 정도가 되도록 넘긴다. 이때, 스트레칭하는 다리 쪽 손과 상체를 바닥에 붙인 채 허벅지만 내전되도록 한다. 15초간 이 자세를 유지하고 편안히 호흡하며 5번씩 반복한다.

g. 다리 외측으로 돌리기**(그림 10)**

둔부 근육을 수축한 채 양쪽 다리를 밖으로 돌린다. 다리를 바닥에서 10~15cm정도 떨어진 높이에서 각각 10회 실시한다.

h. 누워서 자전거 타기**(그림 11)**

무릎을 구부려 공중에서 자전거 페달을 밟듯이 양발을 교대로 움직인다. 이때 손은 자연스럽게 양 옆에 두고 엉덩이는 들지 않는다. 20회 반복한다.

i. 복식 호흡 하고 이완하기**(그림 12)**

베개에 다리를 올려 놓고 그 상태로 10분 정도 이완한다.

③ 운동시 주의사항

운동은 1일 2회 정도 실시하며, 각 운동은 5~10회 정도 실시하고 정확한 동작으로 실시하는데, 한 움직임을 만들 때 마음속으로 3-5초 정도를 세도록 한다. 운동 중이나 운동 후에 발생할 수 있는 부종의 변화를 점검하여 안전한 운동이 되도록 한다. 동작을 하는 중에는 숨을 들이 마시고, 제자리로 올 때는 내쉬어야 한다. 운동은 30분 이내로 하고 피로하면 쉬도록 한다. 운동 도중 통증이나 부종의 변화를 살펴 이상 반응이 있는지 확인해야 한다.

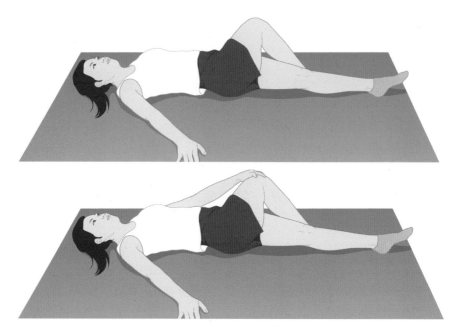

그림 9 넓적다리를 내전하는 스트레칭

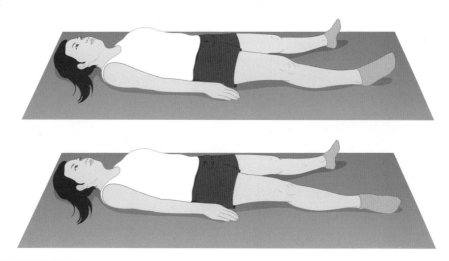

그림 10 다리 외측으로 돌리기

2) 유연성 운동

유연성/스트레칭 운동은 관절가동범위를 보존 또는 회복하기 위하여 근육과 결합조직을 신장하는 넓은 범위의 활동을 포함한다. 유연성 운동은 림프 흐름을 줄이는 반흔과 관절구축을 최소화할 수 있다. 적절하게 시행될 때 관절범위를 유지하고, 관절구축을 예방하고, 림프 흐름을 강

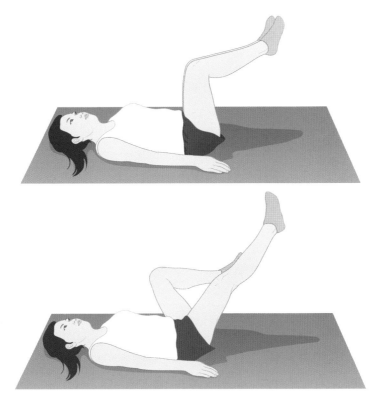

그림 11 누워서 자전거 타기

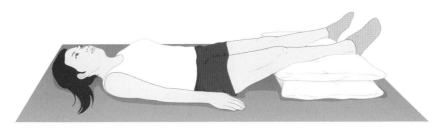

그림 12 복식 호흡 하고 이완하기

화시킬 수 있다. 이환된 부위의 피부, 근육 및 다른 조직들을 움직여 림프부종에 종종 동반되는 긴장감(tightness)을 완화시키는데 도움을 준다. 이환된 부위의 움직임의 범위를 회복 시키고 유연성을 증가시키며, 움직임을 자유롭게 한다. 그러나, 이러한 운동은 균형 잡힌 운동프로그램의 부분이어야 할 필요가 있다. 스트레칭이 과도하게 시행될 경우 조직 손상이나 염증을 초래하여 림프계의 과부하 및 림프부종을 유발할 수 있으므로 주의하여야 한다. 유연성 운동은 통증과 손상을 피하기 위해 천천히 점진적으로 시행되어야 한다.

3) 유산소 운동

유산소 운동의 목표는 심혈관 건강(cardiovas-cular fitness)을 호전 혹은 유지시키는 것이다. 유산소 운동은 혈류와 림프계의 순환을 호전시키고, 심호흡의 증가를 통해 정맥과 림프의 환류를 증가시키며, 이환 부위로부터의 체액 배출을 돕는다. 또한, 웰빙 감각을 증가시킨다. 개개인의 최대 심박수의 60-75%에 해당하는 운동강도로, 걷기, 조깅, 자전거타기 및 수영 등을 시행하도록 한다. 걷기 운동은 적절한 신발을 제외하면 기구나 도구를 필요로 하지 않고 거의 모든 곳에서 할 수 있는 이상적인 운동이다. 이에 대한 연구는 제한된 기반에서 이루어졌고 1년 단기간 경과관찰 중의 림프부종 위험 집단에서 림프부종 발생과 관련이 없었다. 이 운동은 심혈관 건강을 좋게 하고 효과적인 체중관리 및 전체적인 건강을 좋게 하며 정맥과 림프의 흐름을 좋게 할수 있다. 그러나, 림프부종이 있거나, 위험이 있는 부위의 혈류 증가와 대사산물의 축적은 림프부종을 증가시킬 수 있다.

4) 저항성 운동

저항성 운동의 목표는 근력과 활력(stamina), 긴장도를 증가시키는 것이다. 이를 위해 부하의 방향과 반대로 반복적으로 운동을 수행한다. 저항성 운동은 압박치료에 부가적으로 사용할 때 팔다리의 부피를 감소시킬 수 있다. 골격근이 정맥 및 림프액을 펌핑하는 것을 자극하고 교감신경계를 통해 림프관 자체의 수축을 자극한다. 시티드 로우(seated row), 벤치 프레스(bench press), 랫 풀 다운(latissimus dorsi pull down), 원 암 벤트 오버 로우(one arm bent-over row), 트라이셉스 익스텐션(triceps extension), 바이셉스 컬(bicep curl), 레그 프레스(leg press) 등이 적합하다. 저항성 운동을 시작할 때에는 일반적으로 낮은 강도(무게)로 시작하여 손상, 과사용, 부종 및 개개인의 반응을 잘 관찰하면서 점진적으로 무게를 증가시켜야 한다.

운동의 해로운 효과를 가능한 최소화하고 안전하게 수행하기 위한 방법은 다음과 같다. 첫째는, 운동 세트 사이에 적절한 휴식 기간을 갖는 것이 중요하다. 둘째, hand weights, 기구(equipment), 혹은 밴드(bands)를 계속 쥐고 있는 것을 피하도록 한다. 셋째, 이환된 팔이나 다리는 스타킹이나 붕대를 통해 부종 증가를 예방하기에 적절하고 충분한 압박을 유지하면서 운동을 해야 한다. 저항성 운동은 앞서 임상적 근거에서 언급한 대로 림프부종 위험 그룹에서 낮은 강도로 시작하고 점차 증가시킬 경우 림프부종을 유발하거나 악화시키지 않는다고 잘 밝혀져 있다. 하지만 림프부종이 있는 환자들에게 압박없이 저항성 운동을 시행할 경우, 림프 축적과 궁극적으로 림프부종의 악화를 초래할 수도 있다고 보고하였다. 저항성 운동은 림프 흐름을 증진시키고 근육 과사용으로부터 림프부종을 예방할 수 있다. 근력운동은 국소적인 혈류를 증가시키고 대사산물의 생산을 증가시킨다. 이러한 영향은 림프계에 대한 요구를 증가시키고 팔다리의 부종을 유발하거나 악화시키는 결과를 가져올 수 있다. 그러나, 실제로 운동 후에 림프부종이 악화되는가의 문제는 논란이 되어 왔다. 직업 활동 및 여가시간의 신체 활동은 림프부종을 악화시킬 가능성이 있는 위험요소로 두려움의 대상이다. 격렬한 상지의 운동은 림프부종을 초래하거나 악화시킬지도 모른다. 과거에는 림프부종이 있는 환자는 운동을 해서는 안 된다고 이야기되어 왔고 특정한 종류의 운동은 금기로 여겨졌다. 그러나, 실제로는 어떤 형태의 신체 활동도 전향적 연구를 통해 부종과 연관이 있다고 밝혀진 것은 없다.

5) 수중운동

수중 림프운동은 림프계의 해부학적 원리에 기초한 운동으로 낮은 강도의 저항으로 행해지는 가벼운 신체의 움직임으로 이루어진다. 물의 점성이 신체의 움직임에 대하여 저항으로 작용하여 근력을 강화시키면서 림프액의 제거 속도를 호전시킨다. 또한 물의 정수압이 깊이에 따라 점차적으로 증가하기 때문에 압력차가 발생하고 이는 림프 흐름의 방향에 영향을 미치므로 림프의 흐름을 촉진한다. 또한 정수압을 통해 부종을 예방하고 감소시킨다. 감염이 있는 환자는 시행하지 않는다. 림프부종을 가진 유방암 환자 41명을 대상으로 한 무작위 대조연구에서 1.2m 깊이, 수온 32~33℃의 수치료 풀에서 주 1회 45분씩 마사지와 운동으로 이루어진 수중 림프치료 세션에 3개월 동안 참여하도록 하였다. 연구기간 동안 상지 감염 및 부종 부피 증가는 발생하지 않았고 치료 순응도가 자가 치료보다 높았다. 상지 부피에 즉각적인 유의한 효과는 나타났으나, 장기간 지속되는 효과는 없었다. 저자들은 집중치료를 통해 림프부종이 감소하면 유지기에 이 효과를 유지하기 위해 수중운동을 다른 치료들과 함께 시행할 수 있다고 주장하였다. 하지의 림프부종 환자에서 수중 림프치료의 효과에 대해서는 같은 연구 그룹에서 사례보고를 통하여 림프부종의 감소와 섬유화 부위의 연화를 보고한 것 이외에는 없다.

3. 림프부종 환자와 림프부종 위험군에서의 운동시 구체적 고려사항

림프부종에서 운동의 주의사항은 다음과 같다. 운동은 저강도 내지는 중강도로 행해져야 하고 이환된 팔다리의 과사용을 피해야 한다. 운동을 통해 근력과 운동 능력을 점차적으로 증진시켜야 한다. 운동하는 동안에 충분한 수분섭취가 이루어져야 한다. 압박제품(스타킹 등)을 착용하고 운동하도록 권장한다. 만약 부종이나 통증과 같은 문제가 발생하면 즉시 운동을 중단해야 한다.

1) 림프부종 환자를 위한 운동 프로그램을 계획할 때 구체적 고려사항

운동은 림프계와 주위 조직에 대한 긍정적 및 부정적 생리학적 효과를 모두 유발한다. 운동프로그램을 계획할 때 개인별로 이 두가지 효과 사이의 균형이 고려되어야 한다. 긍정적인 효과는 림프 흐름의 증가를 포함한다. 이 증가는 개인의 림프계의 상태에 따라 다양하다. 부정적 효과는 조직 손상과 염증을 유발할 가능성 뿐 아니라, 신체 조직에 대사산물과 림프액이 축적되는 것을 포함한다. 운동 프로그램은 전략적으로 긍정적 효과를 최대화하고 부정적 효과를 최소화하도록 고안되어야 한다. 고려해야 할 사항으로 림프부종 위치, 림프 흐름이 감소된 부위, 동반질환 유무, 이전 신체활동의 수준, 개인의 전반적 건강 및 환경적 조건(예, 더운 날씨, 높은 고도) 등이 있다.

2) 림프부종 위험이 있는 환자

림프부종 위험이 있는 환자는 림프부종의 징후나 증상은 나타나지 않으나 림프절 절제나 방사선치료를 통해 림프계에 손상을 입었을지도 모르는 사람이다. 추가적으로, 위험이 있는 림프수송관의 근처에 수술 절개를 받은 사람과 가족 중에 선천성 림프부종 환자가 있는 경우도 림프부종 위험이 있는 경우이다. 개인의 림프부종 위험은 체중 증가, 방사선 유발 반흔 등의 요소에 따라 증가하고, 시간에 따라 변화한다. 림프부종이 분명하지 않더라도 위험이 있는 환자들의 림프계는 정상 활동 범위 이하에서는 문제없이 기능할지도 모른다. 운동은 림프계의 수분 제거 능력을 초과하도록 림프 생산을 증가시킴으로써 림프부종을 촉발할 수 있다. 과사용이나 외상으로 인한 국소적 염증 또한 이에 기여할 지도 모른다. 일시적인 과부하는 즉각적인 부종을 초래하지는 않을 수 있으나, 반복적으로 과부하가 누적되면 림프부종을 초래하게 된다. 무증상 림프계 손상을 평가할 수 있는 신뢰도 높은 방법은 거의 없다. 그러므로, 개인의 정확한 림프부종 위험이 측정되지 못하는 상황에서 어떤 환자가 운동 중에 압박스타킹을 사용해야 하는지에 대해 논란이 계속되고 있다. 기저 생리에 대한 현재의 이해를 바탕으로 많은 사람들이 압박스타킹의 사용에 대하여 강력하게 지지하고 있다. 위험이 있는 환자는 운동 중에 잘 맞는 압박스타킹을 착용함으로써, 림프부종 발생 위험을 낮출 수 있다. 그러나, 이 이슈 아직 임상시험에서 검증되지 않았다.

3) 운동에 관한 기억해야 할 핵심사항

운동 프로그램을 시작하기 전에 의학적인 상태가 문제가 없어야(medically clear) 한다. 림프부종이 있는 환자는 적절한 압박이 압박스타킹이나 붕대의 형태로 이용되어야 한다. 림프부종 발생 위험이 있는 환자는 압박스타킹을 구입하는 것을

고려해야 한다. 압박스타킹은 스타킹을 맞추는데 잘 훈련되고 경험이 많은 사람에 의해 측정되어야 한다. 장갑은 압박 슬리브를 착용할 때 필요하다. 운동의 수정은 개인의 의학적 요구나 림프부종의 잦은 재발 등에 따라 적용될 수 있다. 운동을 개인의 평소 운동 시간이나 운동 강도 이상으로 시행하는 것은 림프부종을 악화시키거나, 유발할지도 모른다. 운동은 점진적으로 출발하여, 주의 깊게 증가시키고 통증, 부종 증가, 불편감 등이 있을 시에는 중단한다.

4) 림프부종 환자의 운동에 대한 최근 지침

운동이 림프부종에 미치는 영향에 대해서는 몇가지 논란이 있었다. 2005년까지, 미국 림프부종협회 (National Lymphedema Network; NLN)에서 권고하는 림프부종 예방 18단계에 운동에

표 1   미국 림프부종협회(National Lymphedema Network)의 운동에 대한 입장

- 운동은 건강한 생활양식의 필수적인 요소이다.
- 림프부종 운동(remedial exercise)은 I, II 단계 복합 부종감소 치료(complex decongestive therapy; CDT)에서 표준요소이다.
- 림프부종이 있는 환자의 대부분은 압박스타킹을 착용하도록 하고, 이환된 신체 부위를 피로한 정도로 운동하지 않도록 하고, 외상과 과사용을 예방하도록 적절한 변형을 하여 이환된 신체부위를 사용하는 유산소 및 저항성 운동을 안전하게 수행할 수 있다.
- 림프부종 발생 위험이 있는 환자들의 대부분은 저 강도로 시작하고 점진적인 증가를 통해 림프부종 위험이 있는 신체부위를 사용하는 유산소 및 저항성 운동을 안전하게 수행할 수 있다.
- 림프부종 발생 위험이 있는 환자가 운동 중에 스타킹을 착용해야 하는지에 관해서는 명백하지 않지만 도움이 될 수 있다.
- 운동의 부작용에 대한 우려는 림프부종의 정도나 위험에 따라 결정되어야 한다

관한 경계가 포함되어 있었다. 림프부종이 있거나, 발생의 위험이 있는 사람들에게 무거운 것을 들거나, 가장 격렬한 운동에 참여하는 것과 같은 활동을 제한하도록 권고했었다. 림프부종을 갖고 있거나 부종 위험군의 경우에는 항상 운동으로 인한 림프부종의 발생이나 악화가 환자 뿐 아니라 의료진의 우려였다. 최근 미국 림프부종협회의 개정된 권고안에서는 림프부종이 있거나, 림프부종 발생 위험이 있는 환자들의 운동에 대한 변화된 태도가 반영되어 있다. **(표 1)**

5) 미래의 연구방향

앞으로는 운동이 림프부종의 정도나 크기를 감소시키는 효과에 대한 임상적 근거들이 계속 쌓일 것으로 기대한다. 어떤 운동이 림프부종 환자의 각각의 특정한 상태에 좀더 유익한가, 림프부종 위험이 있는 개인에서 림프부종의 발생을 줄일 수 있는 운동프로그램에 대해 대규모의 전향적, 무작위 임상 시험이 시행될 필요가 있고, 좀더 장기간(2년 이상)의 추적 관찰 기간을 갖는 연구가 필요하다. 또한 이러한 개인들이 어떤 스포츠 활동에 안전하게 참여할 수 있는지를 결정하기 위한 근거를 확보하는 노력도 계속되고 있어, 점차 림프부종 환자와 위험군의 삶의 질을 높이는 다양한 운동과 스포츠 활동이 더욱 활성화될 것으로 전망한다.

참·고·문·헌

1. Ahmed RL, Thomas W, Yee D, Schmitz KH (2006) Randomized controlled trial of weight training and lymphedema in breast cancer survivors. J Clin Oncol 24:2765-2772.

2. Chan DN, Lui LY, So WK (2010) Effectiveness of exercise programmes on shoulder mobility and lymphoedema after axillary lymph node dissection for breast cancer: systematic review. J Adv Nurs 66:1902-1914.

3. Harris SR, Niesen-Vertommen SL (2000) Challenging the myth of exercise-induced lymphedema following breast cancer: a series of case reports. J Surg Oncol 74:95-98; discussion 98-99.

4. Kim do S, Sim YJ, Jeong HJ, Kim GC (2010) Effect of active resistive exercise on breast cancer-related lymphedema: a randomized controlled trial. Arch Phys Med Rehabil 91:1844-1848.

5. Lane KN, Dolan LB, Worsley D, McKenzie DC (2007) Upper extremity lymphatic function at rest and during exercise in breast cancer survivors with and without lymphedema compared with healthy controls. J Appl Physiol 103:917-925.

6. McClure MK, McClure RJ, Day R, Brufsky AM (2010) Randomized controlled trial of the Breast Cancer Recovery Program for women with breast cancer-related lymphedema. Am J Occup Ther 64:59-72.

7. McKenzie DC, Kalda AL (2003) Effect of upper extremity exercise on secondary lymphedema in breast cancer patients: a pilot study. J Clin Oncol 21:463-466.

8. McNeely ML, Campbell K, Ospina M, Rowe BH, Dabbs K, Klassen TP, Mackey J, Courneya K (2010) Exercise interventions for upper-limb dysfunction due to breast cancer treatment. Cochrane Database Syst Rev CD005211.

9. Moseley AL, Piller NB, Carati CJ (2005) The effect of gentle arm exercise and deep breathing on

secondary arm lymphedema. Lymphology 38:136-145.

10. National Lymphedema Network Medical Advisory Committee. Topic: Exercise for Lymphedema Patients. Journal. 2008 Internet. cited 2008(September 17)

11. Sagen A, Karesen R, Risberg MA (2009) Physical activity for the affected limb and arm lymphedema after breast cancer surgery. A prospective, randomized controlled trial with two years follow-up. Acta Oncol 48:1102-1110.

12. Schmitz KH (2010) Balancing lymphedema risk: exercise versus deconditioning for breast cancer survivors. Exerc Sport Sci Rev 38:17-24.

13. Schmitz KH, Ahmed RL, Troxel A, Cheville A, Smith R, Lewis-Grant L, Bryan CJ, Williams-Smith CT, Greene QP (2009) Weight lifting in women with breast-cancer-related lymphedema. N Engl J Med 361:664-673.

14. Schmitz KH, Ahmed RL, Troxel AB, Cheville A, Lewis-Grant L, Smith R, Bryan CJ, Williams-Smith CT, Chittams J (2010) Weight lifting for women at risk for breast cancer-related lymphedema: a randomized trial. JAMA 304:2699-2705.

15. Tidhar D, Katz-Leurer M (2010) Aqua lymphatic therapy in women who suffer from breast cancer treatment-related lymphedema: a randomized controlled study. Support Care Cancer 18:383-392.

16. Witte CL, Witte MH (1987) Contrasting patterns of lymphatic and blood circulatory disorders. Lymphology 20:171-178.

Chapter 14

일상생활관리

국제림프네트워크National lymphedema network에서 권고하는 일상생활 지침은 다음과 같다(national lymphedema network, 2012)

1. 피부 관리

감염 위험을 줄이기 위하여 외상을 조심하도록 한다.

• 사지를 깨끗하고 건조하게 유지한다.
• 피부가 갈라지지 않도록 습기를 유지한다.
• 손발톱 정리 시 주변의 살갗(큐티클)을 자르지 않으며 발톱은 일자로 자른다.
• 햇볕에 노출될 때에는 자외선 차단제를 사용한다.
• 부어 있는 팔, 다리에 주사를 맞지 않도록 하며 침, 부황, 뜸도 시술 받지 않는다.
• 작업을 할 때에는 장갑을 착용한다. (원예 장갑, 요리 장갑, 골무 등)
• 피부에 상처가 나면 비누와 물로 깨끗이 닦고, 항생제 연고를 바르고 감염 증상이 있는지 살펴본다.
• 발진이 나거나, 열감, 부종의 증가, 감기 같은 증상이 나타나면, 즉시 의사와 상의하여 감염 치료를 조기에 치료해야 한다.

2. 활동 및 생활 습관

• 점진적으로 활동과 운동의 기간 및 강도를 증가시킨다.
• 활동 중 또는 활동 후 사지의 부피, 모양, 피부 촉진, 묵직함 또는 단단해짐의 변화를 살핀다.
• 적정 체중을 유지한다.
• 활동 중 자주 쉬는 시간을 통해 회복되도록 한다.
• 사지가 조여지는 것을 피하도록 한다.
• 가능한 위험이 있는 수술 부위 사지가 압박되는 것을 피하고, 반복적으로 압박되지 않도록 한다.
• 조이지 않는 장신구와 옷을 착용한다.
• 림프부종이 있거나 고위험군은 사지로 물건

을 나르거나 무거운 가방을 드는 것을 피한다.

4. 압박 스타킹

- 몸에 잘 맞는 스타킹을 착용해야 한다.
- 림프부종이 발생할 위험이 있는 팔에 고강도의 활동 (무거운 물건 들기, 지속적으로 서있기, 달리기 등) 시에 착용하되, 상처가 있거나 순환이 안되는 경우 주의해야 한다.
- 림프부종이 있는 환자는 비행기 여행시 몸에 잘 맞는 압박스타킹을 착용하도록 권한다. 하지만 위험군인 경우에는 예방 목적으로 압박 스타킹 착용을 권하거나 금기하지는 않는다.

5. 체온

- 열치료를 시행할 때 주의해야 하며, 고위험군은 팔이 붓거나, 림프부종의 정도가 심해지는지 살펴보아야 한다. 사우나 또는 탕에 들어가는 것은 피하도록 한다.
- 과도한 추위에 노출되는 것은 추후 부종을 일으킬 수 있으므로 피하여야 한다.
- 15분 이상 지속적으로 열에 노출되는 것을 피한다.

참·고·문·헌

1. Arrault M, Vignes S. risk factors for developing upper limb lymphedema after breast cancer treatment. Bull Cancer 2006;93:1001-1006.

2. Badger C, Preston N, Seers K, et al. Benzopyrones for reducing and controlling lymphoedema of the limbs. Cochrane Database Syst Rev 2004;(2):CD003140.

3. Clark B, Sitzia J, Harlow W. Incidence and risk of arm oedema following treatment for breast cancer: A three-year follow-up study. QJM 2005;98:343-348.

4. Cornish BH, Thomas BJ, Ward LC, et al. A new technique for the quantification of peripheral edema with application in both unilateral and bilateral cases. Angiology. 2002;53:41-47

5. DiSipio T, Rye S, Newman B, et al. Incidence of unilateral arm lymphoedema after breast cancer: a systematic review and meta-analysis. Lancet Oncol 2013;14(6):500-515.

6. Foldi M, Foldi E. Textbook of lymphology, 2nd ed, Munchen: Elsevier, 2006, 629-667.

7. Francis WP, Abghari P, Du W, et al. Improving surgical outcomes: Standardizing the reporting of incidence and severity of acute lymphedema after sentinel lymph node biopsy and axillary lymph node dissection. Am J Surg 2006;192:636-639.

8. Fu MR. Breast cancer-related lymphedema: Symptoms, diagnosis, risk reduction, and management. World J Clin Oncol 2014;5:241-7

9. Fu MR, Axelrod D, Cleland CM, et al. Symptom report in detecting breast cancer-related lymphedema. Breast Cancer 2015;7:345-52.

10. Morris RJ. Intermittent pneumatic compression-systems and applications. J Med Engineering Tech 2008;32:179-188

11. Godoy JM, Silva SH, Godoy MF. Sensitivity and specificity of combined perimetric and volumetric evaluations in the diagnosis of arm lymphedema. Praque Med Rep 2007;108:243-247.

12. Graham P, Jagavkar R, Browne L, et al. Supracla-vicular radiotherapy must be limited laterally by the coracoid to avoid significant adjuvant breast nodal radiotherapy lymphoedema risk. Australas Radiol 2006;50:578-582

13. Harris SR, Hugi MR, Olivotto IA, et al. Clinical practice guidelines for the care and treatment of

14. breast cancer: 11. Lymphedema. CMAJ 2001;164: 191-199.

15. Harris SR, Schmitz KH, Campbell KL, et al. Clinical practice guidelines for breast cancer reha-bilitation: syntheses of guideline recommendations and qualitative appraisals. Cancer 2012;118(8 Suppl):2312-2324.

16. Hayes S, Janda M, Cornish B, et al. Lymphedema secondary to breast cancer: How choice of measure influences diagnosis, prevalence, and identifiable risk factors. Lymphology 2008;41:18-28.

17. Hayes SC, Janda M, Cornish B, et al. Lymph-edema after breast cancer: Incidence, risk factors, and effect on upper body function. J Clin Oncol 2008;26:3536-3542.

18. Hayes SC, Rye S, Battistutta D, et al. Prevalence of upper-body symptoms following breast cancer and its relationship with upper-body function and lymphedema. Lymphology 2010;43:178-187.

19. International Society of Lymphology. The diagnosis and treatment of peripheral lymphedema: 2013 Consensus Document of the International Society of Lymphology. Lymphology 2013;46:1-11.

20. NLN Position Statement of the National Lymph-edema Network. Topic: Summary of Lymphedema Risk Reduction Practices 2012.

21. Schmitz KH, Ahmed RL, Troxel A, et al. Weight lifting in women with breast-cancer-related lymph-edema. N Engl J Med 2009;361:664-673.

22. Schmitz KH, Ahmed RL, Troxel AB, et al. Weight lifting for women at risk for breast cancer-related lymphedema: a randomized trial. JAMA 2010;304:2699-2705.

23. Stout Gergich NL, Pfalzer LA, McGarvey C, et al. Preoperative assessment enables the early detection and successful treatment of lymphedema. Cancer 2008;112:2809-2819.

24. 대한림프부종학회, 암 치료후 발생한 림프부종 임상지침 권고안. 2015.

25. 대한림프부종학회, 림프부종. 제1판. 서울: 군자출판사 2012.

Chapter 15

림프부종 약물요법

Pharmacologic Therapy in Lymphedema

약물요법의 치료적 전망과 한계
(Treatment perspectives and limitations)

림프부종에서 약물요법의 주요 목적은 부종 조절, 림프 순환의 유지, 림프부종 발생 예방 및 감염 조절에 있다. 그러나 림프부종 감소에 약물요법의 효과는 제한적이다. 실제 급성기 부종에서 이뇨제(diuretics)의 단기 투여에 의해 나타나는 부종 감소 효과를 제외하면 대부분의 약제에서는 부종 감소가 약물에 의해 뚜렷하게 나타나지 않는다. 따라서 림프부종의 감소 효과가 아직까지 불분명하기 때문에 약물 요법의 역할에 대해서는 논란이 있다. 현재 림프부종에서의 약물 요법은 단독 효과보다는 다른 부종 치료에 보완요법으로 그 역할을 한다고 생각하고 있다. 그리고 장기적인 림프부종에서 감염 조절이나 예방에 대한 관리가 중요한데 여기서 약물 요법의 중요성이 고려될 수 있겠다.

여러 약제가 다양하게 사용되기 때문에 약물의 종류와 투여 목표에 따라 분류가 필요하다. 본 장에서는 먼저 과거부터 부종치료에 널리 사용되었던, Benzo-pyrones, 플라보노이드(flavonoids) 등의 약제에 대한 약리작용과 투여 용법 및 효과에 대한 최신 리뷰를 중심으로 다룰 것이다. 그리고, 부종과 관련하여 좀 더 대증적인 치료에 해당하는 이뇨제 사용에 대해서 알아보고 림프부종의 감염 조절과 관리에 대한 최신 지견을 다룬 다음 마지막으로 최근에 사용 빈도가 늘어나고 있는 셀레니움(selenium) 제제를 검토하고자 한다.

1. Benzo-pyrones 제제

림프부종에 사용되는 여러 약제 중에서 benzo-pyrone제제는 주로 식물에서 추출되는 물질로서 다양한 형태로 합성되어 현재 부종치료에 가장 널리 사용되고 있다. 두가지로 분류되는데, Alpha-benzo-pyrones는 coumarin derivatives 이고, Gamma-benzo-pyrones는 semi-synthetic flavonoids 로서 diosmin, rutin, hesperidin 등이 있다.

1) 5,6-benzo-alpha-pyrone (Coumarins)

자연에서 추출할 수 있는 Coumarin과 그 derivatives는 단백질이 풍부한 부종치료에 비교적 오래 전부터 사용되었던 약제이다. 미국에서는 약제가 아닌 식품 보조제(dietary supplements)로 관리되고 있다. Coumarin의 림프부종 감소 기전은 아직 불분명하지만, 혈장 내에서 포식세포(macrophage)를 활성화하여 조직에서 혈관 내로 일종의 단백질 운반(protein carrier) 역할을 한다. 결국 혈관 밖의 단백질을 감소시켜 림프계 부담을 줄이는 것으로 생각된다. 또 다른 설명으로 활성화된 포식세포가 리소좀성(lysosomal) 효소 분비를 증가시켜 단백 분해를 유도하는 것이다. 이러한 포식세포에 대한 효과는 coumarin의 벤젠 고리의 역할로 생각되며, 플라보노이드(flavonoid)가 가지고 있는 sugar moieties는 이러한 효과가 없다. 대신 sugar moieties는 염증세포와 혈관벽의 상호작용의 중요한 마커로 생각되는 VCAM-1, ICAM-1과 작용하여 혈관 내피벽의 손상을 막는 기능을 가지고 있다. 그래서 플라보노이드 제제는 혈관성 부종이나 만성정맥부전에 효과적이지만 혈관구조가 정상적인 림프부종에는 coumarin 보다 효과적이지 않다. 그렇지만 임상적 효과에 대해서는 논란이 있다. Coumarin 일일 용량을 400 mg으로 복용하였을 때 부종 감소와 림프부종으로 인한 불편감을 감소시킬 수 있다는 보고가 있었다. 하지만, 1999년 Loprinzi 등이 시행한 이중 맹검, 위약 대조군 연구에서는 coumarin 복용이 유의한 효과가 없다는 보고가 결국 coumarin의 사용에 결정적인 부정적 영향을 주었다. Coumarin은 불충분한 임상 효과와 간독성 때문에 현재의 많은 나라에서 시판되지 못하고 있다. 우리나라에서도 coumarin 복합제제

로 생산되는 주사제제가 있으나 림프부종에 사용할 수 없는 약제이다. 그러나 2005년 Farinola 등은 Coumarin이 림프부종에 플라보노이드보다 효과적이고, 간독성은 유전성 다형성(genetic polymorphism)을 가지고 있는 매우 소수의 사람에서 나타나는 현상이기 때문에 재도입을 주장하고 있다.

2) Gamma-benzo-pyrone (semi-synthatic flavonoids) − Daflon 외

Dios® or Venitol® 이라는 상품명으로 알려진 Daflon은 micronized purified flavonoid fraction of Rutaceae aurantiae (MPFF)라는 diosmin에서의 반합성 제제(Semi-synthetic preparation)이다. 정맥탄력(venous tone), 모세혈관 투과성 및 저항성을 향상시키고, 염증 반응에 관계하는 매개체로부터 보호하는 기능 등이 약제에 대한 효과로 제시되었다. 만성정맥부전, 치질 등에서 일차적 약물요법으로 널리 사용되고 있으며, 림프부종에서도 1997년 Peckling 등이 시행한 무작위 대조군 연구에서 부피감소나 림프신티그라피에서 뚜렷한 변화는 없었으나 불편감이나 무게감(heaviness)이 감소했다고 하였다. Daflon 500mg 을 하루에 2회 처방하고 부종 관련 증상들을 면밀하게 관찰하면서 3-6개월 정도 투여하는 방법을 많이 사용한다. 그 외에 Ruscus aculeatus plant의 뿌리 추출물과 hesperidin methyl chalcone, ascorbic acid의 혼합제로 개발된 Cyclo 3 Fort (Fabroven)가 Daflon과 비슷한 효과가 있다는 보고가 있으나 현재 거의 사용되고 있지 않다.

2. 플라보노이드(Flavonoids)

엔도텔론 (Endotelon, vitis vinifera)은 포도씨에서 추출한 식물기원 물질인 프로시아니돌 올리고머 (Procyanidolic oligomer, OPC)로서 혈관벽에서 세포외기질의 생합성을 조절하여 일종의 "혈관보호자"(angioprotectors) 기능을 하는 것으로 제시된 약물이다. 현재 Daflon과 함께, 임상에서 널리 사용되고 있는 약제로서 150mg씩 일일 2회 용법으로 Daflon과 마찬가지로 증상의 변화를 관찰하면서 3-6개월 정도 투여 하면서 효과를 살펴본다. 그 밖에 sulodexide는 혈관내피 보호기능이 있다고 알려져 있어 유방절제 후 림프부종의 예방적 효과를 제시한 연구가 있었으나 현재 거의 사용되고 있지 않다.

플라보노이드 제제는 대부분 안정성과 부작용에는 큰 문제가 없으나 림프부종에 대한 효과성이 뚜렷하게 입증되지 않고 있다. 반합성 제제 (Semi-synthetic flavonoid, MPFF), 플라보노이드 (엔도텔론) 등은 림프부종보다는 좀 더 정맥혈관에 직접적으로 영향을 미치는 약리 기전을 가지고 있어 정맥혈관의 부전이 없는 림프부종에서의 효과는 많지 않을 것으로 생각된다. 현재 국제 림프학 학회(The International Society of Lymphology)는 플라보노이드 제제가 결코 복합 부종감소 물리치료를 (complex physical therapy) 대체할 수 없다고 제안하고 있다.

3. 이뇨제(diuretics)

이뇨제는 기본적으로 림프부종에 추천되는 약물은 아니다. 그러나 furosemide와 같은 고리 이뇨제(loop diuretics)는 최근에 갑자기 부피가 증가하고 수분이 많은 체액이 저류되어 함요(pitting)양상이 뚜렷한 림프부종의 급성기 치료에 선택적으로 사용할 수 있다. 단 2주에서 3주 이내의 단기간에 사용하도록 하며, 신기능을 악화시킬 수 있기 때문에 심장질환 유무와 신기능을 잘 살펴야 한다. 이뇨제 사용이 수분을 배출한 후 부종 조직내 단백질 농도를 오히려 높여 림프부종을 악화시키거나 연부조직의 섬유화를 촉진할 수 있다는 점도 명심해야 한다. 그럼에도 불구하고, 증상의 감소라든지, 진행성 암환자에게 악화된 림프부종의 완화 목적 (palliative setting)으로 이뇨제를 적절하게 사용하는 것은 부종을 관리하는 좋은 방법이다.

4. 항생제(Antibiotics)

림프부종에서 항생제 사용은 상황에 따라 매우 중요하다. 크게 감염치료를 위한 사용과 예방적 항생제 사용 두가지로 나누어 살펴보도록 한다. 감염은 주로 박테리아성 연조직염(cellulitis)이나 림프관염(lymphangitis)에 의해 나타나게 되고 부종의 주요 합병증이기 때문에 발생한 후의 신속한 치료와 평소의 예방이 중요하다. 임상 양상이나 예방과 관련된 내용은 본 교과서의 다른 단원에서 자세히 다루고 있다.

감염이 진단되면 적절한 항생제가 주어져야 한다. 원인균으로는 beta-hemolytic streptococci나 S. aureus와 같은 그램 양성균이 80% 이상 차지하기 때문에 이들을 사멸할 수 있는 항생제를 일차적으로 사용하면 된다. 그램 음성 간균이 원인균으로 나타나기도 하지만 비교적 드물다. 경구용 항생제로 amoxicillin/clavulanate, ampicillin, sulbactam, 1세대 또는 2세대 cefa를 사용할 수 있으며, 감염 상태가 급속히 진행하거나 전신상태가 좋지 않은 경우 주사제제를 사용하게 된다.

어떤 환자들에게 예방적 항생제를 처방할 것인가. 아직까지 명확한 기준이나 지침은 없는 상태이나 일반적으로 감염이 반복되는 경우에 예방적 항생제 치료를 고려할 수 있다. 1993년 Jeff 등은 지난 1년 동안 한번 이상 감염을 겪은 경우 예방적 항생제가 필요하다고 하였다. 또한 림프부종 환자에서 예방적 항생제 치료는 감염 발생의 빈도를 1/3 이상 감소시키는 것으로 알려져 있다. 월 1회 내지는 2회 1.2-2.4 mU의 Benzathine penicillin G를 주사로 투여하는 방법과 Penicillin G 또는 V를 250mg 2회 복용 또는 500mg 1회 복용하는 방법을 가장 많이 사용한다. 수개월에서 1년 정도 지속한 다음 그 기간 동안 감염이 발생하지 않으면, 예방적 항생제는 더 이상 필요 없게 되고, 이후 추적 관찰하면서 감염 발생 여부에 따라 재 투여를 결정할 수 있다.

5. 셀레니움 제제(Selenium supplementation)

셀레니움(Selenium, sodium selenite) 우리 몸의 필수 요소 중의 하나이고 음식을 통해서 계속 섭취하는 물질이다. 그런데 셀레니움이 항산화 작용과 산화성 손상에서 내피세포를 보호하는 역할을 한다는 것이 알려지면서 림프부종이나 방사선치료 후 합병증 예방, 이차적 감염 예방 등에서 관심을 받고 있다. 캐나다와 유럽의 통계에 따르면 유방암 생존자의 4 to 12%까지 셀레니움 제제를 복용하고 있는 것으로 나타나고 있다(Surveys in Canada, UK and Germany). 그렇지만 림프부종 감소, 감염 예방, 방사선 합병증 감소등의 효과는 아직까지 입증되지 않고 있다.

셀레니움의 약리 작용은 산소라디칼 생성을 낮추고, glutathione peroxidase를 통한 항산화 효소를 활성화시켜 혈관내벽의 손상을 줄여준다는 기전으로 설명되고 있다. 용법에 대해서는 지금까지의 연구마다 다양한 용량과 방법들을 사용해 왔다. 전반적으로 일일 300 and 500 μg 정도의 셀레니움을 복용하는 연구들이 가장 많으며, 초기에 500 μg 정도 투여하고 이후 유지 용법으로 200-300 μg 정도로 조정한 보고도 있다. 셀레니움을 약제로 투여할 경우 과다섭취를 주의해야 한다. 미국 National Research Council에서는 셀레니움의 일일 최대 안전 섭취용량은 600 μg, 그리고 부작용이 발생할 수 있는 경계 용량을 800 μg으로 정하고 있다. 정상적인 식사를 통해 일일 약 100-200 μg의 셀레니움을 섭취하고 있기 때문에 500 μg 이상의 지속적인 복용은 과다섭취의 부작용이 우려된다. 셀레니움이 많이 함유되어 있는 음식은 통밀, 견과류, 해산물, 살코기류, 곡류, 우유 및 유제품 종류 등이다. 이러한 음식의 충분한 섭취를 권장할 필요가 있겠다.

참 · 고 · 문 · 헌

1. Badger C, Preston N, Seers K, Mortimer P. Benzo-pyrones for reducing and controlling lymphoedema of the limbs. Cochrane Database Syst Rev. 2004;(2): Review.

2. Bruns F, Micke O, Bremer M. Current status of selenium and other treatments for secondary lymphedema. J Support Oncol. 2003;1(2):121-30. Review.

3. Casley-Smith JR. Benzopyrones in the treatment of lymphoedema. Int Angiol 1999;18:31– 41.

4. Casley-Smith JR, Morgan RG, Piller NB. Treat-

ment of lymphedema of the arms and legs with 5,6-benzo-[alpha]-pyrone. N Engl J Med 1993;329:1158–1163.

5. Dennert G, Horneber M: Effects on the incidence and severity of lymphoedema following surgical treatment or radiotherapy or both. Cochrane Database of Systematic Reviews 2006

6. Doutremepuich JD, Barbier A, Lacheretz F. Effect of Endotelon (procyanidolic oligomers) on experimental acute lymphedema of the rat hindlimb. Lymphology. 1991 Sep;24(3):135-139

7. Farinola N, Piller N. Pharmacogenomics: its role in re-establishing coumarin as treatment for lymphedema. Lymphat Res Biol. 2005 3:81-6.

8. Jeffs E. The effect of acute inflammatory episodes (cellulitis) on the treatment of lymphoedema. Journal of Tissue Viability 1993;3(2):51-55.

9. Kristova V, Kriska M, Babal P, Djibril MN, Slamova J, Kurtansky A. Evaluation of endotheliumprotective effects of drugs in experimental models of endothelial damage. Physiol Res 2000;49:123–128.

10. Loprinzi CL, Kugler JW, Sloan JA, et al. Lack of effect of coumarin in women with lymphedema after treatment for breast cancer. N Engl J Med 1999;340:346–350.

11. Loprinzi CL, Sloan J, Kugler J. Coumarin-induced hepatotoxicity. J Clin Oncol 1997;15:3167–3168.

12. Pecking AP, Fevrier B, Wargon C, Pillion G. Efficacy of Daflon 500 mg in the treatment of lymphedema (secondary to conventional therapy of breast cancer). Angiology 1997;48(1):93-8.

13. Robert AM, Robert L, Renard G. Effect of procyanidolic oligomers of Vitis vinifera on the biosynthesis and excretion of corneal glycosaminoglycans. Pathol Biol (Paris). 2005 Sep;53(7):411-5.

Chapter 16

림프부종의 수술적 치료

1. 개요

림프부종은 기본적으로 평생 동안 치료를 필요로 하는 만성질환이다. 그러나 거의 대부분의 림프부종은 비수술적 치료만으로도 잘 조절될 수 있다. 일반적인 치료의 목표는 부종 및 통증의 감소, 사지 기능 장애 예방, 미용적 개선 등에 있다.

대부분의 림프부종에서 비수술적 치료인 복합물리치료로 조절되지만, 복합물리치료에 반응하지 않는 경우에는 사지의 부종이 진행되어 상피증을 보일 정도가 되면 부종의 무게와 피부 섬유화 현상으로 인하여 정상적인 사지의 움직임마저 어려워지게 된다(그림 1). 림프부종으로 인한 중증의 합병증으로는 반복적인 림프관염 및 이와 동반된 폐혈증이 있으며, 드물게는 림프부종의 연관된 악성종양인 Stewart-Treves syndrome을 유발하기도 한다.

수술적 치료는 적절한 비수술적 치료를 시행함에도 불구하고 부종의 관리가 안되고 계속 진행하여 3기 또는 4기의 림프부종에서 중증의 기능적 장애가 있는 경우, 반복적인 림프관염이 발생하는 경우, 심한 통증이 지속되는 경우에 고려되어야 한다.

수술은 크게 재건수술과 절제수술로 나뉜다. 재건수술은 일차성 림프부종과 이차성 림프부종

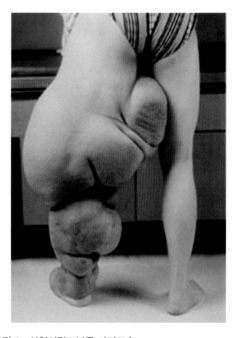

그림 1 선천성림프부종 다리모습

모두에서 적용할 수 있으며 주로 사지의 근위부 림프관은 폐색되었으나 원위부 림프관은 유지되어 림프관의 확장이 동반된 환자에서 만성적인 림프부종으로 인한 이차적인 변화가 동반되지 않은 환자들에게 고려될 수 있다. 절제수술은 이차적인 변화가 동반되어 과다한 섬유화가 이미 발생한 환자들에서 비후된 섬유성 피하 림프조직을 제거하는 방법이다. 또한 가장 덜 침습적인 방법으로 비후된 피하조직으로부터 비후된 지방을 제거하는 방법인 지방 흡입술이 있다.

2. 수술전 평가

(1) 림프관조영술(lymphangiography)

조영제를 박리된 림프관에 직접 주사하여 림프계의 해부를 직접적으로 확인하는 방법으로 림프계에 대한 가장 많은 정보를 얻을 수 있다는 장점이 있다. 그러나 술기 자체가 대단히 침습적일 뿐만 아니라 시술 자체가 림프관에 손상을 주어 림프부종을 더욱 악화시킬 수 있는 치명적인 약점을 가져 요즘에는 거의 사용되지 않는다.

(2) MRI

MRI를 이용하여 림프관을 시각화하려는 노력은 현재까지도 진행 중이다. MRI 검사는 하지부종의 감별진단에 이용될 수 있는 데, 림프부종에서는 근막외 구획이 특징적인 부종소견을 보이며 비후된 피부 밑으로 벌집모양의 패턴을 볼 수 있다. 또한, 이 검사는 수술계획과 림프 재건술 후의 개존율을 평가하는 데 유용한 검사방법이며, 림프부종과 동반된 림프기형의 발견을 위해서도 필요한 검사방법이다.

(3) CT

CT도 MRI와 함께 사지부종의 평가에 있어 유용한 검사법인데, 부종이 위치한 곳에서의 정확한 해부학적 정보를 제공한다는 장점을 지닌다. 이 검사법은 조직의 밀도와 단면적에 대한 연속적인 평가를 통해 수술 후 치료에 대한 반응을 감시하는데 유용한 검사방법이다.

(3) 림포신티그래피(lymphoscintigraphy)

림포신티그래피는 만성 림프부종을 평가하고 수술적 치료를 계획함에 있어 가장 중요한 검사방법이다. 일차성 림프부종과 이차성 부종을 감별을 수 없다는 단점이 있으나 다른 하지부종으로 부터 림프부종을 감별하는 데 있어서는 매우 훌륭한 검사방법이다.

이 검사는 방사성 표지 고분자 추적자의 청소율을 정량화 함으로써 림프기능을 평가한다. 정상범위는 흡수율이 0.6%에서 1.6%로, 0.3% 미만인 경우에는 림프부종으로 진단할 수 있으며 정맥질환의 경우에는 2% 이상으로 나타난다.

(4) 색소주사(dye injection)

Isosulfan blue dye와 같은 색소를 표피하 주사하여 림프관을 확인할 수 있는 방법이다. 정상적으로 림프액의 이동은 표재성 림프 집합계 내에서 보여지는 데, 병적인 상태에서는 림프액의 진피역류로 인해 색소가 피부내에서 침착되어 색소로 인한 피부의 변색이 구름과 같은 모양으로 나타나게 된다. 색소의 주사는 알레르기성 반응을 일으킬 수 있기 때문에 주로 전신마취 하에서 수술하는 동안 림프관을 찾기위해 이용되어 진다.

3. 수술적 방법

1) 재건수술

(1)림프-정맥 문합술

현재, 부종조직에 함유에 된 림프액을 배액시키기 위해 시행하는 가장 흔하게 이용되는 방법으로 림프관과 정맥사이를 연결시켜주는 방법이다.

상지 및 하지의 림프부종 환자에서 모두 가능하며, 수술 중 isosulfan blue dye와 같은 색소를 투여하여 표재성 림프관을 찾아낸 후 하지에서는 주로 대복재정맥, 상지에서는 전주정맥, 척측피정맥, 또는 상완정맥에 단단연결술 또는 단측연결술의 술기로 현미경 시야 하에서 단속봉합으로 연결하게 된다.

수술 후에는 탄력붕대로 수술부위를 감고, 30도 정도로 하지거상을 시행하여야 한다.

이러한 림프-정맥 문합술의 장기적인 효과에 대한 적절한 평가는 매우 어렵다.

주관적인 방법으로 사지 직경 및 용적의 감소, 환자의 만족도, 봉와직염 등의 합병증의 빈도 감소 등이 있으며, 객관적인 방법으로는 림포신티그래피에 의한 림프 청소율의 호전 등이 있다. 현재까지 이러한 수술의 결과는 비교적 양호한 것으로 나타나, O'Brien 등이 림프-정맥 문합술을 시행한 90명의 환자들을 대상으로 한 장기 추적 조사 연구를 보면 73%의 환자에서 주관적인 임상양상의 호전을 보였으며. 42%에서는 객관적 검사 상의 호전을 보고하였다. 또한, 이탈리아에서 665명의 환자들을 대상으로 한 대규모 조사에서도 87%의 환자들이 주관적 임상양상의 호전을 경험하였으며, 69%의 환자에서 사지 용적의 감소를 보였다.

이처럼 림프-정맥 문합술은 주로 봉와직염이나 림프관염과 같은 합병증의 병력이 없는 비교적 초기단계의 이차성 림프부종 환자에서 좋은 결과를 얻을 수 있는 수술이다.

(2) 림프-림프 문합술

림프관 이식은 주로 상지에서 액와 림프절 절제술이나 방사선 치료, 또는 하지에서 골반 또는 서혜부 림프절 절제술이나 방사선 치료로 인한 국소 림프관 폐쇄로 인한 림프부종 환자에서 시행되며, 림프 이식술은 주로 일차성 림프부종 환자에서 시도되어 진다.

수술방법으로는 사지의 원위부 표재성 림프관을 수집한 후 이를 폐색된 림프관을 우회하여 근위부의 정상 림프관까지 피하터널을 통해 전위시켜 림프-림프 문합술을 시행하는 방법과 수집된 림프관을 이용하여 정상상태의 원위부 림프관과 근위부 림프관 사이에 삽입시켜 림프-림프 문합술을 시행하는 방법이 있다. 그 밖에도 정상 림프절 자체를 병변이 있는 림프절에 직접 이식해주는 방법, 병변 부위에 대한 피부판 이식과 함께 판내의 림프관을 연결해 주는 방법 등이 있다. 수술 후에는 탄력붕대를 적용하고, 6개월 간은 탄력이 있는 압박의상을 착용하는 것이 추천된다.

이러한 수술법은 대규모 조사에 의한 결과는 아직 확립되어 있지는 않으나, 림프부종을 동반한 사지의 용적 감소에 있어서는 비교적 양호한 결과를 보이고 있다. 이러한 림프-림프 문합술은 림프-정맥 문합술에 비해 림프관과 정맥 사이에서 보일 수 있는 역압력 구배가 림프관들 사이에서는 없으며, 림프관의 재생능력으로 인해 보다 빠르게 치유되는 장점을 지녀 림프-정맥 문합술 보다 우수할 것으로 사료된다.

2) 절제수술

(1) Charles 수술

1912년 처음 시행된 수술이며, 림프 부종이 있는 하지의 피부, 피하조직, 심부근막을 완전히 원주절개를 시행하고, 곧바로 절개된 부위에 전층 피부이식을 하는 것이다. 이 수술방법은 초기효과는 우수하나 이식된 피부의 치유를 예측할 수가 없고, 창상감염, 혈종, 피부괴사 등의 주요 합병증이 동반될 수 있어 현재는 림프부종의 수술적 치료로 거의 이용되지 않는다.

(2) Homans 수술 (그림 2)

림프부종 환자에서 가장 흔하게 시행되는 절제수술은 1918년 Sistrunk에 의해 처음 시도되어

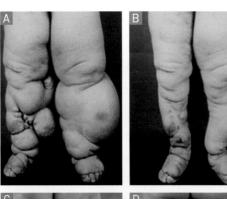
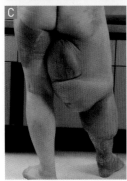
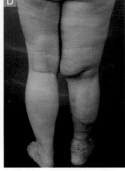

그림 2 Homans 수술. (A,C) 수술전, (B,D) 수술후

졌으며, 후에 Homans에 의해 수정되고, 대중화되었다. 이 수술 방법은 "단계적 피판하 피하 절제술"로 요약되며, 중등도의 부종 환자에서 비교적 건강한 피부를 가진 환자가 이 수술의 대상이 된다. 가능한 많은 양의 림프부종이 있는 피부와 피하조직을 제거하는 것이 본 수술의 주된 목적이다.

수술은 하지의 내측복사 부위에서부터 장딴지를 통해 허벅지까지 내측 절개를 시행하고, 약 1-2 cm 두께의 피판을 만든 후 이 피판을 전방 및 후방으로 들어올리면서 피판 아래의 모든 피하조직을 내측 심부근막을 따라 불필요한 피부와 함께 제거하는 것이다. 이렇게 첫번째 단계를 수술이 끝나고, 만약 추가적인 림프부종성 조직의 제거가 필요하면 두번째 단계의 수술은 3개월에서 6개월 정도 후에 시행하면 된다.

이 수술법의 결과에 대한 최근의 장기간 추적조사에 의하면 약 80%의 환자에서 사지 윤곽 및 기능의 호전과 함께 사지 크기의 감소를 보였으며, 림프관염 등의 합병증 발생도 감소된 것으로 조사되었다. 그러나, 장기간의 입원의 필요성, 창상치유 부전, 긴 수술 흉터, 감각신경 손상, 부종의 잔존 등의 단점 또한 존재한다. 따라서 본 수술법도 내과적 치료에 반응하지 않고 기능적 이상을 동반한 림프부종에서 시행하는 것이 바람직하다.

결과적으로 Homans 수술은 보존적 치료에 반응하지 않고, 기능장애를 동반한 중등도 이상의 일차성과 이차성 림프부종 환자에서 부종의 감소, 기능적 회복과 합병증 예방을 위해 시도할 수 있는 가장 믿음직한 수술법이라 할 수 있으며, 저자의 경험도 Homans 수술이 림프부종 환자에서 수술적 치료로 권장된다고 할 수 있겠다. Homans 수술은 수술 자체뿐 아니라 수술 후 재

활치료에 의해서 치료의 성공여부가 결정된다. 수술 자체는 부종성 조직을 제거하고 림프액의 흡수를 돕는 역활만 하기 때문에 수술 후 지속적인 맛사지 요법, 압박의상 요법 등 재활치료를 게을리 한다면 수술에 따른 효과를 기대하기는 어렵게 될 것이다.

(3) 지방 흡입술

가장 최근에 소개된 수술법으로 만성 림프부종 환자에서 진공 흡입술을 이용하여 비대성 및 부종성 조직을 제거하는 것이다. 지방 흡입술은 수술 후 출혈을 감소시키고 사지 용적을 감소시키기 위해 반드시 압박치료와 함께 시행하여야 한다. 또한, 수술 후 지속적인 압박치료는 수술 후 호전된 임상증상을 계속 유지하기 위해서도 가장 중요한 치료라고 할 수 있겠다.

지방 흡입술은 기능부전의 림프관으로 인한 부종환자에서 치료로써 유용하게 이용될 수 있으나, 다른 면으로는 기능을 하고 있는 림프관을 파괴시키고 부종을 더욱 악화시킬 수 있는 단점을 지닌다.

4. 결론

림프부종 환자에서 수술적 치료는 비수술적 치료를 통해서 부종의 관리가 안되고 계속 진행하여 정상적인 활동이 불가능하거나 반복적인 림프관염으로 입원이 필요하게 되는 경우 고려하게 된다. 그러나, 림프부종 환자에서의 수술적 치료는 모든 환자에서 수술적 치료 후 좋은 예후를 보이는 것도 아니며, 항상 수술 자체에 따른 위험성이 따르기 때문에 신중히 고려되어야 할 것이다. 하지만, 지속적이고 잘 조절된 보존적 치료에도 불구하고 치료에 반응을 보이지 않거나 림프부종으로 인한 합병증이 반복적으로 발생하는 경우에는 수술적 치료를 망설여서도 안된다.

무엇보다도 중요한 것은 수술적 치료가 치료의 종료를 의미하는 것이 아니라 새로운 치료의 시작이라는 것이다. 수술 후 맛사지, 압박스타킹 치료 요법과 같은 재활치료를 등한시 한다면 분명 수술 전 상태로 돌아갈 것이다.

참·고·문·헌

1. DI Kim, S Huh, SJ Lee, JH Hwang, YI Kim, BB Lee Excision of subcutaneous tissue and deep muscle fascia for advanced lymphedema Lymphology 1998;31:190-194

2. DI Kim, S Huh, JH Hwang, YI Kim, BB Lee Venous dynamics in leg lymphedema Lymphology 1999;32:11-14,

3. JH Hwang, JY Kwon, KW Lee, JY Choi, BT Kim, BB Lee, DI Kim Changes in lymphatic function after complex physical therapy for lymphedema Lymphology 1999;32:15-21,

4. DIKim, SH Huh, JH Hwang, JH Joh Excisional surgery for chronic advanced lymphedema Surgery Today 2004;34:134-137

5. O'Brien BM, Mellow CG, Khazanchi RK, et al: Long-term results after microlymphaticovenous anastomoses for the treatment of obstructive lymphedema. Plast Reconstr Surg 1990; 85:562-572.

6. Campisi C, Boccardo F, Zilli A, et al: Long-term results after lymphatic-venous anastomoses for the treatment of obstructive lymphedema. Microsurgery 2001; 21:135-139.

7. Campisi C, Boccardo F: Lymphedema and micro-

surgery. Microsurgery 2002; 22:74-80.

8. Becker C, Assouad J, Riquet M, Hidden G: Post-mastectomy lymphedema long term results following microsurgical lymph node transplantation. Ann Surg 2006; 243:313-315.

9. Li S, Cao W, Cheng K, Chang TS: Microvascular transfer of a lymphatic bearing, flap in the treatment of obstructive lymphedema. Plast Reconstr Surg 2008; 121:150e-152e.

10. Charles RH: A System of Treatment Vol. 3. In: Latham A, Churchill JMA, ed. A System of Treatment Vol. 3,1912:504.

11. Sistrunk WE: Further experiences with the Kondoleon operation for elephantiasis. JAMA 1918;71:800.

12. Homans J: The treatment of elephantiasis of the legs: Preliminary report. N Eng J Med 1936;215:1099.

Chapter 17

수술적치료 - 재건수술

Surgical Treatment - Reconstructive Surgery

1. General overview

림프 부종의 치료를 위해 과거부터 다양한 수술적 방법이 시도되어 왔다. 수술적 치료 방법에는 크게 비생리적 수술법(non-physiologic surgery)과 생리적 수술법(physiologic surgery) 두 가지로 나눌 수 있다. 비생리적 수술법에는 과도하게 축적된 피하 조직을 피부와 함께 절제하는 근치적 절제술(surgical reduction), 지방이 과도하게 축적되어 림프순환을 막게 되는 만성 림프부종이 있을 경우 이 지방조직을 흡입하여 림프 순환을 원활하게 하는 지방흡입술(liposuction)이 있다. 생리적 수술법은 미세수술 기법을 활용하여 림프의 배액을 촉진시키는 것으로 림프가 정체된 부위의 림프관을 정맥에 연결하는 림프관-정맥 문합술(lymphaticovenous anastomosis), 공여부에서 림프절을 포함한 조직을 혈액 공급을 위한 혈관경과 함께 거상하여 림프 부종이 있는 곳으로 옮겨주는 림프절 전이술(lymph node transfer)이 포함된다. 이 장에서는 생리학적인 채널을 이용하여 림프 부종이 있는 곳의 림프의 배액을 도와줄 수 있는 재건적인 성격의 수술 기법들, 즉 생리적 수술법에 대해 살펴보도록 하자.

2. Indications

흔히 수술적 치료는 비수술적 치료방법, 즉 완전 울혈제거요법(complete decongestive therapy)이나 약물요법으로 최소 6개월 이상 치료했는데 효과가 없는 환자에서 최근 봉와직염이나 기타 감염이 없었던 경우 고려하게 된다. 구체적으로, 심한 부종으로 인한 외형상 변형, 혹은 뚜렷한 기능적 장애를 보이는 경우, 성공적인 비수술적 요법 치료 후 늘어난 피부조직 제거, 림프관 섬광 조영술(lymphoscintigraphy) 상에서 림프관 막힘 현상을 보이는 경우, 반복되는 봉와직염, 림프관염 소견을 보이는 경우, 림프관 육종(lymphangiosarcoma), 림프피루(lymphocutaneous fistulae)등이 있는 경우 수술적 치료를 고려한다.

이 중 림프관-정맥 문합술이나 림프절 전이술과 같은 생리적 수술법은 피부 섬유화(fibrosis)나지방 비후(fat hypertrophy) 등이 심하지 않은 경우에 주로 시행하게 된다. 특히 림프관-정맥 문합술을 시행 후 좋은 결과를 얻는 데 있어 림프관의 내재하는 수축력(intrinsic contractility)이 중요하다. 림프관의 수축력이 좋을 경우 문합술 이후 정맥 압력을 이겨내면서 림프액의 순환을 촉진시킬 수 있기 때문이다. 따라서 표재성 피부 두께 증가를 동반한 심한 섬유화 조직병변이 있거나 심한 림프정체성 상피병(lymphostatic elephantiasis) 소견이 보이는 경우에는 효과가 떨어지는 것으로 알려져 있다. 하지만 생리적 수술의 적응증이 되는 환자, 즉 비수술적 치료에 6개월 이상 반응하지 않는 만성 림프부종의 경우 적지 않은 환자에서 림프관의 수축력이 떨어져 있고, 섬유화가 진행되어 있어서, 림프관-세정맥 문합술 후 이상적인 결과를 얻지 못하는 경우가 있다. 또한, 암 수술 등으로 발생하는 이차성 림프부종에 비해 일차성 림프부종의 경우, 림프관의 섬유화나 림프관의 저형성증 내지 무형성증이 있는 경우가 많아 대체적으로 생리적 수술에 반응이 좋지 않은 것으로 알려져 있다.

3. Lymphatic-venous derivative and reconstructive microsurgery

림프관-정맥 단락술(lymphovenous shunt)은 1963년 Laine에 의해 백서 (rat) 모델에서 시행된 후 보고된 바 있다. 이는 림프부종에 이환된 사지의 과다한 림프액을 정맥을 통해 배액하는 것으로, 미세 수술 기법을 이용하여 말단부 림프관을 작은 정맥에 연결하여 주는 수술 방법이다.

O'Brien 등은 림프액이 고인 림프관을 피부정맥 (cutaneous vein)으로 배액하는 수술을 시행하였고, 1970년대 그 결과들을 발표하였으며 이후 여러 술자들에 의해 시행되고 결과가 발표되었다. Campisi 등은 30여 년의 경험을 바탕으로 림프관과 피하 정맥을 단단 문합, 단측 문합의 방법을 이용하여 연결하였을 때, 1800여 명의 환자에서 87%의 환자가 주관적인 증상의 호전을 경험하였고, 83%의 환자에서 과도한 부피의 67%가 감소하는 호전을 보였다고 하였다. 이와 함께 10년 이상 경과 관찰하였을 때, 85%의 환자가 보존적인 치료를 필요로 하지 않게 되었다고 하였다. 하지만 림프부종에 이환된 림프관은 변형된 평활근 세포(smooth muscle cells)를 가지고 있어, 정상 림프관에서 볼 수 있는 압력보다 낮은 압력을 만든다는 것이 밝혀졌다. 따라서 피부 정맥의 압력이 림프관의 압력보다 높아 림프의 배액이 원활하지 않을 수 있고, 혈액 응고에 의한 혈전이 문합 부위에서 생길 수 있다는 주장이 제기되었다.

Koshima 등은 이러한 약점을 극복하기 위해 일반적으로 피하 조직의 중간층에 존재하는 림프관보다 표층에 존재하는 피하세정맥(subcutaneous venule)에 림프부종에 이환된 림프관을 연결할 경우, 림프관의 압력이 피하세정맥 보다 높아 림프액의 배액이 원활하게 이루어 질 수 있다고 주장하였다. 이 방법을 통해 수술을 시행 받은 환자의 62%에서 4cm 이상의 무릎 둘레 길이 감소를 관찰할 수 있었고, 림프관-피부정맥 문합술의 문제점으로 제기되었던 림프관의 섬유화로 인한 문합 실패가 없었다고 보고하였다. 이후 림프관-세정맥 문합술(lymphaticovenular anastomosis)은 많은 술자들에 의해 시행되고 그 결과가 보고되었다.

일반적으로 수술은 국소 마취 하에 진행할 수 있으며, 1 ~ 1.5cm 길이의 절개창을 낸 후 기능이 보존된 림프관을 진피아래 및 피하지방층에서 현미경 시야에서 찾는다. 파란색 염료(blue dye)를 이용하는 경우, 제대로 기능하는 림프관은 파란색으로 나타나서 찾는데 도움이 된다. 최근에는, 형광 림프조영술(fluorescence lymphography) 등 영상 장비의 발달로 보다 수월하게 기능이 보존된 림프관을 찾을 수 있다. 이후 적절한 크기의 진피하 정맥을 찾아 12-0 나일론 실을 이용해서 문합술을 시행한다**(그림 1)**. 절개창을 봉합한 후에는 **(그림 2)** 보통 수술 전과 같이 완전 울혈제거요법 등 보존적 치료를 병행하면서 경과 관찰 한다**(그림 3)**.

Demirtas 등에 의해 보고된 바에 따르면, 림프관-정맥 문합 (lymphaticoveonous anastomosis)과

림프관-세정맥 문합의 방법을 활용하여 림프부종을 시행한 42명의 환자에서 평균 11.8 개월의 관찰 결과 59.3%의 부피 감소를 관찰할 수 있었고, 6명에서 효과 없음(ineffective), 8명에서 보통

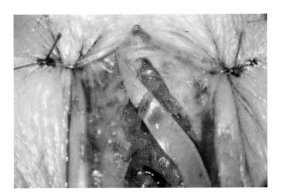

그림 1 원위부 림프관(lymphatics)을 근위부 세정맥(venule)에 연결한 모습

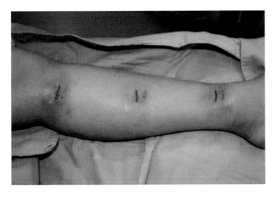

그림 2 수술이 끝난 직후 환자의 우측 하지 모습. 발목, 종아리, 무릎의 내측에 1.5cm 가량의 절개를 가하고 림프관과 세정맥 문합을 시행하였음.

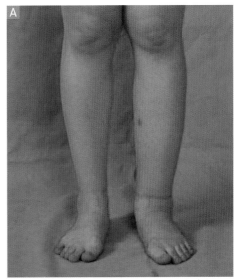

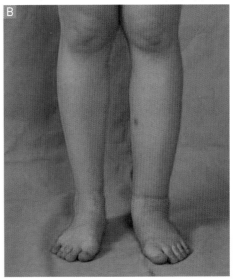

그림 3 특발성 림프부종으로 보존적 치료를 받아오던 환자의 림프관–세정맥 문합술을 시행받기 전(A)과 수술 후 3개월 (B) 모습. 수술 후 종아리의 부피와 발목 둘레가 감소하였으며 결과가 유지되고 있음을 관찰할 수 있음

(moderate), 28명에서 좋음 (good)의 결과를 얻을 수 있었다고 한다. 또한 Chang 등은 암 절제술 후 발생한 이차성 림프부종 환자 100명(상지 림프부종 89명, 하지 림프부종 11명)에 대해 전향적으로 림프관-세정맥 문합술을 시행 후 결과를 보고하였다. 상지 림프부종 환자에서는 수술 후 1년 째 건측 팔 부피 대비 평균 42%의 부종 감소 효과를 보였으며, 96%의 환자에서 수술 후 림프부종이 있는 팔이 가벼워지고, 부드러워 지거나 통증이 감소되는 주관적인 불편 증상이 완화되었다. 하지 림프부종이 있는 환자의 경우, 수술 전후 유의미한 부피 감소 효과는 관찰되지 않았으나 57%의 환자에서 주관적인 불편 증상이 감소되었다고 보고하였다. 또한 림프관과 세정맥을 연결하는 문합 방법에 있어서도, 단단문합법(end-to-end anastomosis)를 비롯해서, 단측문합법(end-to-side anastomosis), 이중 단측문합법(double end-to-side anastomosis), 람다 모양 문합법(lambda-shaped anastomosis) 등 다양한 문합법이 개발되어 사용되고 있다. 2014년 보고된 림프관-세정맥 문합술을 이용한 림프부종 치료 효과에 대한 메타 분석에 따르면 건측 팔 대비 환측 팔의 과잉 둘레 (excess circumference)가 수술 전에 비해 수술 후 48.9% 유의하게 감소시키는 효과가 있는 것으로 나타났다.

하지만 림프관-피하세정맥 문합법은 직경이 0.8mm 미만인 림프관과 피하세정맥을 초미세수술기법 (supermicrosurgical technique)을 이용하여 시행하여야 하므로 숙련된 술자가 아닌 경우 시행하는데 어려움이 있을 수 있고, 최근 보고에 따르면 림프관-피하세정맥 문합 부위의 개존 (patency)이 수 년 후에 모든 경우에서 유지되는 것은 아니라는 것도 밝혀져, 앞으로 장기 관찰 결과에 대한 연구가 요구된다.

4. Lymph node transfer microvas-cular reconstructive surgery

Becker 등은 상지의 림프부종을 치료하기 위해 서혜부(inguinal region)에서 림프절을 포함한 조직을 혈관경과 함께 거상하여 액와부(axillar region)와 주관절(elbow) 주변으로 옮겨주는 림프절 전이술을 시행하고 결과를 보고하였다. 24명의 상지에 발생한 림프부종을 가진 유방암 환자를 대상으로 한 이 연구에서 피부 감염증은 전체 환자군에서 감소한 양상을 보였고, 10명의 환자에서 상지 둘레가 정상으로 돌아왔으며, 12명의 환자에서 상지의 둘레가 감소하였고, 2명의 환자에서는 호전이 없었다고 보고하였다. 유사한 방법을 이용하여 Lin 등은 서혜부에서 손목부위로 옮겨주는 수술법을 보고한 바 있다. Becker 등은 최근 보고에서 림프절에서 림프관의 신생과 연관이 깊은 것으로 알려져 있는 VEGF(Vascular Endothelial Growth Factor)를 다량 방출되며, 이는 림프절 자체가 림프액의 순환을 돕는 펌프 역할을 하는 것과 함께 림프관의 재생 및 신생을 도와 림프부종을 호전시킬 수 있다고 주장하였다. 또한 Lahteenvuo 등은 돼지 림프부종 모델을 이용하여, 림프절의 이식과 아데노바이러스를 매개체(adenoviral vector)로 VEGF-C를 분비하도록 하였을 때, 림프관의 재생을 돕고, 이후에도 림프절이 유지될 수 있다고 보고하였다. Saaristo 등은 유방암 치료 후 발생한 이차성 상지림프부종을 앓는 9명의 환자를 대상으로, 유방재건을 위해 아래배의 피판을 거상시 같이 서혜부 림프절을 피판에 연결해서 채취하여 액와부로 옮겨주는 수술을 시행 후 결과를 보고하였다. 9명 중 7명의 환자에서 부피가 감소하였으며, 3명의 환자에서는 더 이상의 비수술적 보존 치료도 필요하지 않게 되었다. 또한, 옮겨진 림프절에서 다량의 림프관성장인자(lymphatic vessel growth factor)가 방출된다는 것도 보고하였다. 전이술을 위해 서혜부 이외에도 쇄골상부

최근에는 수술기술이 점점 더 발전하여, 림프절 (supraclavicular region), 턱밑(submental region) 등 다양한 부위에서 림프절을 채취하여 수혜부로 옮길 수 있다고 보고되고 있으며, 단순히 소규모의 환자들의 결과를 보고하는데 그치지 않고, 보다 많은 환자를 대상으로, 기존의 치료법의 결과와 비교하는 연구가 보고되고 있다. Dionyssiou 등은 그들의 무작위 조절 연구(randomized controlled trial)에서 유방암 수술 후 발생한 이차성 림프부종을 앓는 36명의 환자를 대상으로 두 군으로 나누어 18명에서는 림프절 전이술을 시행하고, 18명에서는 비수술적 보존치료를 시행 후 결과를 비교하였다. 1년 후 림프절 전이술을 시행한 군에서, 부피 감소율이 유의하게 높았으며, 봉와직염 등 감염의 비율은 유의하게 낮음을 보고하였다. 또한 림프부종을 앓는 환자에서 림프절 전이술을 시행 후 삶의 질(quality of life)가 향상되는 것이 보고되고 있다.

하지만 아직 장기간의 추적 관찰 연구는 미흡한 실정이고, 림프절을 채취한 공여부에서의 림프 순환 장애 등 합병증이 발생할 수 있는 가능성이 보고되고 있어, 추가적인 연구가 필요하다.

5. Prospects for lymphatic reconstructive surgery

앞 서 언급한 대로 최근 많은 연구에서 림프관-세정맥 문합술, 림프절 전이술과 같은 재건 생리적 수술법의 긍정적인 결과들을 보고하고 있다. 현재까지 소개된 다양한 림프부종의 치료법 중에 생리적 림프 재건 수술은 이론적으로 '완치'에 도달할 수 있는 유일한 방법일 수 있다. 하지만 앞으로 보다 만족스럽고 믿을만한 결과를 얻기 위해서는 추가적인 많은 연구와 기술의 발전이 필요하다.

그 중의 하나가 바로 정확한 진단 장비 및 기법이다. 림프부종을 조기에 발견하여 치료할 경우, 치료 성공률이 높은 것으로 알려져 있어, 새로운 진단 기법은 림프관의 단순 존재 유무를 확인할 수 있는 해부학적인 평가뿐만 아니라 림프의 흐름을 관찰할 수 있는 기능적 평가까지 가능한 것이 바람직하다고 할 수 있다. 형광 림프조영술(fluorescence lymphography)은 인도시아닌그린(indocyanine green)을 이환된 사지에 주입하고, 시약에서 방출되는 근적외선(near-infrared light)을 감지하여 림프관의 개존 상태와 기능을 평가하기 위해 사용할 수 있는 진단 기법이다. 이 기법을 통해 수술 전 림프의 흐름을 관찰하여 피부 절개 부위를 결정하는데 도움을 받을 수 있고, 수술 중이나 수술 후에도 림프의 흐름을 평가할 수 있어 매우 유용한 진단 기법이라고 할 수 있다. 최근 Yamamoto 등은 이 기법을 활용하여 림프부종의 진행 정도를 평가할 수 있다고 제안하였다. 이에 따르면 림프부종이 진행됨에 따라 선형(linear pattern), 얼룩무늬형(splash pattern), 소성단형(stardust pattern)을 거쳐 미만형(diffuse pattern)으로 영상이 변화한다. 이 외에 자기공명영상기법을 이용한 림프조영술(MR lymphangiography)도 림프부종 수술 전·후의 기능을 평가하기 위한 목적으로 사용할 수 있는 진단 기법으로 최근 시도되고 있다. 이 방법도 안전하고, 비침습적인 진단 기법이지만, 문합 부위를 확인할 수 없고 림프의 흐름을 실시간으로 관찰하여 기능을 평가하는데

제한적이라는 단점이 있어 추가적인 연구가 필요하다.

또한, 수술 치료에 적합한 최적의 적응증 도출 역시 중요한 과제이다. 앞서 언급한 대로 현재, 생리적 수술은 주로 최소 6개월 이상 비수술적 치료를 시행했는 데도 반응이 좋지 않은 만성 림프부종 환자에게 시행되고 있다. 하지만 이런 환자들의 많은 경우, 잔존하는 림프관의 기능이 많지 않아 생리적 수술 특히 림프관-세정맥 문합술 수술 후에도 큰 효과를 보지 못하는 경우가 있다. 다시 말해, 환자가 비수술적 치료에 반응하지 않아 림프관-세정맥 수술과 같은 생리적 수술 시행을 고려할 때는 이미, 수술로 효과를 볼 수 있는 시기를 지나있는 경우가 적지 않다. 보다 이른 시기에, 혹은 이차성 림프부종이 생길 가능성이 높은 환자에게 예방적으로 시행하는 등 수술의 적응증에 대한 추가적인 연구가 필요한 상황이다. 또한, 림프부종 부위-정도-잔존 기능에 따른 맞춤식 수술 기법의 확립 등도 필요할 것이다. 무엇보다도, 현재까지 보고된 연구들이 비교적 추적 관찰 기간이 짧으며, 대다수의 연구가 단순한 사례 보고에 그치고 있어 수술의 효과 평가에 한계가 있다. 장기간의 추적 관찰 기간을 가진, 잘 설계된 전향적인 연구가 필요할 것으로 사료된다.

참·고·문·헌

1. Granzow, J. W., Soderberg, J. M., Kaji, A. H. and Dauphine, C. An effective system of surgical treatment of lymphedema. Ann Surg Oncol 21: 1189, 2014.

2. Mehrara, B. J., Zampell, J. C., Suami, H. and Chang, D. W. Surgical management of lymphedema: past, present, and future. Lymphat Res Biol 9: 159, 2011.

3. Laine, J. B. and Howard, J. M. Experimental Lymphatico-Venous Anastomosis. Surg Forum 14: 111, 1963.

4. O'Brien, B. M., Mellow, C. G., Khazanchi, R. K., Dvir, E., Kumar, V. and Pederson, W. C. Long-term results after microlymphaticovenous anastomoses for the treatment of obstructive lymphedema. Plast Reconstr Surg 85: 562, 1990.

5. O'Brien, B. M., Sykes, P., Threlfall, G. N. and Browning, F. S. Microlymphaticovenous anastomoses for obstructive lymphedema. Plast Reconstr Surg 60: 197, 1977.

6. O'Brien, B. M. and Shafiroff, B. B. Microlymphaticovenous and resectional surgery in obstructive lymphedema. World J Surg 3: 3, 1979.

7. Campisi, C., Bellini, C., Accogli, S., Bonioli, E. and Boccardo, F. Microsurgery for lymphedema: clinical research and long-term results. Microsurgery 30: 256, 2010.

8. Koshima, I., Kawada, S., Moriguchi, T. and Kajiwara, Y. Ultrastructural observations of lymphatic vessels in lymphedema in human extremities. Plast Reconstr Surg 97: 397, 1996.

9. Baumeister, R. G. and Siuda, S. Treatment of lymphedemas by microsurgical lymphatic grafting: what is proved? Plast Reconstr Surg 85: 64, 1990.

10. Koshima, I., Inagawa, K., Urushibara, K. and Moriguchi, T. Supermicrosurgical lymphaticovenular anastomosis for the treatment of lymphedema in the upper extremities. J Reconstr Microsurg 16: 437, 2000.

11. Koshima, I., Nanba, Y., Tsutsui, T., Takahashi, Y. and Itoh, S. Long-term follow-up after lymphati-

covenular anastomosis for lymphedema in the leg. J Reconstr Microsurg 19: 209, 2003.

12. Demirtas, Y., Ozturk, N., Yapici, O. and Topalan, M. Supermicrosurgical lymphaticovenular anastomosis and lymphaticovenous implantation for treatment of unilateral lower extremity lymphedema. Microsurgery 29: 609, 2009.

13. Chang, D. W., Suami, H. and Skoracki, R. A Prospective Analysis of 100 Consecutive Lymphovenous Bypass Cases for Treatment of Extremity Lymphedema. Plastic and Reconstructive Surgery 132: 1305, 2013.

14. Ayestaray, B., Bekara, F. and Andreoletti, J. B. pi-shaped lymphaticovenular anastomosis for head and neck lymphoedema: a preliminary study. J Plast Reconstr Aesthet Surg 66: 201, 2013.

15. Yamamoto, T., Yoshimatsu, H., Narushima, M., Yamamoto, N. and Koshima, I. Split intravascular stents for side-to-end lymphaticovenular anastomosis. Ann Plast Surg 71: 538, 2013.

16. Yamamoto, T., Kikuchi, K., Yoshimatsu, H. and Koshima, I. Ladder-shaped lymphaticovenular anastomosis using multiple side-to-side lymphatic anastomoses for a leg lymphedema patient. Microsurgery 34: 404, 2014.

17. Chen, W. F., Yamamoto, T., Fisher, M., Liao, J. and Carr, J. The "Octopus" Lymphaticovenular Anastomosis: Evolving Beyond the Standard Supermicrosurgical Technique. J Reconstr Microsurg 31: 450, 2015.

18. Basta, M. N., Gao, L. L. and Wu, L. C. Operative Treatment of Peripheral Lymphedema. Plastic and Reconstructive Surgery 133: 905, 2014.

19. Maegawa, J., Yabuki, Y., Hosono, M., Yasumura, K.,

Yamamoto, Y. and Mikami, T. Lymphaticovenous side-to-end anastomosis-technique, results, and late patency. The 6th Congress of the World Society for Reconstructive Microsurgery: 1, 2011.

20. Becker, C., Assouad, J., Riquet, M. and Hidden, G. Postmastectomy lymphedema: long-term results following microsurgical lymph node transplantation. Ann Surg 243: 313, 2006.

21. Lin, C. H., Ali, R., Chen, S. C., et al. Vascularized groin lymph node transfer using the wrist as a recipient site for management of postmastectomy upper extremity lymphedema. Plast Reconstr Surg 123: 1265, 2009.

22. Fanzio, P. M., Becker, C. and Piquilloud, G. Free microsurgical lymph node flap in the treatment of iatrogenic lymphedema of the lower limb. The 6th Congress of the World Society for Reconstructive Microsurgery: 1, 2011.

23. Lahteenvuo, M., Honkonen, K., Tervala, T., et al. Growth factor therapy and autologous lymph node transfer in lymphedema. Circulation 123: 613, 2011.

24. Saaristo, A. M., Niemi, T. S., Viitanen, T. P., Tervala, T. V., Hartiala, P. and Suominen, E. A. Microvascular breast reconstruction and lymph node transfer for postmastectomy lymphedema patients. Ann Surg 255: 468, 2012.

25. Steinbacher, J., Tinhofer, I. E., Meng, S., et al. The surgical anatomy of the supraclavicular lymph node flap: A basis for the free vascularized lymph node transfer. J Surg Oncol, 2016.

26. Tzou, C. J., Meng, S., Ines, T., et al. Surgical anatomy of the vascularized submental lymph node flap: Anatomic study of correlation of submental artery

perforators and quantity of submental lymph node. J Surg Oncol, 2016.

27. Dionyssiou, D., Demiri, E., Tsimponis, A., et al. A randomized control study of treating secondary stage II breast cancer-related lymphoedema with free lymph node transfer. Breast Cancer Res Treat 156: 73, 2016.

28. Viitanen, T. P., Suominen, E. A. and Saaristo, A. M. Reply: Donor-site lymphatic function after microvascular lymph node transfer should be followed using indocyanine green lymphography. Plast Reconstr Surg 131: 444e, 2013.

29. Viitanen, T. P., Maki, M. T., Seppanen, M. P., Suominen, E. A. and Saaristo, A. M. Donor-site lymphatic function after microvascular lymph node transfer. Plast Reconstr Surg 130: 1246, 2012.

30. Degni, M. New technique of lymphatic-venous anastomosis (buried type) for the treatment of lymphedema. Vasa 3: 479, 1974.

31. Ogata, F., Azuma, R., Kikuchi, M., Koshima, I. and Morimoto, Y. Novel lymphography using indocyanine green dye for near-infrared fluorescence labeling. Ann Plast Surg 58: 652, 2007.

32. Unno, N., Inuzuka, K., Suzuki, M., et al. Prelimi-nary experience with a novel fluorescence lymphography using indocyanine green in patients with secondary lymphedema. J Vasc Surg 45: 1016, 2007.

33. Yamamoto, T., Iida, T., Matsuda, N., et al. Indocyanine green (ICG)-enhanced lymphography for evaluation of facial lymphoedema. J Plast Reconstr Aesthet Surg 64: 1541, 2011.

34. Yamamoto, T., Yamamoto, N., Doi, K., et al. Indocyanine green-enhanced lymphography for upper extremity lymphedema: a novel severity staging system using dermal backflow patterns. Plast Reconstr Surg 128: 941, 2011.

35. Yamamoto, T., Narushima, M., Doi, K., et al. Characteristic indocyanine green lymphography findings in lower extremity lymphedema: the generation of a novel lymphedema severity staging system using dermal backflow patterns. Plast Reconstr Surg 127: 1979, 2011.

36. Lohrmann, C., Felmerer, G., Foeldi, E., Bartholoma, J. P. and Langer, M. MR lymphangiography for the assessment of the lymphatic system in patients undergoing microsurgical reconstructions of lymphatic vessels. Microvasc Res 76: 42, 2008.

Chapter 18

기타 최신 치료 요법

Other Contemporary Treatment Modalities

림프 부종의 치료를 위한 전략은 매우 많지만, 그 효과와 임상적 적용에 있어 이론적 근거는 매우 부족한 실정이다. 따라서 치료의 폭을 넓힐 수 있도록 열린 마음으로 지식을 증진시키고 반드시 그 치료의 효과에 대해 증거를 제시할 수 있어야 하겠다. 새롭게 시도되는 많은 시도들은 비록 작은 규모로 이루어지지만, 일부는 엄격한 평가하에 객관적으로 잘 설계되어 있어 그 결과에 대해 신뢰할 수 있다.

최신 치료의 일부는 치료사 개입이 없이 환자주도로 시행되며, 일부는 치료사와 의사에 의해 관리된다. 그들은 대체로 다음과 같이 분류될 수 있다. 조직을 진동시키는 것(주파수와 진폭의 범위를 포괄하여), 약물로 생리학적 활성을 유도하거나 촉진시키는 것, 전기적으로 림프계를 자극하는 것, 운동과 같이 조직의 압력을 변화시키는 것, 식단의 변화를 유도하거나 위약효과(placebo effect)의 결과 등이다.

1. 약물유전학 및 림프계에 작용하는 약물

림프계 또는 그와 관련된 요소들에 작용하는 약물들 중 가장 잘 알려진 것이 flavonoid/benzopyrone제제이다. Daflon을 처음 연구하였던 Pecking등과 Cyclofort를 연구하였던 Cluzan등에 따르면, 그 약들이 환자군에서 의미있는 호전을 가져왔다고 하였다. 한 보고에서는 Lodema가 림프부종 감소에 좋은 결과를 가져왔다고 하였으나, 다른 보고에서는 객관적 효과가 거의 없다고 하였다. 림프부종 치료에 coumarin(5-6 benzo-a- pyrone)의 사용은 일부에서 간독성의 부작용을 보였으나 이는 coumarin을 분해하는 과정에서 유전적 대사이상의 결과임이 밝혀졌다. 향후 유전학적 지식을 발전시킴으로서 약제에 잘 반응하는 (혹은 잘 반응하지 않는) 군을 결정할 수 있을 것이며, 부작용 또한 극복할 수 있을 것이다.

2. 저출력 스캐닝과 휴대용 레이저
(Low-level scanning and Hand-held laser)

림프부종에 저출력 레이저를 적용한 사례는 1995년에 처음으로 보고되었지만, 그 효과에 관해서는 1960년대에 들어서서 보고되기 시작하였다. 핵심은 용량(dose)과 송달(delivery)이다. 이중맹검, 크로스오버, 위약대조군 임상연구에서 레이저의 사용은 좋은 결과를 보였다. 일반적인 림프부종 치료의 문제점 혹은 기대에 못 미치는 결과의 원인은 각 단계에서 일어나는 잘못된 의사결정이 중요한 요소이다. 여러 임상시험에서 스캐닝과 휴대용 레이저는 특히 조직이 수술, 혹은 방사선과 관련된 섬유성 종창(fibrotic induration)이 있을 때 효과적이어서, 조직을 부드럽게 하고, 흉터와 감각을 호전시킨다고 하였다. 저출력 레이저는 림프부종의 후기 관리(섬유성 종창이 림프영역으로 퍼진 경우)뿐 아니라 초기치료에도 효과적이다. 적정 치료기간은 일반적으로 짧게 하되, 치료 사이에 간격을 두는 것이 권장된다.

3. 보호자와 기계에 의해 시행되는 림프마사지

마사지는 훈련받은 치료사에 의해 시행되어 림프흐름을 개선시키는 것을 목표로 하고 있다. 그렇지만 치료사의 마사지와 비슷하게 림프흐름을 호전시키는 도구를 사용하거나, 보호자가 마사지를 하는 것은 어떻게 효과를 미칠지 알고 있는 것도 중요하다.

일반적으로 마사지는 림프관의 입구로 림프액의 진입을 촉진시켜 림프 집합관으로의 이동을 용이하게 하고, 인접한 집합관 또는 림프관들과의 연접을 열어주는 역할을 한다고 알려져 있다.

Piller등은 전문적인 림프부종 치료사에 의해 훈련된 보호자가 시행하는 마사지는 객관적으로나 주관적으로 그 결과가 전문적인 치료와 비슷하다고 하였다. 아마 보호자들이 환자의 몸을 더 잘 알고 마사지가 반응이 있는지 없는지에 대해 더 잘 파악할 수 있기 때문이라고 생각된다. 이 같은 프로그램은 환자를 더욱 강화시킬 수 있고, 비용과 이동시간을 절감할 수 있으며 긍정적인 관계를 재설정할 수 있어, 향후 필요성이 증대될 것으로 기대된다.

기계에 의한 방법으로 마사지 패드(massage pad) 또는 마사지 유닛(massage unit)에 의한 림프마사지가 있다. 그러나 마사지 패드/유닛을 림프부종에 적용하는 것에 대한 임상연구는 그 수가 매우 적을뿐더러, 임상연구의 규모도 작은 편이다. 한 임상 연구에서 하지 림프부종에 마사지 패드를 적용하였을 때 긍정적인 결과를 보였으며, 마사지 패드가 림프액의 순환을 촉진시키므로 반드시 사용되어야 한다고 하였다. 하루 1시간 마사지 패드를 사용함으로서 객관적인 하지 부피의 감소를 보였으며, 환자 주관적으로는 일상생활동작 수행이 좀 더 원활해지고, 병의 조절이 잘되고 있음을 느꼈다고 보고하였다. 중등도의 이차성 상지 림프부종에서 휴대성 마사지 유닛(massage unit)을 하루에 25분씩 한 달 동안 적용한 한 연구에서는 유의한 부피의 감소와 관절가동범위의 호전이 있었다고 하였다. 중요한 것은 환자들이 자가 조절할 수 있다는 점과 치료 시간이 자유롭다는 점이다.

조직 운동에 의해 조직의 압력을 변화시킬 수 있는 다른 방법으로 진동 또는 떨림(wobbling)이 있다. 한 연구에서 환자들은 다리를 올린 상태로 바로 누워 장치를 적용하였고, 3주 동안 일주일에 2번씩, 하루 3-12분 시행하였다. 그 결과는 마사지 패드를 적용하였을 때와 비슷하였고 부종의 부피의 감소와 딱딱함이 줄어들었다고 하였다.

이와 같이 환자들이 자가 조절할 수 있으며, 일상생활 동작을 더 잘 수행할 수 있다는 것이 가정 관리의 공통적인 특성이라고 할 수 있겠다.

4. 저강도 운동(Tai chi)

Tai Chi와 Qi Gong은 환자들이 비교적 쉽게 수행할 수 있는 운동이다. 이 동작들은 조직의 압력을 효과적으로 변화시킬 수 있도록 하고, 흉강 내 압력, 복강 내 압력의 변화와 더불어 림프액의 순환을 도와준다. 림프 부종 환자에서 Tai Chi를 하루 10분씩 시행하였을 때 부종의 부피의 감소를 보였으며, 그 감소를 유지할 수 있었다고 하였다. 호주를 비롯한 여러 나라에서 시행되고 있는 Encore 프로그램은 이러한 운동을 물속에서 하는 것으로 널리 시행되고 있지만 아직 그 결과가 발표되지는 않았다.

5. 중등도 강도 운동(물 안팎에서 하는 운동)

내가 얼마만큼의 운동을 할 수 있느냐 하는 것은 공통의 관심사이다. 대부분의 연구에서는 저강도 운동이 림프계에 미치는 부하를 줄이고, 림프액의 순환을 돕는다고 알려져 있다. 운동의 강도를 높이려면, 손상된 림프계의 수용능력에 대해 잘 알고, 증대된 림프 부하를 다룰 수 있어야 한다. 이와 같이 적절한 균형을 유지하는 것이 매우 중요하다고 하겠다.

외부압박을 통해 조직을 지지하면서 운동을 하는 한 가지 좋은 방법은 수 치료인데 여러 연구들이 이를 뒷받침해준다. 이에는 물의 온도가 매우 중요한데, 정상 피부 온도의 범위 내에 있는 온도가 적절하며, 28℃로 유지하는 것이 권장된다.

상하지 림프 부종환자를 위한 특이적인 운동도 시행되고 있다. Casley-Smith는 부드러운 관절 운동, 깊이 호흡, 자가 마사지와 함께 근위 및 원위부 근육의 느리고 율동적인 움직임 등을 제안하였다. Bracha와 Jacob 또한 이 프로그램이 림프 부종의 감소와 개인의 삶의 질 향상에 효과가 있다고 보고하였다.

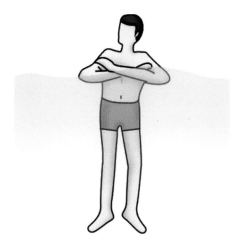

그림 1 빗장위 림프절 배출 자가 마사지

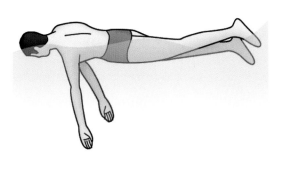

그림 2 최대유체 정역학을 이용한 개헤엄 (Dog paddle) 운동

중량을 이용한 좀 더 높은 강도의 운동 프로그램 또한 보고되었다. 한 임상 연구에서는 상지 림프 부종 환자를 대상으로 림프 부종을 악화시키지 않는 최대 운동 포인트를 결정하기 위해 미리 정해진 운동 프로그램을 수행하기 전에 weight lifting의 단계를 올려가며 수행해보도록 하였다. 운동 이후 즉시 림프 부종이 약간 증가되기는 하였지만, 대부분의 경우 그 영향은 매우 짧아서 정상적인 일상생활을 재개할 수 있었다. 이 연구는 림프 부종 환자들도 림프부종의 악화 없이 상당한 정도의 혹은 격렬한 운동을 수행할 수 있다는 것을 보여주었다. 그러나 분명한 것은 환자들이 운동의 한도를 알고, 그 아래 강도로 운동의 강도를 유지해야 한다는 것이다. 연구들 간에 정도차이는 있으나, 전반적으로 운동은 림프 부종의 감소와 함께 관절 가동범위, 근력, 대상자의 주관적인 증상, 삶의 질에 긍정적인 영향을 주었다. 또한, 모든 연구에서 정리 운동(cooling-down period)은 필수적이었다. 수술 후 운동을 시작할 시기가 언제인지에 대해 Todd 등은 견관절의 최대관절운동을 1주일 연기함으로써 림프부종의 발생을 줄일 수 있다고 하였다 (그림 1, 2).

6. 전기자극(Electro-stimulation)

림프계는 1분당 6-10회의 빈도로 박동성으로 움직이며, 근육원성 그리고 신경원성으로 조절된다. 한 연구에서 저 강도의 전기 자극이 림프부종에 효과적으로, 부종의 부피가 감소된다고 하였으나 입증되지는 않았다. 이차성 림프부종에 관한 연구에서 전기 자극은 자가로 시행할 수 있는 가장 효과적인 치료법으로 통증, 무거움, 당기는 느낌 등도 함께 호전된다고 보고하였다. 체간의 액체 저류 또한 감소되는데, 이는 주요 체간 림프액의 순환을 나타내며, 부가적인 효과라고 할 수 있다고 하였다. TENS와 비슷한 기능을 하는 다른 방법들도 있고, 이들이 림프부종에 효과적이라는 보고가 있었으나, 아직 연구가 진행 중이다.

7. 조직 조작(manipulation)

프랑스에서 시작된 기법으로 "endermologi"라고도 불리며 셀룰라이트나 비만치료에 효과적인 것으로 알려져 있다. 중기 림프부종, 셀룰라이트, 지방부종(lipedema), 비만의 공통적인 특징은 림프부종 치료에 효과를 보인다는 것이다. Endermologi를 전통적 도수림프마사지와 비교한 단일 맹검 무작위 연구에서 첫 주에 림프부종의 부피, 둘레와 경성도(hardness)에 큰 감소가 있었으며, 4주 동안 그 효과가 지속되었다고 하였다. 이의 결과는 도수림프마사지와 비슷하지만 효과 기간은 더 짧았다. 붕대를 착용하고 하게 되면 더 좋은 효과를 얻을 수 있으며, 이는 CPT 프로그램으로 잘 알려져 있다.

8. Kinesio-Taping

Kinesio-taping은 근막으로부터 피부를 분리시켜 들어 올림으로서 림프흐름을 호전시킬 수 있다고 알려져 있다. 그 효과는 아마 간질 공간의 압력을 줄이고, 혈류를 촉진시키며, 압력이 적은 곳으로 림프액이 흘러들어가게 하기 때문일 것이다. 테이핑의 주름지게 하는 효과(Puckering

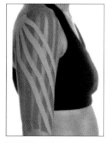

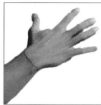

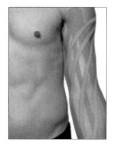

그림 3   Kinesio-Taping 방법

effect) 때문에 이것이 가능하다(그림 3). 테이핑은 스포츠 손상에서 널리 사용되었으나 최근 림프 부종 치료에 적용되기 시작하였으며, 덥고 습기 찬 기후에서 유용할 것으로 생각된다. 유방 및 기타 부종에 대해 테이핑의 사용에 대해서 Finnerty 등은 기존의 붕대나 스타킹 등의 사용이 어려운 유방이나 가슴과 같은 부위의 림프 부종에 효과적으로 사용될 수 있다고 하였다. 수준 높은 임상연구는 부족하지만, 유방암 수술 후 액와 림프절 절제로 인한 장액종에 관한 한 연구에서 Kinesio-taping이 장액종의 중증도와 기간을 효과적으로 줄일 뿐만 아니라, 주관적인 표지자들도 호전이 있었다고 보고하였다.

9. 식이(중간-사슬 중성지방, mid-chain triglycerides)과 복부에 관한 문제

긴-사슬 중성지방(long-chain triglycerides)은 림프관에 부하를 일으킬 뿐 아니라, 내장 림프절을 통해 유미립로(chylomicron)의 형태로 흡수된다. 만약, 그 구조와 기능에 문제가 있으면 이렇게 흡수된 지방은 다른 기관으로 흘러 들어가기도 하고, 역행흐름을 발생시키기도 한다. 긴-사슬 중성지방을 중간-사슬과 짧은-사슬 중성지방으로 대체하는 것이 이러한 역행흐름(chylorus reflux)의 발생을 감소시킨다고 알려져 있다. 따라서 중간-사슬 중성지방(MCT)과 관련된 식이요법들이 권장되고 있다.

10. 위약효과(Placebo)

위약효과는 적극적인 치료를 받는 것에 대한 기대와 관련된 뇌의 엔돌핀(endorphins)분비와 연결되어 있다. 림프부종 치료제와 관련된 연구에서, 위약효과는 연속된 주관적 성과 측정에서 이점을 보였다.

Loprinzi등의 5-6 benzo-a pyrone의 효과에 관한 임상연구에서 위약치료에 반응하는 위약군(실제 림프부종의 부피변화는 없이 주관적인 호전을 보고)을 실험군과 비교하였는데, 양쪽 군에서 상지 부피의 증가가 있었음에도, 주관적으로 느끼는 부종이나 조이는 듯한 느낌, 무거움등도 비슷하였다. 심지어 12개월 후에는 실험군에 비해 위약군에서 약간 더 호전을 보였다. 비슷한 결과가 Daflon을 연구했던 Pecking등에 의해서도 보고되었는데, 양쪽 군에서 모두 상지 불편감과 지속적인 무거운 느낌이 통계적으로 유의하게 호전되었다고 하였다. 그러나 위약군에서 객관적인 변화는 없었다. Cyclo-fort와 위약치료의 효과를 실험했던 Cluzan등은 위약군에서 부종의 부피증가가 정량적으로 보였음에도, 무거운 느낌과 동작성에서 모두 호전을 보였다고 하였다. Coumarin을 연구했던 Casley-Smith등도 환자들의 지각측면에서 비슷한 호전을 보였다고 했다.

Box등은 수치료군과 대조군을 비교분석하였다. 비록 7주후 대조군에서 상지 부피의 증가가 있었지만, 가려움, 모양, 무거운 느낌, 압박감, 업무/여가활동에 있어 호전을 보였다고 하였다. 휴대용 레이저에 관한 Carati등의 연구에서도 위약군과 실험군을 1개월과 3개월에 추적관찰 하였을 때, 3개월째 위약군에서 상지 부피의 증가가 있었지만 주관적인 평균 지각 점수(perceptual score)과 일상생활동작수행에 있어서 상당한 호전을 보였다고 하였다.

위약 효과는 치료사와 환자 모두에게 이점으로 작용할 수 있다. 환자의 기대, 치료에 대한 치료사의 믿음, 그리고 환자-치료사의 관계가 위약 효과를 더욱 증대시킬 수 있다. 이러한 영향에 대해 인식하고 있는 것은, 반드시 객관적인 측정변수의 변화가 동반되지 않더라도, 주관적인 증상의 호전을 시작하기 위한 치료를 하는데 도움이 될 수 있다.

모든 치료 및 관리 프로그램은 비용과 이익면에서 균형을 이루어야 한다. 치료에 있어 자기만족은 반드시 피해야 하며, 변화 요법이 한 가지 방법이 될 수 있을 것이다. 환자의 삶의 질과 정신적 틀에 미치는 위약효과는 부종의 구성, 부피에 영향을 미칠 수 있는 다른 치료를 받을 수 있도록 장려할 수 있다는 점에서 그 중요성이 대두된다.

참·고·문·헌

1. Mulrow C, Oxman A. How to Conduct a Cochrane Systematic Review. 3rd ed. London: BMJ Publishing Group; 1996.

2. Moseley A, Piller NB, Douglass J, Esplin M. Comparison of the effectiveness of MLD and LPG. J Lymphoedema. 2007;2(2):3036.

3. Pecking AP, Fevrier B, Wargon C, Pillion G. Efficacy of Daflon 500 mg in the treatment of lymphedema (secondary to conventional therapy of breast cancer). Angiology. 1997;48(1):93-98.

4. Cluzan RV, Alliot F, Ghabboun S, Pascot M. Treatment of secondary lymphedema of the upper limb with cyclo 3 fort. Lymphology. 1996;29:29-35.

5. Casley-Smith JR, Morgan RG, Piller NB. Treatment of lymphedema of the arms and legs with 5,6-BENZO-[a]-PYRONE. N Engl J Med. 1993;329(16):1158-1163.

6. Loprinzi CL, Kugler JW, Sloan JA, et al. Lack of effect of Coumarin in women with lymphedema after treatment for breast cancer. N Engl J Med. 1999;340(5):346-350.

7. Farinola N, Piller N. Pharmaco-genomics—its role in re-establishing coumarin as treatment for lymphoedema. Lymphat Res Biol. 2005;3(2):81.

8. Piller N, Thelander A. Treatment of chronic lymphoedema with low level laser therapy: a 2.5 year follow-up. Lymphology. 1998;31(2):74.

9. Carney SA, Lauwrence JC, Ricketts CR. The effect of light from a ruby laser on mesothelium of skin in tissue culture. Biochem Biophys Acta. 1967;148(2):525-530.

10. Carati CJ, Anderson SN, Gannon BJ, Piller NB. Treatment of postmastectomy lymphedema with

low-level laser therapy. Cancer. 2003;98(6):1114-1122.

11. Maiya A, Olivia E, Dibya A. Effect of low energy laser therapy in the management of post mastectomy lymphoedema. Singapore J Physiother. 2008;11(1):2-5.

12. Wigg J. Use and response to treatment using low level laser therapy. J Lymphoedema. 2009;4(2):7376.

13. Tilley S. Use of laser therapy in the management of lymphoedema. J Lymphoedema.2009;4(1):39-72.

14. Williams A. Manual lymphatic drainage: exploring the history and evidence base. Br J Community Nurs. 2010;15:S18-S24.

15. Piller NB, Rice J, Heddle R, Miller A. Partner training as an effective means of managing chronic arm lymphoedema subsequent to breast cancer surgery. Proceedings of the XV Lymphology Congress Lymphology. 2000;33(suppl):261.

16. Moseley A, Piller NB, Heidenreich B, Douglkass J. Pilot study of hand-held massage unit. J Lymphoedema. 2009;4(1):23-27.

17. Moseley A et al. A new patient focused, home based therapy for people with chronic lymphoedema. Lymphology. 2004;37(1):53.

18. Moseley A, Piller NB. The effect of gentle arm exercise and deep breathing on secondary arm lymphoedema. Lymphology. 2005;38(4):229.

19. Moseley A, Piller NB. Exercise for limb lymphoedema: evidence that it is beneficial. J Lymphoedema. 2008;3(1):51-56.

20. Moseley AL, Carati C, Piller NB. A systematic review of common conservative therapies for arm lymphoedema secondary to breast cancer treatment.

Ann Oncol. 2003. doi:10.1093/annonc/md182.

21. Johansson K, Tibe K, Kanne L, Skantz H. Controlled physical training for arm lymphoedema patients. Lymphology. 2004;37(suppl):37-39.

22. Box R, Marnes T, Robertson V. Aquatic physiotherapy and breast cancer related lymphoedema. 5th Australasian Lymphology Association Congress Proceedings 2004:37-42.

23. Tidar D, Katz-Leurer M. Aqua lymphatic therapy in patients who suffer from breast cancer related lymphoedema: a randomized controlled study. Support Care Cancer. 2010;18(3):383-392.

24. Casley-Smith JR, Casley-Smith JR. Modern Treatment for Lymph Edema. 5th edn. Lymph Edema Association of Australia; 1997.

25. Bracha J, Jacob T. Using exercise classes to reduce lymphoedema. J Lymphoedema. 2010;5(1):46-55.

26. Johanssen K, Piller NB. Exercises with heavy weights for patients with breast cancer related lymphoedema 2005: XXth International Congress Lymphology, Salvador, Brazil, Proceedings 2005.

27. Johansson K. Weight bearing exercise and its impact on arm lymphoedema. J Lymphoedema. 2007;2(2):115-122.

28. Todd J, Scally A, Dodwell D, Horgan K, Topping A. A randomized controlled trial of two programs of shoulder exercise following axillary node dissection for invasive breast cancer. Physiotherapy. 2008;94:265-273.

29. Piller NB, Douglass J, Heidenreich B, Moseley A. Placebo controlled trial of mild electrical stimulation. J Lymphoedema. 2010;5(1):15-25.

30. Moseley A, Esplin M, Piller NB, Douglass J. Endermoligie (with and without compression bandaging)

a new treatment option for secondary arm lymph-oedema. Lymphology. 2007;40:128-137.

31. Rock-Stockheimer K. Kinesiotaping for Lymph Edema and Chronic Swelling. Kinesio, USA;2006.

32. Kinesio UK Kinesio Taping for Lymph edema. Available online at: www.kinseiotaping.co.uk. Accessed May 13, 2009.

33. Finnerty S, Thomason S, Woods M. Audit of the use of kinesiology tape for breast oedema. J Lymph-oedema. 2010;5(1):38-44.

34. Bosman J, Piller NB. A randomized clinical trial of lymph taping in seroma formation after breast cancer surgery. J Lymphoedema. 2010; 5(2): 12-23.

35. Foeldi M, Foeldi E, Kubik S. Lymphatic diseases (Chylous Reflux) In: Textbook of Lymphology. Urban and Fisher. 2003;311.

36. Haour F. Mechanisms of placebo effect and of conditioning: neurobiological data in human and animals. Med Sci. 2005;21(3):315-319.

37. Hrobjartsson A, Gotzsche PC. Is the placebo powerless? An analysis of clinical trials comparing placebo with no treatment. N Engl J Med. 2001;344(21):1594-1602.

38. Box R, Marnes T, Robertson V. Aquatic physiotherapy and breast cancer related lymphoedema. 5th Australasian Lymphology Association Conference Proceedings 2004:47-49.

39. Benson H, Friedman R. Harnessing the power of the placebo effect and renaming it "remembered wellness". Annu Rev Med. 1996;47:193-199.

40. Kaptchuk TJ. The placebo effect in alternative medicine: Can the performance of healing ritual have clinical significance? Ann Intern Med. 2002;136(11):817-825.

41. Papakostas YG, Daras MD. Placebos, placebo effect, and the response to the healing situation:the evolution of a concept. Epilepsia. 2001;42(12):1614-1625.

42. Piller N. Home use of massage pads for secondary leg lymphoedema. Lymphology. 2003;37(suppl):213.

43. Dawson R, Piller N. Diet and BCRL: Facts and Falacies on the Web. J Lymphoedema 2011;6(1):36-43.

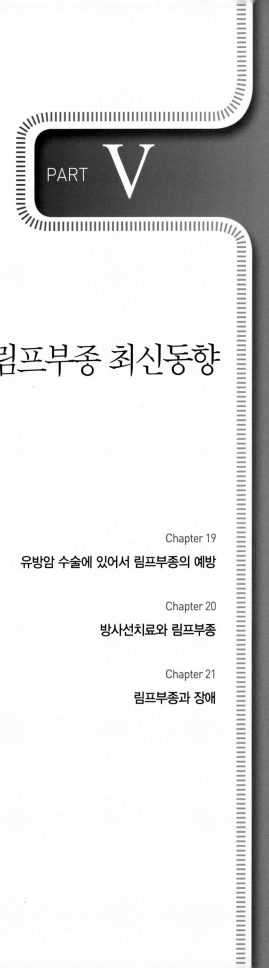

PART **V**

림프부종 최신동향

Chapter 19

유방암 수술에 있어서 림프부종의 예방

Prevention of lymphedema in breast cancer surgery

1. 액와림프의 구조와 곽청술의 범위

유방의 림프 배액은 유방암 진행의 이해와 치료에 중요하며, 특히 액와는 유방의 림프관이 모이는 대표적인 곳이다. 자가 방사선 촬영검사로 보았을 때는 75%의 림프관이, 근치적 유방 절제술 후 방사성 콜로이드 흡수 연구(radioactive colloidal gold uptake study)로 보았을 때는 97% 가량의 림프관이 모이는 것으로 보고되고 있다. 액와 림프절은 해부학적으로 외유방 림프절군(external mammary lymph node group), 견갑골 림프절(scapular lymph node group), 중앙 림프절(central lymph node group), 흉근간 림프절(interpectoral (Rotter's) lymph node group), 액와정맥 림프절군(axillary vein lymph node group), 쇄골하 림프절군(subclavian lymph node group)으로 6개로 나뉘며, 앞 5개의 림프절 군에서 림프액이 쇄골하 림프절군으로 배액된다. 통상적인 액와림프절 곽청술의 경우 쇄골하 림프절군에 전이가 있는 경우를 제외하고는 수술 시 5군데 림프절군을 모두 제거하게 된다. 크게 보면 외측으로는 광배근(latis-simus dorsi muscle), 상측으로는 액와정맥(axillary vein), 내측으로는 장흉신경(long thoracic nerve)을 포함한 흉벽의 삼각형 모양의 부위에 포함되는 림프절의 제거가 액와림프절 곽청술의 범위라고 볼 수 있다(그림 1). 이 때 액와정맥 아래로 넓은 림프액 통로가 나란히 지나가므로 덮고 있는 지방과 림프절을 과도하게 제거하면 팔의 림프부종을 유발할 수 있으므로 주의가 필요하다.

2. 액와 수술 후 발생하는 림프부종의 원인

액와림프절 곽청술 후 발생하는 림프 부종의 원인은 여러 가지가 있다. 첫 번째로 액와 수술의 범위가 넓은 경우, 두 번째로 전이된 림프절의 개수가 많은 경우, 세 번째로 수술 이후 혈종이나 장액종이 생긴 경우, 마지막으로 액와 방사선 치료를 시행한 경우가 대표적이다. 이러한 요인 중 수술과 관련하여 예방 가능한 것은 수술의 범위 조절과 수술 이후 혈종이나 장액종의 발생 감소라

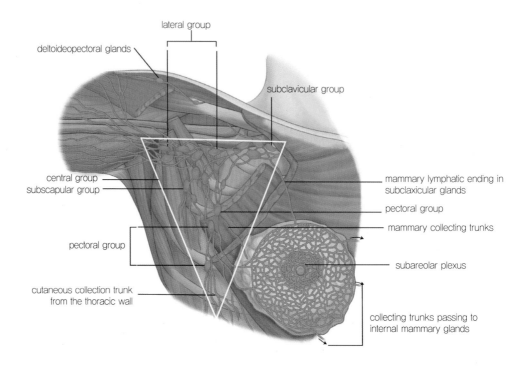

그림 1 액와 림프절 곽청술의 범위

고 할 수 있는데, 본문에서는 수술의 범위에 대해 다루고자 한다.

3. 유방암 수술시 림프부종의 예방법

액와림프절 곽청술 후 림프부종의 발생은 정의에 따라 차이는 있지만 13~52% 정도로 보고되고 있다. 이를 줄이고자 도입된 대표적 수술법이 감시림프절 생검술(Sentinel Lymph Node Biopsy)이다.

1) 감시림프절 생검술

(1) 원리 및 방법 (그림 2)

감시림프절은 원발 종양에서 가장 먼저 배액

되는 림프절을 의미한다. 이론적으로 유방암에서 감시림프절에 가장 먼저 전이가 발생할 것이므로, 수술 중 감시림프절을 찾아 검사하여 전이

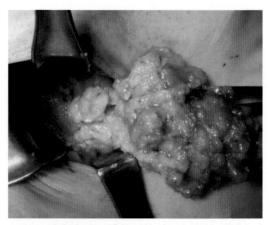

그림 2 생체 염료를 이용한 감시 림프절 생검술 방법과 이로 발견된 감시 림프절

가 없으면 나머지 림프절에도 전이가 없다고 판단하여 추가의 림프절 절제를 하지 않고, 감시림프절 전이가 있는 경우에만 액와림프절 곽청술을 시행하는 것이 현재 유방암 수술적 치료의 원칙이다. 액와림프절 전이가 없는 경우 불필요한 액와림프절 곽청술을 피함으로써 림프부종 등의 합병증 발생을 줄일 수 있게 되었다. 유방의 감시림프절은 유방에서 배액되는 림프액을 생체 염료(isosulfan blue, methylene blue, patent blue V, indigocarmine, indocyanine green) 또는 방사성 동위원소(isotope)를 이용하여 도식화 함으로써 선택적으로 찾아내게 된다.

(2) 액와림프절 곽청술과 감시림프절 생검술의 비교

액와림프절 곽청술과 감시림프절 생검술의 결과를 비교한 무작위 배정 임상시험들이 진행되었으며, 대부분의 연구에서 감시림프절 생검술을 시행한 군에서 액와림프절 곽청술을 시행한 군보다 림프부종의 빈도가 현저히 낮다고 보고하였다 (**표 1**).

(3) 감시림프절 생검술 이후의 림프부종과 예방법

그러나 원칙적으로 유방에서 배액되는 림프절만을 선택적으로 제거함으로써 액와 림프의 흐름을 붕괴시키지 않을 것으로 생각되는 감시림프절 생검 후에도 일정 빈도에서 림프부종이 발생한다(**표 1**). 이에 대한 원인으로 감시림프절 생검 시 과도하게 림프절을 제거하는 것, 그리고 유방에서 배액되는 림프액과 상지에서 배액되는 림프액이 일정 비율 교차하는 것을 생각할 수 있다. 유방의 감시림프절 생검 시 제거되는 림프절이 상지에서 배액되는 림프절과 동일(교차)한 경우 감시림프절 생검 자체가 상지 림프액의 흐름을 일부 붕괴시킬 수 밖에 없어 불가피하게 림프부종이 발생할 가능성이 있다. 따라서 유방과 상지 각

표 1 액와 림프절 곽청술과 감시 림프절 생검술의 림프부종에 대한 비교 논문

저자	문헌	년도	방법	추적기간	림프부종		P값
					SLNB	AD	
Ashikaga 등.	JSO	2010	Arm volume measurement by a water displacement method	36 mo.	7.5%	14.3%	〈0.001
Gill G 등.	ASO	2009	Serial arm circumference measurement*	12 mo.	2.8% 증가	4.2% 증가	0.002
Del Bianco 등.	EJSO	2008	Comparing the circumference	24 mo.	OR (SLNB/AD)	0.52	0.07
Mansel RE 등.	JNCI	2006	Obtuse cone model †	12 mo.	5%	13%	〈0.01
Purushotham AD 등.	JCO	2005	Serial arm circumference measurement*	12 mo.	17.7 ml 증가	53.1ml 증가	0.004

* validated by volume displacement
† Kuhnke E. Folia Angiol 1976;24:228–32
AD; axillary dissection, OR; Odds ratio, SLNB; sentinel lymph node biopsy, ASO; Annals of surgical oncology, EJSO; european journal of surgical orcology, JCO; jurnal of clinical oncology, JNCI; jounal of the national cancer institute, JSO; journal of surgical oncology

각에서 배액되는 림프액의 흐름을 확인하여 상지측 림프배액은 보존하면서 유방에서 배액되는 림프절만 선택적으로 제거할 수 있다면 합병증을 최소화하는 동시에 종양학적으로도 안전한 수술방법이 될 것이라는 판단 하에 상지 역 맵핑법 (ARM)이라는 개념이 도입되었다.

2) 상지 역 맵핑법(ARM: Arm Reverse Mapping)

(1) 개념

일반적인 감시림프절 생검술이 유방 측에 생체염료 혹은 방사성 동위원소를 주입하여 유방에서 배액되는 림프절을 확인하고, 이를 선택적으로 제거하는 것이 목적이었다면, 상지 역 맵핑법 (ARM)은 상지에서 배액되는 림프액의 흐름을 확인하여 이를 선택적으로 보존하는 것이다. 즉, 감시림프절 생검술의 반대 개념이 상지 역 맵핑법(ARM)이라고 볼 수 있다.

(2) 방법 (그림 3)

상지 역 맵핑법(ARM)에서는 유방이 아닌 상지 쪽에 생체 염료 또는 방사성 동위원소를 주입한다. 주입한 물질이 액와림프절로 배액되는 5~10분 후 액와부에서 상지 림프배액의 경로를 찾아내어, 이것이 유방에서 배액되는 림프절과 구분되는 지를 확인한다. 이 때 상지에서 배액되는 림프액이 모이는 림프절이 상지 감시림프절 (arm SLN)이다. 이 술식의 최종적인 목표는 상지에서 배액되는 림프의 전체 경로를 확인하여 이를 보존함으로써 림프부종을 예방하는 것이다. 그러나 이를 시행하기 위해서는 유방에서 배액되는 림프액과 림프절이 상지의 림프흐름과 일치하지 않는다는 사실, 즉 상지와 유방 림프배액의 공통채널이 암 전이로부터 안전하다는 점을 증명하여 상지측 림프액과 림프절(상지 감시림프절)을 보존하더라도 종양학적으로 안전하다는 사실이 먼저 입증되어야 한다.

(3) 상지 역 맵핑법 (ARM) 대한 보고

상지 역 맵핑법 (ARM)의 전제조건을 확인하기 위한 준비연구 (preliminary reports)가 2007년 Annals of surgery에 나란히 발표되었다. 이 연

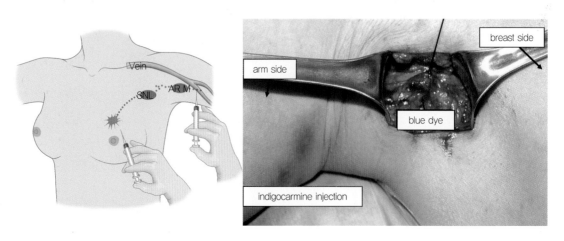

그림 3 상지 역 맵핑법

구에서는 상지림프액의 배액과 유방에서 배액되는 림프액의 공통채널이 발견되지 않았으며, 상지 감시림프절 (arm SLN)에서도 전이가 발견되지 않았다고 하면서 상지 역 맵핑법 (ARM)이 안전한 방법이라고 발표하였다. 이후 연구들에서는 상지 감시림프절의 발견율이 약 91%에 달하여 기술적으로는 용이하게 시행할 수 있으며 림프부종의 발생을 줄일 수 있다고 하였지만, 상지림프액과 유방림프액의 공통채널이 2.8~28%까지 보고되고 있고, 상지 감시림프절에 유방암 전이가 발견된 경우도 5~43%까지 다양하여, 상지 역 맵핑법 (ARM)을 임상적으로 도입하기 위해서는 종양학적 안전성에 대한 문제가 해결되어야 하겠다.

(4) 상지에서의 액와로의 림프액 배액에 대한 보고

상지에서 액와로의 림프배액에 대한 해부학적 구조는 의외로 많이 알려져 있지 않다. 상지 역 맵핑법 (ARM)에 대한 보고와는 별도로 발표된 해부학 논문에 따르면 Suami 등이 3.9% 정도에서 상지에서의 림프액 배액과 상체 몸톰에서 배액되는 림프액이 공통으로 만나는 해부학적인 보초림프절 (sentry node)이 있다고 발표하였다. 이들은 이를 통해 감시림프절 생검술을 하는 경우에도 어쩔 수 없이 일정 부분에서 림프부종이 발생할 수 밖에 없다고 설명하였다. 상지 역 맵핑법 (ARM)에 대한 보고에서 발표하는 2.8~28%에 이르는 공통채널과 상지 감시림프절에의 유방암 전이 빈도는 상지와 액와 림프 배액의 해부학적 공통채널의 빈도를 말해주는 것이라고 볼 수 있을 것이다.

3) 상지 림프 배액관과 정맥 접합술을 통한 림프부종의 예방

감시림프절 생검술을 시행하는 경우에도 상지와 유방의 공통 림프액 배액으로 인해 발생할 수 밖에 없는 일정수의 림프부종을 예방하기 위한 방법을 제시한 연구들이 있다. 2008년 Casabona 등이 액와림프절 곽청술 혹은 감시림프절 생검술을 시행하면서 동시에 상지 역 맵핑법 (ARM)을 시행하여 상지의 림프액을 확인하던 중 유방과 상지 림프흐름의 공통채널이 발견되는 경우, 종양학적 안정성을 위해 이를 모두 제거하고 상지측 림프배액관을 액와정맥의 분지 혹은 액와정맥과 연결함으로써 상지측 림프 배액을 보존하는 방법을 제시하였다. 연구진은 이러한 방법으로 18명의 환자에게 수술을 시행하였고 6~12개월 추적 관찰한 결과, 수술 전 심한 액와림프절 전이로 인하여 상지 측 림프 배액이 관찰 되지 않던 환자에서 수술 이후 6개월 사진에서 림프 배액이 원활함을 관찰 할 수 있었다고 하였다. Boccardo 등은 lymphatic microsurgical preventive healing approach (LYMPHA) technique을 이용하여 유방암 환자의 액와림프절 곽청술 시 생체염료를 이용하여 상지측 림프관을 확인하여 보존하면서 림프절제술을 시행하고, 절제한 림프관을 액와정맥 분지에 즉시 연결해 주는 술식을 통해 림프부종의 예방을 위해 노력하였으며, 74명의 환자를 4년간 추적한 결과 4.05%의 림프부종이 발생하였다는 고무적인 결과를 발표하였다. 최근 Feldman 등도 LYMPHA 술식에 대한 결과를 발표하였으며, 액와림프절 곽청술을 시행한 환자의 12.5%에서 림프부종이 발생하여 LYMPHA technique을 이용한 경우의 odds ration가 0.14 (95%CI 0.09-0.90)이라고 보고하여 림프부종의 예방을 위한 술식으로써 효과가 있다고 하였다.

4. 결론

림프부종 예방을 위한 수술적 방법으로 감시
림프절 생검술에 이어 상지 역 맵핑법 (ARM)이
대두되고 있다. 이는 약 91%의 환자에서 상지 림
프배액을 분리하여 확인함으로써 상지 측에서 배
액하는 림프의 흐름을 보존하기 위한 획기적인
방법이 될 수 있으나, 상지 림프액과 액와 림프액
의 배액이 해부학적으로 동일하거나 유방암의 액
와 림프절 전이가 과도한 (pN3 이상) 경우에는
종양학적 안전성을 확신할 수 없다는 한계가 있
다. 또한 생체염료나 방사선 동위원소가 섭취된
림프절 만을 찾아 제거하는 감시림프절 생검술과
는 달리 상지 역 맵핑법 (ARM)의 경우는 상지의
림프 흐름을 전체적으로 추적하여 보존하여야 하
므로 기술적으로 어려움이 따른다는 점도 고려해
야 할 사항이다.

결론적으로 림프부종을 예방하기 위한 목적
으로 과도한 액와림프절 전이가 없는 경우에는
선택적 상지 역 맵핑법을 시도할 수 있으며, 상지
와 액와 림프배액의 공통채널이 발견되거나 상지
의 감시림프절 암 전이로 제거가 불가피한 경우
에는 상지림프 배액관과 액와정맥의 접합술을 고
려해 볼 수 있겠다.

참·고·문·헌

1. Hultborn KA, Larsson LG, Ragnhult I. The lymph drainage from the breast to the axillary and parasternal lymph nodes, studied with the aid of colloidal Au198. Acta radiol 1955; 43(1):52-64.

2. Soran A, D'Angelo G, Begovic M, et al. Breast cancer-related lymphedema--what are the significant predictors and how they affect the severity of lymphedema? Breast J 2006; 12(6):536-43.

3. Petrek JA, Senie RT, Peters M, Rosen PP. Lymphedema in a cohort of breast carcinoma survivors 20 years after diagnosis. Cancer 2001; 92(6):1368-77.

4. Mansel RE, Fallowfield L, Kissin M, et al. Randomized multicenter trial of sentinel node biopsy versus standard axillary treatment in operable breast cancer: the ALMANAC Trial. J Natl Cancer Inst 2006; 98(9):599-609.

5. Erickson VS, Pearson ML, Ganz PA, et al. Arm edema in breast cancer patients. J Natl Cancer Inst 2001; 93(2):96-111.

6. Gill G. Sentinel-lymph-node-based management or routine axillary clearance? One-year outcomes of sentinel node biopsy versus axillary clearance (SNAC): a randomized controlled surgical trial. Ann Surg Oncol 2009; 16(2):266-75.

7. Purushotham AD, Upponi S, Klevesath MB, et al. Morbidity after sentinel lymph node biopsy in primary breast cancer: results from a randomized controlled trial. J Clin Oncol 2005; 23(19):4312-21.

8. Del Bianco P, Zavagno G, Burelli P, et al. Morbidity comparison of sentinel lymph node biopsy versus conventional axillary lymph node dissection for breast cancer patients: results of the sentinella-GIVOM Italian randomised clinical trial. Eur J Surg Oncol 2008; 34(5):508-13.

9. Ashikaga T, Krag DN, Land SR, et al. Morbidity results from the NSABP B-32 trial comparing sentinel lymph node dissection versus axillary dissection. J Surg Oncol 2010;102(2):111-8.

10. Wilke LG, McCall LM, Posther KE, et al. Surgical complications associated with sentinel lymph node biopsy: results from a prospective international cooperative group trial. Ann Surg Oncol 2006; 13(4):491-500.

11. Nos C, Lesieur B, Clough KB, Lecuru F. Blue dye injection in the arm in order to conserve the lymphatic drainage of the arm in breast cancer patients requiring an axillary dissection. Ann Surg Oncol 2007; 14(9):2490-6.

12. Thompson M, Korourian S, Henry-Tillman R, et al. Axillary reverse mapping (ARM): a new concept to identify and enhance lymphatic preservation. Ann Surg Oncol 2007; 14(6):1890-5.

13. Bedrosian I, Babiera GV, Mittendorf EA, et al. A phase I study to assess the feasibility and oncologic safety of axillary reverse mapping in breast cancer patients. Cancer 2010; 116(11):2543-8.

14. Boneti C, Korourian S, Diaz Z, et al. Scientific Impact Award: Axillary reverse mapping (ARM) to identify and protect lymphatics draining the arm during axillary lymphadenectomy. Am J Surg 2009; 198(4):482-7.

15. Klimberg VS. A new concept toward the prevention of lymphedema: axillary reverse mapping. J Surg Oncol 2008; 97(7):563-4.

16. Lee SK, Choi JH, Lim HI, et al. Arm Sentinel Lymph Node Detection for Preserving the Arm Lymphatic System. J Breast Cancer 2009; 12(4):272-277.

17. Noguchi M, Noguchi M, Nakano Y, et al. Axillary reverse mapping using a fluorescence imaging system in breast cancer. J Surg Oncol 2012; 105:229–234.

18. Nos C, Kaufmann G, Clough KB, et al. Combined axillary reverse mapping (ARM) technique for breast cancer patients requiring axillary dissection. Ann Surg Oncol 2008; 15(9):2550-5.

19. Ponzone R, Cont NT, Maggiorotto F, et al. Extensive nodal disease may impair axillary reverse mapping in patients with breast cancer. J Clin Oncol 2009; 27(33):5547-51.

20. Suami H, O'Neill JK, Pan WR, Taylor GI. Superficial lymphatic system of the upper torso: preliminary radiographic results in human cadavers. Plast Reconstr Surg 2008; 121(4):1231-9.

21. Suami H, Taylor GI, Pan WR. The lymphatic territories of the upper limb: anatomical study and clinical implications. Plast Reconstr Surg 2007; 119(6):1813-22.

22. Casabona F, Bogliolo S, Ferrero S, et al. Axillary reverse mapping in breast cancer: a new microsurgical lymphatic-venous procedure in the prevention of arm lymphedema. Ann Surg Oncol 2008; 15(11):3318-9.

23. Boccardo F, Casabona F, De Cian F, et al. Lymphatic microsurgical preventing healing approach (LYMPHA) for primary surgical prevention of breast cancer-related lymphedema: over 4 years follow-up. Microsurgery 2014;34(6):421-4.

24. Boccardo FM, Casabona F, Friedman D, et al. Surgical prevention of arm lymphedema after breast cancer treatment. Ann Surg Oncol 2011;18(9):2500-5.

25. Feldman S, Bansil H, Ascherman J, et al. Single Institution Experience with Lymphatic Microsurgical Preventive Healing Approach (LYMPHA) for the Primary Prevention of Lymphedema. Ann Surg Oncol. 2015;22(10):3296-301.

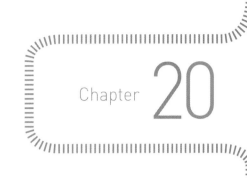

Chapter 20

방사선치료와 림프부종

암환자에서 림프부종은 종양치료를 위한 수술과 방사선치료 후 빈번하게 발생한다. 수술로 림프절을 제거하였을 때 림프액의 흡수 및 순환이 장애를 받아서 림프부종이 발생할 수 있고, 수술 후 감염이 반복되면서 림프액이 많아지게 되어 림프부종이 발생할 수도 있다. 또한 암이 직접적으로 림프절을 누르거나, 림프절로 암이 전이된 경우에도 림프부종이 발생하기도 한다. 아

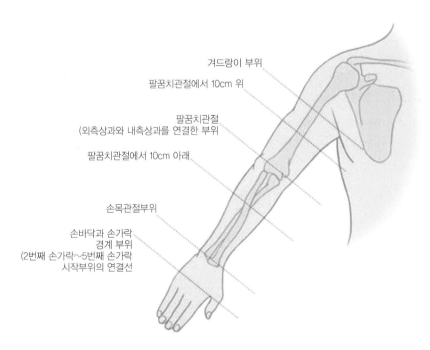

겨드랑이 부위

팔꿈치관절에서 10cm 위

팔꿈치관절
(외측상과와 내측상과를 연결한 부위

팔꿈치관절에서 10cm 아래

손목관절부위

손바닥과 손가락
경계 부위
(2번째 손가락~5번째 손가락
시작부위의 연결선

그림 1 유방암환자에서 방사선치료 후 발생하는 림프부종의 측정 위치
출처: http://www.cancer.go.kr/cms/basicinfo/charge/lymphedema/index.html(국립암센터 국가암정보센터)

직 논란의 여지가 있으나 방사선치료나 항암치료, 호르몬치료도 림프부종의 발생을 증가시킨다는 많은 연구 결과들이 발표되고 있다. 특히 방사선치료와 관련하여 유방암환자에서 수술후방사선치료는 상완 림프부종의 위험도를 높인다. 자궁경부, 자궁내막, 외음부, 전립선 암 치료과정에서도 골반에 수술후방사선을 조사한 후에 대퇴부 림프부종이 종종 발생하며 하지에 발병한 육종 및 흑색종 환자에서도 수술후방사선치료는 하지 림프부종의 위험도를 증가시킨다.

1. 유방암환자에서 방사선치료 후 발생하는 림프부종

유방암 환자에서 방사선치료로 인해 발생하는 림프부종의 측정방법은 명확히 규정되어 있지 않고 림프부종의 정의 또한 통일된 합의가 이루어져 않아서 방사선치료 후 생기는 림프부종의 정확한 발생률을 파악하기는 어렵다. 보통은 줄자를 이용하여 같은 시간에(주로 아침) 팔꿈치 관절에서 10cm 위 혹은 팔꿈치 관절에서 10cm 아래 부위를 같은 자세로 측정하여 부은 쪽이 붓지 않은 쪽에 비해 1cm 정도 차이가 나면 부종의 초기 증상으로 의심할 수 있다(그림 1).

표 1 유방암 환자에서 림프부종 발생의 위험요인

1. 위바깥사분역 (upper outer quadrant, UOQ)에 위치한 종양
2. 수술 후 액와 감염 (infection), 혈종 (hematoma), 혈청종 (seroma)
3. 수술후액와방사선조사
4. 액와에 재발한 유방암
5. 다수의 양성 액와림프절

유방암 환자에서 림프부종 발생은 종양의 위치, 수술후방사선치료 유무, 액와 감염 등이 영향을 미친다(표 1). 유방암 환자에서 액와림프절절제술 (axillary lymph node dissection, ALND)과 수술후방사선치료를 받은 환자에서 상완 림프부종뿐 아니라 동측 상부유방에도 부종이 빈번하게 발생하는데 림프부종의 발생 빈도는 환자가 받게 되는 수술의 종류와 국소림프절에 대한 방사선치료의 여부에 따라 달라진다. 보통 유방암 환자에서 종양절제술만 시행될 경우 림프부종 발생빈도는 약 6%이다. 림프절절제술과 방사선치료가 함께 시행되는 경우 림프부종 발생률은 급격히 증가하는데 수술과 방사선치료가 함께 시행될 경우 림프부종의 발생빈도는 적게는 6%에서 많게는 48%로 높게 보고되고 있다. 한편, 유방암 환자의 액와림프절의 상태는 림프부종 발생에 영향을 미칠 수도 있는데 림프절 전이가 없는 환자의 경우 림프부종 발생 위험율이 35%, 림프절전이가 있는 환자의 경우 48%로 위험율이 증가한다.

림프부종의 발생을 높이는 또 다른 요인은 높은 신체질량지수 (body mass index, BMI), 위바깥사분역 (upper outer quadrant, UOQ)에 발생한 종양 등이 있다. 감시림프절생검 (sentinel lymph node biopsy, SLNB) 이후 발생하는 수술 부위의 감염 또한, 유방부종의 발생을 높이는 것으로 보고되고 있다. 림프부종의 발생은 환자의 나이와도 연관이 있다. Armer JM 등의 연구에서 60세 미만의 여성들에게서 림프부종이 발생할 확률이 60세 이상의 여성들 보다 더 높게 나타났다 (41.2% vs. 30.6%). 또한, 유방의 크기가 림프부종의 발생에 영향을 미친다는 보고도 있는데 Pezner등은 연구에서 브라 컵 사이즈가 A, B인 환자의 15%에서 유방부종이 발생한 반면, 브라 컵 사이즈가 C, D, DD인 환자의 48%에서 유방부종이 발생하였다고 보고하였다. 이와 같은 연구 결과들은 연조직감염의 신속한 치료와 비만환자들의 체중감소가 유방부종을 예방하는데 기여할 수 있다는 것을 시사한다.

2. 골반 및 하지에 방사선치료 후 발생하는 림프부종

자궁경부암 환자에서 하지 림프부종은 수술 후방사선치료가 시행될 때 21~49% 빈도로 발생한다. 수술전방사선치료와 근치적 자궁적출술을 받은 초기 자궁경부종양 환자들의 21%에서 림프부종이 발생하고, 수술 후 방사선치료가 시행된 경우에는 이보다 높게 31%의 환자에게서 하지 림프부종이 발생한다. 하지 및 생식기에 발생하는 림프부종은 흑색종이나 골반종양이 있는 환자에게서 수술 및 방사선치료 후에 발생할 수 있는 흔한 부작용이다. 골반 종양 환자 517 명을 대상으로 시행한 후향적 연구 결과에 의하면, 수술과 수술후방사선치료를 모두 받은 자궁내막암 환자의 11%에서 하지 림프부종이 발생했다는 보고가 있다. 외음부암 환자의 경우에는 치료방법에 따라 림프부종 발생률이 달라지는데 양측 서혜부 방사선치료를 받은 환자의 경우는 6%, 편측 또는 양측 서혜대퇴부 림프절 절제술을 받은 환자의 경우 12%에서 림프부종이 발생하여 방사선치료보다 림프부종이 발생위험이 높다. 전립선암 환자에서 방사선 조사 후 발생하는 림프부종의 위험은 수술의 범위에 따라 크게 달라진다. 절제술의 종류는 생체조직검사 (biopsy), 림프절 절제가 없는 제한적절제술, 림프절 절제를 포함한 근치적절제술이 있다. 제한적절제술을 시행 받은 뒤에 골반에 방사선치료를 받은 환자의 25%~30%

에서 하지 림프부종이 발생하며 근치적절제술을 받은 뒤에 골반 방사선 치료를 받은 환자의 66%에서 하지 림프부종이 발생하였다. 흑색종의 경우도 림프부종 발생 비율은 림프절절제술의 종류나 범위에 따라 달라진다. 피부 흑색종 환자에게 감시림프절생검 (sentinel lymph node biopsy, SLNB)만이 시행되었을 때, 림프부종이 발생할 확률은 단지 1.7%인 것으로 보고되고 있어 수술적 절제 정도와 수술 후 림프부종발생 위험이 밀접한 관련이 있음을 알 수 있다. 액와림프절제술의 경우에도 상지 림프부종은 10% 정도 발생하며 액와림프절에 방사선 치료가 추가적으로 시행되었을 때는 상지림프부종 발생위험은 보고에 따라서 53%까지 올라간다.

3. 두경부암에서 발생하는 림프부종

해부학적으로 두경부는 림프계가 풍부한 곳으로, 인체에 있는 림프절 중 약 30%가 두경부에 위치한다. 반면 두경부암은 전체 암의 5% 이하로 드문데, 이 중 반수 이하에서 치료로 인한 이차 림프부종이 발생하기 때문에 두경암의 림프부종은 상지와 하지에 비해 별로 주목 받지 못했다. 두경부 림프부종은 피부 및 얼굴의 연부조직과 같은 외부 구조물과 호흡기 및 상부소화기의 점막과 같은 내부 구조물, 그리고 이 둘 모두에 발생한 림프부종으로 분류 가능하다. 발생시기는 보통 치료 2-6개월 사이에 생기기 시작하여 시간이 지나면서 2년 후에는 대개 호전된다. 두경부암 생존 인구를 대상으로 한 연구에서 두경부 림프부종 발생의 위험인자로 암의 위치 (인두), 고용량의 방사선 (70Gy 이상), 수술 및 방사선치료 병행여부, 경부 림프절 절제술 시행 여부, 그리고 다학

제 치료 여부를 제시하였다. 두경부 림프부종은 미용상의 문제를 야기할 뿐 아니라 의사소통, 섭식 및 호흡에 영향을 줄 수 있다. 림프부종은 경추 운동 범위에 제한을 야기하기도 하며, 연하곤란을 일으킨다. 또한 내부 림프부종에 의한 목소리 변화도 생길 수 있고, 드물지만 심한 경우에는 기관절개술이 필요할 수도 있다. 두경부암은 생존율이 높기 때문에 삶의 질을 유지하기 위해 두경부 림프부종의 이학적 검사 및 내시경을 이용하여 정기적으로 관찰하며, 림프부종이 발견될 경우 전문가에게 재활 치료를 받아야 한다. 일부 연구에서 셀레늄과 산도스타틴이 방사선치료 후 발생한 림프부종을 완화시켰다는 보고가 있으나, 현재까지 림프부종 치료의 정석은 손으로 림프액을 배액하며 압축 밴드, 압박 의류, 운동 및 피부 관리를 모두 아우르는 복합림프치료법으로 알려져 있다.

4. 방사선치료로 인한 림프부종의 치료 및 예방

최근 들어 암 치료 후 생존하는 환자가 점점 증가하면서 암 치료 후 발생하는 만성후유증의 예방 및 치료는 암 환자의 삶의 질 향상 측면에서 암 치료 그 자체만큼이나 중요하다고 할 수 있다. 방사선치료 후에 발생한 림프부종에 대한 약물 치료, 식이요법이나 수술적 치료에 대한 관심이 높아지면서 이에 대한 많은 연구가 이루어지고 있으나, 아직 치료 효과가 분명히 입증된 것은 없다. 따라서 현재까지 림프부종에 대한 치료는 조기 진단과 진행 및 악화의 방지, 부종을 감소시키거나 적어도 유지시키면서 증상을 완화시키고, 부종을 악화시킬 수 있는 2차 감염을 방지하여 삶

의 질을 호전시키는 것에 목표를 두고 있으며, 이를 위해서는 환자, 재활의학과 전문의, 방사선종양학과 전문의 지속적인 관리가 요구된다. 아래의 내용은 방사선치료로 인한 림프부종의 증상을 개선시키거나 심각한 림프부종의 발생을 예방할 수 있는 방법들이다.

방사선치료를 받는 환자의 경우 림프부종 예방을 위한 일상생활 관리와 이에 대한 교육이 중요하다. 첫째, 팔과 다리를 심장보다 높게 유지시켜서 중력을 이용하여 림프액이 심장 방향으로 흐르도록 해 림프액의 흡수를 촉진시키고 팔과 다리에 혈액 순환이 갑자기 증가하는 것을 피한다. 둘째, 팔과 다리에 상처나 감염이 나타나지 않도록 하고 팔과 다리의 피부를 깨끗하게 유지하고 피부가 건조해지지 않도록 한다. 셋째, 적절한 운동을 규칙적으로 하고 적정 체중을 유한다. 넷째, 정기적으로 팔과 다리 둘레를 측정하고 의사에게 정기적으로 검진을 받으며 갑자기 심하게 붓게 되면 바로 전문의사의 상담을 받는다.

방사선치료 후 생기는 림프부종의 정도는 방사선조사영역과 방사선조사선량, 그리고 방사선 치료 전에 시행한 수술의 범위와 밀접한 관련이 있다. 유방암 환자의 경우 액와림프절에 다발성 전이 (4개이상)가 있거나 쇄골상부림프절 전이가 확실한 환자를 제외하고 예방적 쇄골상부림프절 조사를 생략하는 것은 유방암 환자에서 림프부종을 감소시킬 수 있는 하나의 전략이 될 수 있다. 또한 현대적 방사선치료방법 즉 영상유도방사선치료 (IGRT: image guided radiation therapy), 세기변조방사선치료 (IMRT: intensity modulated radiation therapy)등을 사용하여 가능한 방사선치료조사의 범위를 줄이고 정확하게, 방사선을 조사하고자 하는 영역에만 선택적으로 국한하여 조사할 경우 림프부종의 발생을 감소시키고 심각

한 정도의 림프부종을 예방할 수 있다. 앞서 기술한 바와 같이 근치적 림프절 절제술을 시행하기보다는, 감시림프절생검 기술이 발전되면서 수술 시 림프절 절제의 범위를 최소화 하는 것은 수술 후 방사선치료로 인한 림프부종을 감소시킬 수 있는 가장 효과적인 방법의 하나이다. 또한 아직까지 림프부종의 예방에 임상적인 증거가 미흡하기는 하나 두경부암, 폐암의 방사선치료 시에 유발되는 방사선점막염, 구강건조증등의 예방에 사용되고 있는 방사선보호제, free radical scavenger인 Amifostine을 림프부종의 고위험환자에게 방사선조사시 병용투여하는 방법등을 시도해 볼 수 있겠다. 이외에 아직 인체에 사용하여 효능, 효과가 입증되지는 않았으나 전임상 동물시험에서 증명된 생체내 항산화효소 활성의 Cofactor인 Selenium은 방사선에 의해 유발된 정상조직의 DNA 손상을 감소시켜 방사선치료 후 발생하는 림프부종을 예방할 수 있는 약물요법의 하나로 향후 임상시험이 필요하다.

참 · 고 · 문 · 헌

1. Lacovara JE, Yoder LH. Secondary lymphedema in the cancer patient. Medsurg Nurs. 2006;15:302-306; quiz 307.

2. Sener SF, Winchester DJ, Martz CH, et al. Lymphedema after sentinel lymphadenectomy for breast carcinoma. Cancer. 2001;92:748-52.

3. Goffman TE, Laronga C, Wilson L, Elkins D. Lymphedema of the arm and breast in irradiated breast cancer patients: risks in an era of dramatically changing axillary surgery. Breast J. 2004;10:405-11.

4. Golshan M, Smith B. Prevention and management of arm lymphedema in the patient with breast can-

cer [see comment]. J Support Oncol. 2006;4:381-6.

5. Graham P, Jagavkar R, Browne L, Millar E. Supraclavicular radiotherapy must be limited laterally by the coracoid to avoid significant adjuvant breast nodal radiotherapy lymphoedema risk. Australas Radiol. 2006;50:578-82.

6. Ronka RH, Pamilo MS, von Smitten KA, Leidenius MH. Breast lymphedema after breast conserving treatment. Acta Oncol. 2004;43:551-7.

7. Wratten CR, O'Brien PC, Hamilton CS, Bill D, Kilmurray J, Denham JW. Breast edema in patients undergoing breast-conserving treatment for breast cancer: assessment via high frequency ultrasound. Breast J. 2007;13:266-73.

8. Armer JM, Stewart BR. A comparison of 4 diagnostic criteria for lymphedema in a post-breast cancer population. Lymphat Res Biol. 2005;3:208-17.

9. Pezner RD, Patterson MP, Hill LR, Desai KR, Vora N, Lipsett JA. Breast edema in patients treated conservatively for stage I and II breast cancer. Int J Radiat Oncol Biol Phys. 1985;11:1765-8.

10. Gerdin E, Cnattingius S, Johnson P. Complications after radiotherapy and radical hysterectomy in early-stage cervical carcinoma. Acta Obstet Gynecol Scand. 1995;74:554-61.

11. Hong JH, Tsai CS, Lai CH, et al. Postoperative low-pelvic irradiation for stage I-IIA cervical cancer patients with risk factors other than pelvic lymph node metastasis. Int J Radiat Oncol Biol Phys. 2002;53:1284-90.

12. Nunns D, Williamson K, Swaney L, Davy M. The morbidity of surgery and adjuvant radiotherapy in the management of endometrial carcinoma. Int J Gynecol Cancer. 2000;10:233-8.

13. Pilepich MV, Asbell SO, Mulholland GS, Pajak T. Surgical staging in carcinoma of the prostate: the RTOG experience. Radiation Therapy Oncology Group. Prostate. 1984;5:471-6.

14. 10 years' experience with an innovative irradiation technique in breast carcinoma. Analysis of the late sequale in normal tissue. Katsohi D, Kerenkel B, Schmachtenberg A, Ammon J. Strahlenther Onkol 1995;171:649-54.

15. Daley SK, Bemas MJ, Stea BD, Bracamonte F, McKenna M, Stejskal A, Hirleman ED, Witte MH. Radioprotection from radiation-induced lymphedema without tumor protection. Lymphology. 2010;43:48-58.

16. Nardone L, Palazzoni G, D'Angelo E, Deodato F, Gambacorta MA, Micciche F, Morgati AG. Impact of dose and volume on lymphedema. Rays 2005;30920149-55.

17. Micke O, Schmburg L, Buentzel J, Kisters K, Muecke R. Selenium in oncology: from chemistry to clinic. Molecules. 2009;14:3975-88.

18. Whelan TJ, Olivotto IA, Parulekar WR, Ackerman I, Chua BH, Nabid A, Vallis KA, White JR, Rousseau P, Fortin A, Pierce LJ, Lee M, Chafe S, Nolan MC, Craighead P, Bowen J, McCready DR, Pritchard KI, Gelmon K, Murray Y, Chapman JAW, Chen BE, Levine MN. Regional Nodal Irradiation in Early-Stage Breast Cancer. N Engl J Med 2015;373:307-16.

19. Poortmans PM, Collette S, Kirkove C, Van Limbergen E, Budach V, Struikmans H, Collette L, Fourquet A, Maingon P, Valli M, De Winter K, Marnitz S, Barillot I, Scandolaro L, Vonk E, Rodenhuis C, Marsiglia H, Weidner N, van Tienhoven G, Glanzmann C, Kuten A, Arriagada R, Bartelink H, Van den Bogaert W. Internal Mammary and Medial Supraclavicular Irradiation in Breast Cancer. N Engl J Med 2015;373:317-27.

20. Smith BG, Lewin JS. The Role of Lymphedema Management in Head and Neck Cancer. Curr Opin Otolaryngol Head Neck Surg. 2010:June;18(3):153-8.

21. Deng J, Ridner AH, Dietrich MS, Wells N, Wallston KA, Sinard RJ, Cmelak AJ, Murphy BA. Factors Associated With External and Internal Lymphedema in Patients With Head-and-Neck Cancer. Int J Radiation Oncol Biol Phys. 2012:84(3):e319-28.

22. Deng J, Murphy BA, Dietrich MS, Wells N, Wallston KA, Sinard RJ, Cmelak AJ, Gilbert J, Ridner SH. Impact of secondary lymphedema after head and neck cancer treatment on symptoms, functional status, and quality of life. Head Neck 2013: 35:1026-35.

23. Deng J, Ridner SH, Dietrich MS, Wells N, Wallston KA, Sinard RJ, Cmelak AJ, Murphy BA. Prevalence of Secondary Lymphedema in Patients With Head and Neck Cancer. J Pain Symptom Manage 2012;43:244-252.

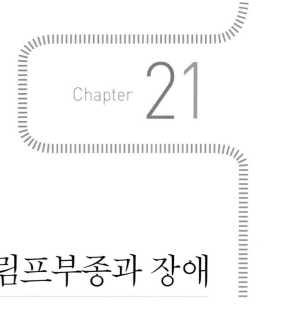

Chapter 21

림프부종과 장애

1. 림프부종의 장애평가

장애(障碍, disability)는 신체적, 정신적 손상(impairment)으로 인하여 일상적인 생활에 있어 제약을 받는 것을 말한다. 1980년 세계보건기구에서는 국제 분류[International Classification of Impairments, Disabilities, and Handicaps (ICIDH)]를 통해 장애를 신체장애(손상, impairments), 능력상실(장애, disabilities), 그리고 불리(사회적 장애, handicaps)의 세 가지 용어로 구별하였다. 신체장애는 해부학적 구조나 기능의 손실을 말하면 장기(organ) 수준에서 평가하는 것이고, 능력 상실은 개인 수준의 평가이고, 불구는 장애로 인하여 사회적 역할 수행이 제한되는 것을 말하는 것으로 사회적 수준의 장애를 말한다. 그후 건강 및 장애에 대한 개념이 바뀌면서 2001년 ICF(International Classification of Functioning, Disability and Health)를 발표하였다. ICF는 신체기능과 구조결함을 신체장애(impairment)라 하였고, 능력 상실은 활동 제한(activity limitation), 불리는 참여제약(participation restriction)으로 정

의하였다. 즉 장애는 신체 구조와 기능만의 문제가 아니라 사회 구조의 문제와 밀접한 관계가 있음을 강조하였다.

또한 장애인에 대한 정의는 세계연합(UN) 장애인 권리선언 제1조에서 "장애인이란 선천적이든 후천적이든 관계없이 신체적, 정신적 능력의 결함으로 인하여 개인의 일상생활이나 사회생활에 필요한 것을 자기 자신으로서는 완전하게 또는 부분적으로 확보할 수 없는 사람을 말 한다"라고 정의하고 있다. 미국 사회보장제도에서는 "의학적으로 판정하여 12개월 동안 계속될 것으로 또는 죽음에 이를 것으로 기대되는 신체적, 정신적 손상으로 인해 상당한 소득활동에 참여하지 못하는 것"으로 규정하고 있다. 우리나라 장애인복지법에서는 장애인이란 신체적, 정신적 장애로 오랫동안 일상생활이나 사회생활에서 상당한 제약을 받는 자로 정의하고 있다.

림프부종은 만성 질환으로 계속적인 치료가 필요한 질환이다. 림프부종이 있는 부위는 미용적인 면 뿐 아니라 행동에 있어 불편하며, 압박붕대나 압박스타킹을 착용하게 되면 활동에 제약을

받게 된다. 이러한 활동 제약은 경제적인 손실로 이어진다. 따라서 림프부종 환자들은 그 심한 정도에 따라 장애가 발생하게 된다.

현재 우리나라의 장애인복지법에서 암환자나 림프부종 환자에 대한 독립된 장애평가는 이루어지지 않고 있다. 림프부종이 심해서 관절가동역 제한이 있거나 마비가 동반되어 있다면 장애판정을 받을 수 있지만, 부피의 증가가 매우 심하지 않은 이상 장애로 판정되기 어렵다. 다만 근로능력평가에서 림프부종이 있고 치료가 필요한 경우 근로능력이 제한됨을 인정받을 수 있다. 배상이나 보상을 위한 근로기준법, 산업재해보상보험법, 자동차손해배상보장법, 국가배상법 등의 현행법에서 림프부종에 대한 항목은 없다. 생명보험이나 손해보험에서도 림프부종에 해당하는 장애평가 항목은 없다.

전통적으로 장애평가는 맥브라이드 방식과 미국의학협회(AMA) 장애평가 방법이 사용되고 있다. 맥브라이드 방법은 노동능력상실율을 평가하는 것이고 미국의학협회 방법은 신체장

표 1 상지 림프부종

중증도	경도	중도	고도	극도
전신장애율	4%	10%	19%	33%
동맥질환	간헐적 파행 FBI1) 〈0.8	중등도 동작에도 파행이 나타남	경미한 동작에도 파행이 나타남 말단지의 절단	안정시에도 계속적인 통증
정맥질환	부종이 있으며 계속 스타킹을 착용해야함.	중등도 부종 팔의 둘레가 2cm 이상 차이 피부변화	피부변화, 심부궤양	
림프부종	림프부종이 있으며 계속 스타킹을 착용해야함.	팔의 둘레가 3cm 이상 차이	팔의 둘레가 6cm 이상 차이	

표 2 하지 림프부종

전신장애율(%)	경도	중도	고도	극도
	3%	10%	30%	45%
동맥질환	간헐적 파행 ABI 〈0.9	100 m 미만의 보행시 파행인 나타남. ABI 0.7-0.8	20 m 미만의 보행시 파행이 나타남. 말단지의 절단 ABI 0.4-	안정시에도 계속적인 통증
정맥질환	부종이 있으며 계속 스타킹을 착용해야함.	중등도 부종 다리의 둘레가 4cm 이상 차이 피부변화	심한 부종 피부변화, 심부궤양	
림프부종	림프부종이 있으며 계속 스타킹을 착용해야함.	다리의 둘레가 4cm 이상 차이 Stage II – III	다리의 둘레가 10cm 이상 차이 Stage III	

애율을 산정하는 방법이다. 맥브라이드 방법은 1963년 이후 개정되지 않았기에 림프부종에 대한 평가 항목이 없다. 미국의학협회 방법은 심혈관계 질환 항목에 동맥질환, 정맥질환, 림프질환을 묶어서 장애평가를 한다. AMA 5판에서는 림프부종의 정도에 따라 0-89%의 상지 신체장애율, 0-89%의 하지 신체장애율을 계산하고 있다. AMA 6판에서는 팔에서 0-40%의 전신 신체장애율, 다리에서 0-65%의 전신 신체장애율로 평가하고 있다.

국내에서 이루어지는 장애평가 방법이 다양하여 평가에 차이가 있고, 법원에서 이루어지는 장애평가가 1963년 이후 개선이 없는 맥브라이드 방식으로 이루어지는 등의 문제점이 있어보건복지부와 대한의학회를 중심으로 미국의학협회 장애평가안과 같이, 우리나라에 맞는 새로운 장애평가방법에 대한 연구가 진행되어왔다. 그 후 사법부의 의견이 반영되어 2011년 대한의학회 장애평가기준 1판이 발행되었고 현재 개정작업 중에 있다. 2011년 대한의학회장애평가기준에는 AMA법과 유사하게 림프부종에 대한 장애평가 항목이 포함되어 있다.

INDEX

암치료 후 발생한 림프부종
임상지침 권고안

대한림프부종학회
Korean Society of Lymphedema

차례

머리말

림프부종(Lymphedema)은 림프계의 외적(또는 내적) 증상으로 림프계의 기능 부전으로 인한 림프액 이동 장애이다. 림프절 절제술, 방사선 치료, 림프혈관 경화증 등 반복적인 림프관염(Lymphangitis) 등에의해 이차성 림프부종(Secondary lymphedema)이 발생한다. 암치료 후 발생한 이차성 림프부종 관리권고안은 과학적 근거를 체계적으로 정리하여 임상 의사가 현장에서 환자 치료를 결정하는데 도움을 주기위한 것이다. 각 나라의 실정에 맞게 다양한 형태의 림프부종 관리 권고안이 개발되어 보급되고 있으며,나라마다 의료 시스템의 차이가 있으므로 우리나라의 상황에 맞는 권고안을 개발하여 진료현장에서적용하는 과정이 매우 중요하다.

1. 권고안의 범위

본 권고안은 암치료 후 발생한 림프부종의 역학, 위험요소, 진단, 치료 및 생활 관리에 관한 사항을다루었다. 일차성 림프부종은 본 권고안에 다루지 않았다.

2. 권고안의 목적

본 권고안은 암치료 후 발생한 림프부종의 일반적인 상황에 대하여 과학적 근거가 있는 보편적인 표준진료행위를 제시함으로써 암환자의 진료를 담당하는 외과, 산부인과, 종양내과, 방사선종양학과와 림프부종진단 및 치료를 담당하는 재활의학과, 혈관외과, 성형외과 의료진의 판단에 도움을 주는 것이 목적이고,개개 환자에 대한 진료행위는 담당 의사가 환자의 여러 상황을 고려하여 최종적으로 결정하여야 한다.따라서 이 권고안은 현장에서 진료를 담당하는 의료인의 의료행위를 제한하거나, 건강보험 심사의 기준으로 삼고자 하는 것이 아니다. 또한 특정한 임상적 상황에 놓인 환자에 시행된 진료행위에 대한 법률적 판단을 하는데 이용되어서는 안된다.

3. 권고안 개발 방법

1) 권고안 항목 결정

본 권고안은 림프부종의 진단, 치료, 관리 등 크게 세가지 주제로 구성된다. 각각의 주제별로 기술할 세부항목들이 2014년 1월에 14명으로 구성된 "진료지침개발 태스크포스팀(Task Force Tema)"에 의해 선정되었고, 진료지침개발 운영 위원회의 승인을 거친 후 재검토를 거쳐 수정, 보완되었다. 태스크포스팀이 도출한 항목을 대상으로 국내 현실을 고려하여 최종 집필 항목을 결정하였다.

2) 권고안의 기술방법의 결정

진료지침개발 태스크포스팀은 총 3회의 회의와 2회의 워크숍을 거쳐서 권고안을 발간하였다. 본 진료지침의 개발은 기존에 발표된 문헌을 모두 검토한 후, 국내 권고안의 권고 수준과 근거 수준은 Scottish Intercollegiate Guidelines Network (SIGN), Agency for Healthcare Research and Quality (AHRQ)에서 제안한 방법으로 정리하였다.

3) 권고안 집필 위원의 선정

대한림프부종학회에서 요청하여 대한재활의학회, 한국유방암학회, 대한부인종양학회, 대한방사선종양학회, 대한핵의학회, 대한혈관외과학회, 대한성형외과학회에서 추천 받은 자를 진료지침 개발 태스크포스팀 및 집필위원회로 구성하였다.

4) 집필과정

각 주제별로 구성된 집필 위원회의 주제 책임자의 주도하에 세부항목에 대한 기술을 완료하였다. 진료지침 집필 위원 간에 의견이 일치하지 않을 때는 토론을 거쳐 다수의 의견으로 합의안을 도출하였다. 주제 책임자의 검토를 거치고 내부 교정을 시행하여 진료지침의 일차 완성본을 제출하였다.

5) 위원회 및 학회 회원의 검토

제출된 권고안의 일차 완성본은 태스크포스팀 워크숍을 통하여 논의와 검토를 거친 후 정기 학술대회에서 발표되었다. 학회 회원의 논의와 검토를 거친 후 일부 요구 사항을 반영하여 권고안이 제작되었다.

6) 외부전문가의 검토

제출된 진료지침은 위원회에서 추천된 유관 학회 등 연구진 이외의 외부 전문가들에게 검토를 의뢰하여 지적된 사항에 대한 내부적인 의견 수렴과 보완을 거친 후 최종적으로 정리하였다. 권고의 강도와 근거수준은 Grades of Recommendation, Assessment, Development, and Evaluation (GRADE) 방법을 받아들여 사용하였다. 근거수준의 등급체계는 다섯 단계로 이루어졌으며, 연구의 설계방법, 연구의 질, 일관성 등을 포함한 총체적인 근거의 질평가를 실시하였다. 높은 등급(I)은 무작위 연구나 메타분석에 의해 근거가 입증되어 후속연구에서 효과의 추청치에 대한 신뢰성이 거의 변하지 않을 경우, 중등도 등급(II-1)은 잘 고안된 통제연구나 비무작위 연구(Well-designed Controlled or Uncontrolled Nonrandomized Studies)로 후속연구가 효과의 추정치에 대한 신뢰성에 중요한 영향을 줄 수 있고, 내용이 변경될 수도 있는 경우, 중등도 2등급(II-2)은 효과의 추정치가 불확실한 경우로 비무작위 연구 등이 포함되고 중등도 3등급(II-3)은 증례보고나 증례 시리즈 등 효과치를 확실하게 추정하기 어려운 경우, 전문가 의견 등 임상 경험에 근거한 의견은 III등급(낮은등급)으로 간주하였다.

Level의 근거수준

I	무작위배정 비교임상시험으로부터의 근거
II-1	비무작위배정 비교임상시험으로부터의 근거
II-2	하나 이상의 연구기관에서 수행된 코호트연구나 환자–대조군 연구의 근거
II-3	중재 혹은 비중재 연구에서 도출된 시간이나 장소에 따른 비교(대조군이 없는 실험연구에서 도출된 결과가 포함 될 수 있음)
III	임상 경험에 기반한 전문가 의견(기술연구나 전문가 위원회의 보고서)

임상지침 권고안 개발 참여 전문가 명단

총괄 위원장: 배하석(이화여자대학교 의과대학 재활의학교실)
진료지침개발 태스크포스팀(Task Force Team)

	이름	소속	분야
일반적 고려사항	신경환	서울대학교병원	방사선종양학
	이정언	삼성서울병원	유방외과학
	임명철	국립암센터	산부인과학
진단	배하석	이대목동병원	재활의학
	복수경	충남대학교병원	재활 의학
	최준영	삼성서울병원	핵의학
수술적 치료	문구현	삼성서울병원	성형외과학
	이경복	서울의료원	혈관외과학
비수술적 치료	이종인	서울성모병원	재활의학
	임재영	분당서울대학교병원	재활의학
	원선재	여의도성모병원	재활의학
	심영주	고신대학교병원	재활의학
생활(운동, 식이)	양은주	분당서울대학교병원	재활의학
	류은정	중앙대학교 간호학과	간호학

림프부종의 일반적 고려 사항(역학, 위험 요소 등)

림프부종(lymphedema)은 림프계의 외적(또는 내적) 증상으로 림프계의 기능 부전으로 인한 림프액 이동 장애이다. 이는 단일 현상으로 나타나기도 하고, 국소적인 장애나 생명을 위협하는 전신 질환과 함께 나타나기도 한다. 세포 외 공간에 과도한 물, 투과된 혈장 단백질, 혈관 외 혈액 세포, 기질 세포 등의 축적으로 인해 부종(Swelling)이 발생한다. 점차 세포외 기질 성분이 실질 조직에 축적하여 증식하는 것이다. 림프액 배출의 감소로 전체적으로 림프액의 이동이 감소된 상태가 림프부종이다. 선천성 림프계 생성 부전으로 일차성 림프부종(primary lymphedema)이 발생하고, 림프절 절제술, 방사선치료, 림프혈관 경화증 등 반복적인 림프관염(lymphangitis) 등에 의해 이차성 림프부종(secondary lymphedema)이 발생한다.

한편, high output failure은 정상 림프계에서 과도한 양의 혈액의 여과로 인해 생기는 현상으로, 간경화(ascites), 콩팥증후군(nephrotic syndrome; anasarca), 하지의 정맥 순환 부전(peripheral edema) 등이 있다. 이는 림프액의 생성이 흡수보다 과할 때는 언제든지 조직의 부종으로 나타날 수 있는 현상이지만, 림프액 순환 부전으로 생기는 림프부종과는 구별이 되어야 한다. 때로는 high output lymphatic transport failure가 오래 지속되고 점차적으로 림프계의 순환을 망가뜨리면서 전체적인 림프 순환 능력을 감소시키는 경우도 있다. 감소된 림프계 순환 능력은 말초 혈관의 여과를 증가시킨다. 예로 반복적인 염증, 화상, 알레르기 반응 등이 있다. 이러한 질환은 림프계의 "safety valve insufficiency(안전 밸브 기능부전)"와 연관이 있고, 부종과 림프부종의 혼합 양상을 보이면서 치료하기가 더 어려워진다. 유미성(Chylous) 또는 비유미성(non-chylous) 삼출액 역류 말초 림프부종(peripheral lymphedema)은 흔하지 않고, 특정한 진단, 치료 방법이 필요한 복잡한 질환이다.

통상 부인암으로 골반 림프절 절제술을 시행 한 후 약 20 % 이상의 환자가 하지 부종을 호소하고, 약 10 % 전후로 하지 림프부종을 진단받는 것으로 알려져 있다. 유방암으로 액와 림프절 절제술을 시행하는 경우 감시 림프절 생검술을 시행하는 경우에는 약 10 % 미만에서, 액와 림프절 절제술을 시행하는 경우에는 10 % 이상에서 상지 부종이 진단된다. 림프절 절제술 후 림프부종의 발생 위험 요인으로 절제된 림프절 갯수가 많은 경우, 수술 후 방사선 치료를 받는 경우, 수술 후 감염, 고령, 불량한 위생 상태나 외상 등이 거론되고 있다. 즉, 암 치료의 일환인 림프절 절제술과 추가적인 치료 및 관련 합병증이 림프부종을 증가시키는 경향이 있지만, 림프절 전이 종양이 제거되지 않는 경우에도 림프부종은 악화될 수 있기 때문에 림프절 절제술을 포함한 암 치료 전 후에 이러한 점을 충분히 상의하여야 한다.

전통적인 사지의 림프부종의 치료는 비수술적 치료로 부종의 호전을 이끌어 낼 수 있다. 림프부종이 진행되면 완치가 되지 않는 만성 질환이므로 평생을 두고 지속적 관리가 필요하다. 림프부종은 환자의 지속적인 관심과 순응도가 있어야 좋은 예후를 보일 수 있다. 림프부종이 조절이 되지 않을 경우, 반복적인 염증(-cellulitis/lymphangitis), 점진적으로 피부의 elephantine trophic change가 생길 수 있고 때로 장애상태가 되거나 드물게 치명적인 혈관육종(Stewart-Treves Syndrome)이 생기는 경우도 있다.

림프부종의 임상적 진단

1. 핵심 질문

1) 림프부종의 진단방법은?
2) 심한 림프부종의 기준은?
3) 림프부종의 추적 관찰기간 및 간격은?
4) 림프부종 평가방법의 정확도와 신뢰도는?

2. 내용과 근거 수준

1) 림프부종의 임상적 진단방법은?

림프부종의 표준화된 진단방법은 줄자를 이용한 팔 둘레 측정법, 물 대치법에 의한 부피 측정법, 바이오임 피던스(bioimpedance) 측정법, Perometer에 의한 부피 측정법, 자각증상 자가보고 등이 있다.(Level III)

이전의 논문에서 정해진 "gold standard" 검사법은 없으나, 병원 외래에서 쉽게 측정 할 수 있는 방법은 팔 둘레 측정법[1-3](Level II-2)과 물 대치에 의한 부피 측정법[1,2,4-7](Level II-3)이, 초기에 체외세포 수분량(Extracellular Water)을 측정하기 위해서는 바이오임피던스(bioimpedance) 측정법이, 정확한 부피 측정을 위해서는 perometer가 이용된다.(Level II-2)

팔둘레 측정법은 4부위(중수골지관절, 손목, 상완골 외상과에서 10cm 아래와 위 부위)에서 측정하여 어느 부위에서나 2cm 차이가 있으면, 림프부종을 진단할 수 있고, 치료를 시작해야 한다.[21](Level II-2) 또는 상지의 제 1수지와 제 5수지의 중수골, 손목(경상돌기의 원위부 경계), 그리고 팔의 10 cm 간격 근위부를 측정하여 양 측 둘레의 합의 차이가 5cm 이상일 때 림프부종을 진단할 수 있다.[9](Level II-2) 팔 둘레를 측정한 다음에 정해 진 공식(the formula for frustum or truncated cone)을 통해 부피를 구할 수 있다.[3](Level II-2)

부피 측정법은 물 대치법을 이용하였을 때 양팔의 부피의 차이가 200 mL 이상인 경우, 부피의 차이가 10 % 이상인 경우와 비교하였을 때 민감도(각각 90 %, 73.3 %), 특이도(각각 71.7 %, 78.3 %) 모두 우수한 것으로 관찰되었다.[12](Level II-3) Bioimpedance는 MFBIA (multiple frequency bioelectrical impedance analysis)를 이용하여 사지에 약한 교류를 통과하여 임피던스를 측정하고, 체내 총 수분량과 체외세포 수분량을 측정하여 림프부종을 진단할 수 있다. 체외세포 수분량을 측정할 수 있는 유일한 방법으로 재현성과 타당성이 좋고, 림프부종의 초기 진단과 경과를 측정하는 데 유용하다.[4](Level II-3)

수술 전과 후를 비교하여 multiple frequency bioelectrical impedance analysis (MFBIA)의 비가 0.102 이상 증가하였을 때 림프부종으로 정의하고, 기준은 양팔의 MFBIA의 비가 우세 팔의 경우 1.139, 비우세팔의 경우 1.066이다.[4](Level II-3) 자각증상 자가보고는 상지의 무거움(heaviness), 조임(tightness), 부종(swelling)에 대한 설문 조사 형식으로, 아주 경미한 변화로 본인만 알아 차릴 수 있을 정도의 부종은 1점, 환자 본인을 포함하여 주위의 친한 사람이 알아 차릴 수 있을 정도의 부종은 2점, 매우 극명한 차이를 보여 환자를 모르는 사람도 알아 차릴 수 있는 정도의 부종은 3점으로 림프부종을 구분하기도 한다.[8](Level II-3)

Perometer는 보조적인 진단도구로 사용되기도 하는데, 부피가 반대측 팔보다 200 mL 이상, 크고, perometer상 반대측보다 2cm 이상 클 경우 민감도, 특이도, 양성예측도, 음성예측도 및 정확도를 고려하였을 때 부피 100 mL와, perometer 2cm 이상, Volumetry 10 % 이상과 perometer 10 % 보다 우수한 예측인자로 확인되었다.[12](Level II-3)

표1. 림프부종의 정의 기준

팔둘레 측정법	양측 팔 둘레를 같은 위치에서 측정하였을 때 차이가 2cm 이상 나는 경우 (단, 2cm 이하의 차이도 경도의 림프부종으로 간주)
	양측 팔 둘레의 합의 차이가 5cm 이상인 경우[측정부위: 제1수지, 제5수지의 중수골, 손목(경상돌기의 원위부 경계), 팔의 10cm 간격 근위부]
부피 측정법	양팔의 부피의 차이가 200 mL 이상인 경우
Bioimpedance	Multiple Frequency Bioelectrical Impedance Analysis (MFBIA)의 비가 0.102 이상 증가한 경우
	(우세 팔 : 1.139, 비우세팔 : 1.066)
자가보고(Self report)	설문조사 형식
	1점 : 아주 경미한 변화로 본인만 알아차릴 수 있을 정도의 부종은
	2점 : 환자 본인을 포함하여 주위의 친한 사람은 알아차릴 수 있을 정도의 부종
	3점 : 매우 극명한 차이를 보여 환자를 모르는 사람도 알아차릴 수 있는 정도의 부종
Perometer	부피가 반대측 팔보다 200mL 이상 크고, Perometry상 반대측보다 2cm 이상 클 경우

2) 림프부종에서 임상적 중증도의 기준은?

평가방법 중에 림프부종의 중증도가 언급된 것은 팔 둘레 측정법이다. 팔둘레를 좌우측의 6부위(손바닥, 손목, 전완의 2부위, 상완의 2부위)에서 측정하여 팔둘레의 차이가 ≤ 2cm 인 경우는 경도의 림프부종, > 2cm 또는 < 5 cm은 중등도의 림프부종, ≥ 5cm은 중증의 림프부종으로 구분된다.[8](Level II-3) 하지만, 이 기준의 타당성은 입증되지 않았고, 다른 연구에서도 언급되지 않았다.

3) 림프부종의 추적 관찰기간 및 간격은?

이전의 연구에서 림프부종의 추적 관찰기간과 간격을 제시한 기준은 없고, 전문가들의 의견을 고려하였을 때 유방암 수술 전과 수술 후 1개월내에 림프부종의 평가를 권유하고, 림프부종이 발생하면 치료 도중에 1주일마다 평가를 고려한다. 림프부종 치료가 종결된 후에는 2-3개월마다 1-2년간 추적관찰을 추천한다.[4](Level III).

4) 림프부종 평가방법의 정확도와 신뢰도는?

림프부종을 측정하는 방법은 상지의 부피를 측정하거나 체외세포의 수분을 측정하는 방법이 있는데, 림프부종이 부피가 증가하지 않는 초기이거나, 조직이 섬유화된 경우에는 상지의 부피를 측정하는 방법이 림프부종을 정확히 평가하지 못한다. 상지의 부피를 측정하는 방법은 perometer를 이용한 방법이 정확하고, 물 대치법이나 팔 둘레의 측정을 통한 부피의 측정도 신뢰성이 있는 평가방법이다.[1,4](Level III) 팔 둘레 측정과 물 대치법의 신뢰도에 관한 연구의 결과는 다양하여, 검사자에 따라 차이가 있다는 보고가 있으나, 검사자간과 검사자내간 신뢰도(interrater and intrarater reliability)의 Intraclass correlation coefficients (ICC)가 0.99로 임상적으로 림프부종을 평가하는 데 신뢰성이 있는 검사 방법이라는 연구도 있다.[1](Level II-2) Bioimpedance와 perometer를 이용한 평가 방법은 검사자간과 검사자내간 신뢰도(interrater and intrarater reliability)가 매우 높은 검사로 신뢰도가 매우 높다.[4,12](Level II-2)

3. Key Point

1) 림프부종의 임상적 진단은 팔둘레 측정법과 물 대치법에 의한 부피 측정법을 주로 이용하며, 정확한 진단을 위해 바이오임피던스(bioimpedance) 측정법과 perometer에 의한 부피측정법도 유용하다.
2) 심한 림프부종의 기준은 양측 팔둘레의 차이가 5cm 이상일 때이다.
3) 림프부종의 평가는 유방암 수술 전과 수술 후 1개월내에 시행하고, 추적검사는 2-3개월마다 1-2년간 추적관찰을 추천한다.
4) 팔둘레 측정법, 물 대치법의 부피 측정법, bioimpedance 측정법 및 perometer의 부피측정법은 림프부종을 임상적으로 평가하는 데 신뢰성이 있는 검사방법이다.

참·고·문·헌

1. Chen Y-W, Tsai H-J, Hung H-C, et al. Reliability study of measurements for lymphedema in breast cancer patients. Am J Phys Med Rehabil 2008;87:33-38
2. Megens AM, Harris SR, Kim-Sing C, et al. Measurement of upper extremity volume in women after axillary dissection for breast cancer. Arch Phys Med Rehabil 2001;10:1639-1644
3. Czerniec S. A., Ward L. C., Refshauge K. M., et al. Assessment of breast cancer-related arm lymphedema.Comparison of physical measurement methods and self-report. Cancer Invest 2010;28:54-62
4. Cornish B.H., Chapman M., Hirst C., Mirolo B., et al. Early diagnosis of lymphedema using multiple frequency bioimpedance. Lymphology 2001;34:2-11
5. Taylor R., Jayasinghe UW, Koelmeyer L., et al. Reliability and validity of arm volume measurements for assessment of lymphedema. Phys Ther. 2006; 86:205-214
6. Deltombe T., Jamart J., Recloux S., et al. Reliability and limits of agreement of circumferential, water displacement, and optoelectronic volumetry in the measurement of upper limb lymphedema. Lymphology 2007;40:26-34
7. Meijer R.S., Rietman JS, Geertzen JHB, et al. Validity and intra- and interobserver reliability of an indirect volume measurements in patients with upper extremity lymphedema. Lymphology 2004;37:127-133

8. Norman SA, Miller LT, Erikson HB, et al. Development and validation of a telephone questionnaire to characterize lymphedema in women treated for breast cancer. Phys Ther 2001;81:1192-1205

9. Hayes S., Janda M., Cornish B., et al. Lymphedema secondary to breast cancer: How choice of measure influences diagnosis, prevalence, and identifiable risk factors. Lymphology 2008:41;18-28

10. Hayes S, Cornish B, and Newman B. Comparison of methods to diagnose lymphoedema among breast cancer survivors: 6-month follow-up. Breast Cancer Res Treat. 2005;89:221-226

11. Bland KL., Perczyk R, Du W, et al. Can a practicing surgeon detect early lymphedema reliably? Am J Surg. 2003;186;509-513

12. Godoy J, Silva S. H., Godoy M. F. G. Sensitivity and specificity of combined perimetric and volumetric evaluations in the diagnosis of arm lymphedema. Praque Med Rep. 2007;108:243-247

13. Moseley A. and Piller. N. Reliability of bioimpedance spectroscopy and tonometry after breast conserving cancer treatment. Lymphat Res Biol.2008;6:85-87

14. Suehiro K, Morikage N, Murakami M, Yamashita O, Ueda K, Samura M, Nakamur K, Hamano K. Subcutaneous Tissue Ultrasonography in Legs with Dependent Edema and Secondary Lymphedema. Ann Vasc Dis. 2014;71:21-27

15. Devoogdt N, Pans S, De Groef A, Geraerts I, Christiaens MR, Neven P, Vergote I, Van Kampen M. Postoperative evolution of thickness and echogenicity of cutis and subcutis of patients with and without breast cancer-related lymphedema. Lymphat Res Biol. 2014;12:23-31

16. Tassenov A, De Mey J, De Ridder F, Van Schuerbeeck P, Vanderhasselt T, Lamote J, Lievens P. Postoperative evolution of thickness and echogenicity of cutis and subcutis of patients with and without breast cancer-related lymphedema. Physiotherapy. 2011;97:234-243

17. Lee JH, Shin BW, Jeong HJ, Kim GC, Kim DK, Sim YJ. Ultrasonographic evaluation of therapeutic effects of complex decongestive therapy in breast cancer-related lymphedema. Ann Rehabil Med. 2013;37:683-689

18. Suehiro K, Morikage N, Murakami M, Yamashita O, Samura M, Hamano K. Ultrasonographic evaluation of therapeutic effects of complex decongestive therapy in breast cancer-related lymphedema. Ann Vasc Dis. 2013;6:180-188

19. Lim CY, Seo HG, Kim K, Chung SG, Seo KS. Ultrasonographic evaluation of therapeutic effects of complex decongestive therapy in breast cancerrelated lymphedema. Lymphology. 2011;44:72-81

20. Hwang JH, Lee CH, Lee HH, Kim SY. A new soft tissue volume measurement strategy using ultrasonography. Lymphat Res Biol. 2014;12:89-94

21. Harris SR, Schmitz KH, Campbell KL, McNeely ML. Clinical practice guidelines for breast cancer rehabilitation: syntheses of guideline recommendations and qualitative appraisals. Cancer. 2012 Apr 15;118(8 Suppl):2312-2324

림프부종의 영상적 진단

1. 핵심질문

1) 암치료 후 발생한 림프부종에서 림프신티그라피(Lymphoscintigraphy) 시행을 해 볼 수 있는 경우는?
2) 암치료 후 발생한 림프부종에서 X선 CT 시행을 해 볼 수 있는 경우는?
3) 암치료 후 발생한 림프부종에서 MRI 시행을 해 볼 수 있는 경우는?
4) 암치료 후 발생한 림프부종에서 초음파 시행을 해 볼 수 있는 경우는?

2. 내용과 근거 수준

1) 암치료 후 발생한 림프부종에서 림프신티그라피(Lymphoscintigraphy)의 적응증

가) 림프부종과 다른 원인의 부종과 감별진단이 필요한 경우[1-3](Level II-2)

림프신티그라피는 림프부종과 다른 원인의 부종과 감별진단에 매우 유용하다. 여러 연구에 따르면, 림프부종을 진단하는 림프신티그라피의 진단성적은 예민도 73-97.4 %, 특이도 90.3-100 %로 매우 우수하다. 림프신티그라피에서 림프부종을 시사하는 소견들로는 림프절 섭취 감소, 주림프관 섭취 감소 또는 부재, 부행림프관의 관찰, 비부역류의 관찰, 각종 정량지표들의 이상 등이 있다.

나) 물리치료 전의 림프계의 기능평가 및 치료 후 치료 효과에 대한 기능적인 평가[4-8](Level II-2)

사지의 부피를 측정하는 것이 치료 효과를 판정하는 데 도움을 주지만, 림프계의 기능 자체가 호전되었는지 아는데 림프신티 그라피가 도움이 된다 . 복합림프물리치료 전후에 시행한 림프신티그라피에서 물리치료에 대한 효과가 좋았던 환자군에서는 피부역류의 양이 감소하고, 림프관 섭취가 증가하는 것이 관찰되었다.

임상병기와 림프신티그라피상/SPECT-CT상의 기능적 중증도를 함께 고려한 림프부종의 새로운 중증도 평가기준은 임상병기 보다 물리치료에 대한 반응을 더 잘 예측할 가능성이 있는 것으로 보고되고 있다.

다) 미세수술 전의 림프계의 기능평가 및 치료 후 치료 효과에 대한 기능적인 평가[5,9-11](Level II-3)

미세수술 전후에 시행한 림프신티그라피에서 수술에 대한 효과가 좋았던 환자군에서는 림프신티그라피상 림프계 흐름이 좋아지는 것이 관찰되었다.

라) 물리치료의 효과 또는 예후에 대한 예측[12-17](Level II-2)

복합림프물리치료는 2주 이상의 치료기간이 필요하므로, 어느 환자가 치료에 반응을 잘 하는지 예측하는 것은 중요하다. 복합림프물리치료에 대한 치료효과가 좋은 환자군과 그렇지 않은 환자군의 치료 전 림프신

티그라피에서 1시간 영상과 이후 30분 정도의 시험적 도수림프배출법를 하고 얻은 2시간 영상을 비교하였을 때, 1시간 영상에 비하여 2시간 영상에서 피부역류가 감소하는 소견이 치료효과가 더 좋았던 환자군에서 유의하게 자주 발견되었다. 초기 임상병기 상하지 림프부종 환자에서는 복합림프물리치료 전 시행한 림프신티그라피상 주림프관 섭취가 보이는 환자군이 그렇지 않은 환자군보다 치료효과가 유의하게 좋았다. 부인과암 치료 후 발생한 하지 림프부종에서 복합림프물리치료에 대한 반응이 좋은 환자군은 치료전 림프신티그라피상 피부역류의 양이 나쁜 환자군보다 적었다.

또한, 유방암 치료 후 생긴 림프부종에서 림프신티그라피상 액와림프절의 섭취비는 복합림프물리치료에 대한 치료효과를 미리 예측할 수 있었다. 부인암 치료 후 발생한 단측성 하지 림프부종에서 림프신티그라피상 하지의 섭취비는 복합림프물리치료에 대한 치료 효과를 미리 예측할 수 있었다.

림프부종환자에서 합병증인 봉와직염, 피부림프선염 등의 감염은 림프계 기능을 저하시키고, 부종을 악화시키는 주요 요인 중의 하나이다. 예방적 항생제 치료가 도움이 되지만, 이의 적응증에 대해서는 논란이 있어 왔다. 치료 전 림프신티그라피에서 주림프관이 관찰되지 않는 환자군이 관찰되는 환자군보다 유의하게 추적 관찰 중에 감염이 발생되는 빈도가 높았다. 따라서, 치료 전 림프신티그라피에서 주림프관이 관찰되지 않는 환자에서는 예방적 항생제 치료를 고려해 볼 수 있다.

2) 암치료 후 발생한 림프부종에서 CT의 적응증

CT 역시 상하지 부종이 있는 환자에서 림프부종과 다른 원인의 부종의 감별 진단에 90% 이상 예민도와 특이도를 보이는 좋은 진단 성적을 보이고 있다.[18](Level II-3) 그러나, CT는 전신영상을 얻기에는 비용 및 방사선 피폭량이 높으며, 림프계의 기능적인 정보를 주지 못하므로, 진단 목적으로는 림프신티그라피 시행이 어렵거나, 부종의 원인을 알아 볼 필요가 있을 때 시행할 수 있다. 림프부종으로 진단된 환자에서는 부종의 원인이나 부종악화의 원인을 알아보는 데 도움이 된다. 특히, 암치료 후 발생한 림프부종에서는 부종악화가 암의 재발 또는 진행에 의한 것이 아닌지 알아보는 데 유용하다.

3) 암치료 후 발생한 림프부종에서 MRI의 적응증[19-22](Level II-2)

MRI는 림프부종의 진단에 방사선 피폭 없이 비슷하거나 높은 진단 성적을 보이는 것이 장점이다. CT와 마찬가지로 림프부종으로 진단된 환자에서는 부종의 원인이나 부종악화의 원인을 알아보는 데 도움이 된다. Magnetic resonance lymphangiography 프로토콜로 영상을 얻는 경우는 림프관을 잘 영상화 할 수 있어 미세수술 계획에 도움이 된다.

4) 암치료 후 발생한 림프부종에서 초음파의 적응증

초음파는 임상에서 사용하기에 접근성 및 비용 효율성이 우수하며 비침습적이므로 통증이 없다는 장점이 있다. 따라서 초음파는 CT, MRI와 더불어 타질환과의 감별에 사용할 뿐 아니라 치료 효과를 판정하는 목적으로 사용하는 데 유용하다.[14-17](Level II-3)

초음파는 피부진피의 두께를 측정함으로써 림프부종을 진단하는 데 도움을 줄 수 있다[23, 24](Level II-3). 또한, 초음파는 물리치료의 반응을 평가하는 데도 도움을 줄 수 있다.[25,26](Level II-3) 림프부종이 외에 관절염, 활막염, 말초혈관질환 등의 다른 연부질환이 의심되는 경우, 이를 진단하는 데에 초음파가 유용하다.[27,28](Level

II-2) 초음파를 이용한 림프부종의 측정은 다양한 방법이 소개되어왔는데, 대표적으로 피부 및 피하지방층의 두께 측정, echogenicity의 변화, 초음파 탐촉자를 이용한 압력에 대한 조직의 물리적 특성 및 최근에는 간접적 부피측정이 그것이다. 피부 및 피하지방층의 두께 측정은 팔둘레 측정법과 더불어 부종의 변화에 대한 정보를 제공할 수 있다.[30-35](Level II-3) echogenicity의 변화는 국제림프학협회(International Society of Lymphology)의 림프부종 분류에 비례하여 림프부종의 중등도를 결정하는 데 도움이 될 수 있으며 자세의존성 부종 및 수술 후 부종과 림프부종을 감별하는 목적으로 고려해 볼 수 있고, 치료 효과 판정을 위해 사용할 수 있다.[29-31,33](Level II-3) 초음파 탐촉자를 이용한 압력에 대한 조직의 저항성은 부피 변화뿐 아니라 조직의 특성을 파악하고자 할 때 사용 가능하며 압력을 가하지 않았을 때와 압력을 가했을 때의 연부조직 두께의 차를 압력을 가하지 않았을 때의 연부조직 두께로 나눈 값으로 정의한다.[32,34](Level II-3) 마지막으로 최근 초음파를 이용하여 단면적의 넓이를 측정하는 것은 연부조직의 부피를 측정하는 대체법으로 고려해 볼 수 있다.[35](Level II-3)

그러나, 초음파를 이용한 림프부종의 평가는 검사자 의존성이 크다는 단점이 있으므로 숙련된 의료진을 통한 검사가 필요할 것이다.

3. Key Point

1) 림프부종의 영상진단에는 림프신티그라피, CT, MRI, 초음파가 유용하다.
2) 림프부종의 기능적 중증도 및 예후 예측에 유용한 영상검사는 림프신티그라피와 초음파이다.
3) 림프부종의 치료에 대한 반응평가에 유용한 영상검사는 림프신티그라피와 초음파이다.
4) 림프부종 이외의 다른 관련 질환을 진단하는 데 유용한 영상검사는 CT, MRI, 초음파이다.

참·고·문·헌

1. Golueke PJ, Montgomery RA, Petronis JD, Minken SL, Perler BA, Williams GM. Lymphoscintigraphy to confirm the clinical diagnosis of lymphedema. J Vasc Surg. 1989;10:306-312

2. Cambria RA, Gloviczki P, Naessens JM, Wahner HW.Noninvasive evaluation of the lymphatic system with lymphoscintigraphy: a prospective, semiquantitative analysis in 386 extremities.J Vasc Surg. 1993;18:773-782

3. Ter SE, Alavi A, Kim CK, Merli G.Lymphoscintigraphy: a reliable test for the diagnosis of lymphedema. Clin Nucl Med. 1993;18:646-654

4. Pecking AP Possibilities and restriction of isotopic lymphography for the assessment of therapeutic effects in lymphedema. Med Wochenschr. 1999;149:105-106

5. Francois A, Richaud C, Bouchet JY, Franco A, Comet M.Does medical treatment of lymphedema act by increasing lymph flow? Vasa. 1989;18:281-286

6. Mortimer P. Assessment of peripheral lymph flow before and after clinical intervention.In: Progress in Lymphology. Amsterdam, The Netherlands: Elsevier Science; 1990:215-522

7. Hwang JH, Kwon JY, Lee KW, et al.Changes in lymphatic function after complex physical therapy for lymphedema. Lymphology. 1999;32:15-21

8. Pecking AP, Alberini JL, Wartski M, Edeline V, Cluzan RV. Relationship between lymphoscintigraphy and clinical find-

ings in lower limb lymphedema (LO): toward a comprehensive staging. Lymphology. 2008;41(1):1-10

9. Ho LC, Lai MF, Yeates M, Fernandez V. Microlymphatic bypass in obstructive lymphoedema. Br J Plast Surg. 1988;41:475-484

10. Gloviczki P, Fisher J, Hollier LH, Pairolero PC, Schirger A, Wahner HW. Microsurgical lymphovenous anastomosis for treatment of lymphedema: a critical review. J Vasc Surg. 1988;7:647-652

11. Weiss M, Baumeister RG, Tatsch K, Hahn K. Lymphoscintigraphy for noninvasive long term follow-up of functional outcome in patients with autologous lymph vessel transplantation [in German]. Nuklearmedizin. 1996;35:236-242

12. Jung JY, Hwang JH, Kim DH, Kim HS, Jung SH, Lee KW, Choi JY, Lee BB, Kim DI. Predicting the effect of complex physical therapy: utility of manual lymph drainage performed on lymphoscintigraphy. J Korean Acad Rehab Med 2004;28:78-82

13. Hwang JH, Choi JY, Lee JY, Hyun SH, Choi Y, Choe YS, Lee KH, Kim BT. Lymphscintigraphy predicts response to complex physical therapy in patients with early stage extremity lymphedema. Lymphology. 2007;40(4):172-176

14. Yoo J, Choi JY, Hwang JH, Kim DI, Kim YW, Choe YS, Lee KH, Kim BT. Prognostic value of lymphoscintigraphy in patients with gynecological cancer-related lymphedema. J Surg Oncol. 2014;109(8):760-763

15. Szuba A, Strauss W, Sirsikar SP, Rockson SG. Quantitative radionuclide lymphoscintigraphy predicts outcome of manual lymphatic therapy in breast cancer-related lymphedema of the upper extremity. Nucl Med Commun. 2002;23(12):1171-1175

16. Kim YB, Hwang JH, Kim TW, Chang HJ, Lee SG. Would complex decongestive therapy reveal long term effect and lymphoscintigraphy predict the outcome of lower-limb lymphedema related to gynecologic cancer treatment? Gynecol Oncol. 2012;127(3):638-642

17. Choi JY, Hwang JH, Park JM, et al. Risk assessment of dermatolymphangioadenitis by lymphoscintigraphy in patients with lower extremity lymphedema. Korean J Nucl Med. 1999;33:143-151

18. Monnin-Delhom ED, Gallix BP, Achard C, Bruel JM, Janbon C. High resolution unenhanced computed tomography in patients with swollen legs. Lymphology. 2002;35:121-128

19. Case TC, Witte CL, Witte MH, Unger EC, Williams WH. Magnetic resonance imaging in human lymphedema: comparison with lymphangioscintigraphy. Magn Reson Imaging. 1992;10:549-558

20. Dimakakos PB, Stefanopoulos T, Antoniades P, Antoniou A, Gouliamos A, Rizos D. MRI and ultrasonographic findings in the investigation of lymphedema and lipedema. Int Surg. 1997; 82:411-416

21. Astrom KG, Abdsaleh S, Brenning GC, Ahlstrom KH. MR imaging of primary, secondary, and mixed forms of lymphedema. Acta Radiol. 2001; 42: 409-416

22. White RD, Weir-McCall JR, Budak MJ, Waugh SA, Munnoch DA, Sudarshan TA. Contrast-enhanced magnetic resonance lymphography in the assessment of lower limb lymphoedema. Clin Radiol. 2014;69(11):e435-e444

23. Mellor RH, Bush NL, Stanton AW, Bamber JC, Levick JR, Mortimer PS. Dual-frequency ultrasound examination of skin and subcutis thickness in breast cancer related lymphedema. Breast J. 2004;10:496-503

24. 24. Naouri M, Samimi M, Atlan M, Perrodeau E, Vallin C, Zakine G, Vaillant L, Machet L. High-resolution cutaneous ultrasonography to differentiate lipoedema from lymphoedema. Br J Dermatol. 2010;163(2):296-301.

25. Uzkeser H, Karatay S, Erdemci B, Koc M, Senel K. Efficacy of manual lymphatic drainage and intermittent pneumatic compression pump use in the treatment of lymphedema after mastectomy: a randomized controlled trial. Breast Cancer. 2013 Aug 8. [Epub ahead of print].

26. Lee JH, Shin BW, Jeong HJ, Kim GC, Kim DK, Sim YJ. Ultrasonographic evaluation of therapeutic effects of complex decongestive therapy in breast cancer-related lymphedema. Ann Rehabil Med. 2013;37(5):683-689

27. Klauser AS1, Tagliafico A, Allen GM, Boutry N, Campbell R, Court-Payen M, Grainger A, Guerini H, McNally E, O'Connor PJ, Ostlere S, Petroons P, Reijnierse M, Sconfienza LM, Silvestri E, Wilson DJ, Martinoli C. Clinical indications for musculoskeletal ultrasound: a Delphi-based consensus paper of the European Society of Musculoskeletal Radiology. Eur Radiol. 2012;22(5):1140-1148

28. American College of Cardiology Foundation Appropriate Use Criteria Task Force; American College of Radiology; American Institute of Ultrasound in Medicine; American Society of Echocardiography; Intersocietal Accreditation Commission; Society for Cardiovascular Angiography and Interventions; Society of Cardiovascular Computed Tomography; Society of Interventional Radiology; Society for Vascular Medicine; Society for Vascular Surgery; Society for Vascular Ultrasound. ACCF/ACR/AIUM/ASE/IAC/SCAI/SCVS/SIR/SVM/SVS/SVU 2013 appropriate use criteria for peripheral vascular ultrasound and physiological testing. Part II: Testing for venous disease and evaluation of hemodialysis access. Vasc Med. 2013;18(4):215-231

29. Suehiro K, Morikage N, Murakami M, Yamashita O, Ueda K, Samura M, Nakamur K, Hamano K. Subcutaneous Tissue Ultrasonography in Legs with Dependent Edema and Secondary Lymphedema. Ann Vasc Dis. 2014;71:21-27

30. Devoogdt N, Pans S, De Groef A, Geraerts I, Christiaens MR, Neven P, Vergote I, Van Kampen M. Postoperative evolution of thickness and echogenicity of cutis and subcutis of patients with and without breast cancer-related lymphedema. Lymphat Res Biol. 2014;12:23-31

31. Tassenov A, De Mey J, De Ridder F, Van Schuerbeeck P, Vanderhasselt T, Lamote J, Lievens P. Postoperative evolution of thickness and echogenicity of cutis and subcutis of patients with and without breast cancer-related lymphedema. Physiotherapy. 2011;97:234-243

32. Lee JH, Shin BW, Jeong HJ, Kim GC, Kim DK, Sim YJ. Ultrasonographic evaluation of therapeutic effects of complex decongestive therapy in breast cancer-related lymphedema. Ann Rehabil Med. 2013;37:683-689

33. Suehiro K, Morikage N, Murakami M, Yamashita O, Samura M, Hamano K. Ultrasonographic evaluation of therapeutic effects of complex decongestive therapy in breast cancer-related lymphedema. Ann Vasc Dis. 2013;6:180-188

34. Lim CY, Seo HG, Kim K, Chung SG, Seo KS. Ultrasonographic evaluation of therapeutic effects of complex decongestive therapy in breast cancerrelated lymphedema. Lymphology. 2011;44:72-81

35. Hwang JH, Lee CH, Lee HH, Kim SY. A new soft tissue volume measurement strategy using ultrasonography. Lymphat Res Biol. 2014;12:89-94

림프부종의 비수술적 치료

Ⅰ. 복합림프물리치료(Complex decongestive physical therapy)

1. 핵심질문

　　1) 복합림프물리치료는 효과가 있는가?

　　2) 복합림프물리치료는 어떻게 구성되고 시행되어야 하는가?

2. 내용과 근거 수준

1) 복합림프물리치료의 효과

　　림프부종에서 복합림프물리치료의 경우 그 구성 요소를 다르게 하여 시행된 다양한 연구에서 치료 전후에 모두 호전을 보이고 있었다.[1-15] 치료를 전혀 시행하지 않은 대조군과 비교된 무작위대조연구는 아직까지 없어, 근거 수준은 Level II-1에 해당하고 있으나, 실제 임상에서 윤리적인 문제로 인해 이러한 연구가 시행될 수 없었음을 감안해야 할 것이며, 림프부종에서 복합림프물리치료의 유효성은 의심의 여지가 없다. 복합림프물리치료와 적절한 관리가 이뤄진 경우 그 효과는 수 개월에서 길게는 2년 이상 지속되는 것으로 보고되었다.[3,5,7,10](Level II-1) 이러한 결과는 상지 및 하지의 림프부종 모두에서 비슷하였다.[2-4,8,9,15] 한편, 림프부종이 없는 유방암 수술 후 환자에서 예방적으로 시행된 복합림프물리치료가 림프부종이 발생을 감소시키는 것으로 보고된 바 있다.[12](Level I)

2) 복합림프물리치료는 어떻게 구성되고 시행되어야 하는가?

　　복합림프물리치료의 구성은 대부분 도수림프배출법, 압박치료, 자가운동, 피부 관리의 네 가지 요소를 중심으로 구성이 되어 있으며, 거의 모든 연구가 이중의 일부 구성요소를 추가 혹은 제외하여 비교하는 방식으로 진행되어 왔다. 아직 논란이 있으나, 리뷰 논문[16](Level I)에서 이들 요소는 함께 시행될 때 상승효과를 가질 수 있는 것으로 보고되었다. 복합림프물리치료는 일반적으로 2주-6주 간의 집중치료기와 이어지는 수개월 간의 관리기로 구분하여 시행되며, 부종의 경과에 따라 집중치료를 추가적으로 시행할 수 있다.(Level III) 개별 요소의 효과는 다음 단락에서 자세히 논의되어 있다.

3. Key Point

　　복합림프물리치료는 림프부종의 유효한 치료법으로 시행이 권장된다.

참 · 고 · 문 · 헌

1. Huang TW, Tseng SH, Lin CC, Bai CH, Chen CS, Hung CS, et al. Effects of manual lymphatic drainage on breast cancer-related lymphedema: a systematic review and meta-analysis of randomized controlled trials. World journal of surgical oncology. 2013;11:15

2. Karadibak D, Yavuzsen T, Saydam S. Prospective trial of intensive decongestive physiotherapy for upper extremity lymphedema. Journal of surgical oncology. 2008;97(7):572-577 3. Kim YB, Hwang JH, Kim TW, Chang HJ, Lee SG. Would complex decongestive therapy reveal long term effect and lymphoscintigraphy predict the outcome of lower-limb lymphedema related to gynecologic cancer treatment? Gynecologic oncology. 2012;127(3):638-642

4. Liao SF, Li SH, Huang HY. The efficacy of complex decongestive physiotherapy (CDP) and predictive factors of response to CDP in lower limb lymphedema (LLL) after pelvic cancer treatment. Gynecologic oncology. 2012;125(3):712-715

5. Hwang JM, Hwang JH, Kim TW, Lee SY, Chang HJ, Chu IH. Long-term effects of complex decongestive therapy in breast cancer patients with arm lymphedema after axillary dissection. Annals of rehabilitation medicine. 2013;37(5):690-697

6. Hwang KH, Jeong HJ, Kim GC, Sim YJ. Clinical effectiveness of complex decongestive physiotherapy for malignant lymphedema: a pilot study. Annals of rehabilitation medicine. 2013;37(3):396-402

7. Andersen L, Hojris I, Erlandsen M, Andersen J. Treatment of breast-cancer-related lymphedema with or without manual lymphatic drainage--a randomized study. Acta oncologica. 2000;39(3):399-405

8. McNeely ML, Magee DJ, Lees AW, Bagnall KM, Haykowsky M, Hanson J. The addition of manual lymph drainage to compression therapy for breast cancer related lymphedema: a randomized controlled trial. Breast cancer research and treatment. 2004;86(2):95-106

9. Didem K, Ufuk YS, Serdar S, Zumre A. The comparison of two different physiotherapy methods in treatment of lymphedema after breast surgery. Breast cancer research and treatment. 2005;93(1):49-54

10. Szolnoky G, Lakatos B, Keskeny T, Varga E, Varga M, Dobozy A, et al. Intermittent pneumatic compression acts synergistically with manual lymphatic drainage in complex decongestive physiotherapy for breast cancer treatment-related lymphedema. Lymphology. 2009;42(4):188-194

11. Haghighat S, Lotfi-Tokaldany M, Yunesian M, Akbari ME, Nazemi F, Weiss J. Comparing two treatment methods for post mastectomy lymphedema: complex decongestive therapy alone and in combination with intermittent pneumatic compression. Lymphology. 2010;43(1):25-33

12. Torres Lacomba M, Yuste Sanchez MJ, Zapico Goni A, Prieto Merino D, Mayoral del Moral O, Cerezo Tellez E, et al. Effectiveness of early physiotherapy to prevent lymphoedema after surgery for breast cancer: randomised, single blinded, clinical trial. BMJ (Clinical research ed). 2010;340:b5396

13. Devoogdt N, Christiaens MR, Geraerts I, Truijen S, Smeets A, Leunen K, et al. Effect of manual lymph drainage in addition to guidelines and exercise therapy on arm lymphoedema related to breast cancer: randomised controlled trial. BMJ (Clinical research ed). 2011;343:d5326

14. Gurdal SO, Kostanoglu A, Cavdar I, Ozbas A, Cabioglu N, Ozcinar B, et al. Comparison of intermittent pneumatic compression with manual lymphatic drainage for treatment of breast cancer-related lymphedema. Lymphatic research

and biology. 2012;10(3):129-35

15. Uzkeser H, Karatay S, Erdemci B, Koc M, Senel K. Efficacy of manual lymphatic drainage and intermittent pneumatic compression pump use in the treatment of lymphedema after mastectomy: a randomized controlled trial. Breast cancer (Tokyo, Japan). 2015;22(3):300-307

16. Moseley AL, Carati CJ, Piller NB. A systematic review of common conservative therapies for arm lymphoedema secondary to breast cancer treatment. Annals of oncology. 2007;18(4):639-646

II. **압박치료**(Multilayered compression bandage, compression stocking, intermittent pneumati compression)

1. 핵심질문

1) 압박붕대(multilayered compression bandage)는 림프부종 치료에 효과가 있는가?

2) 압박붕대의 압력 정도와 붕대 종류의 차이가 부종 치료 효과에 영향을 미치는가?

3) 압박 스타킹(compression stocking)은 림프부종 치료에 효과가 있는가?

4) 간헐적 공기압박치료기(intermittent pneumatic compression)는 림프부종 치료에 효과가 있는가?

5) 간헐적 공기압박치료와 도수림프배출법을 병행하면 효과가 더 있는가?

6) 간헐적 공기압박치료기의 특성(압력, chamber수, 시간 등)에 따라 치료 효과에 차이가 있는가?

2. 내용과 근거 수준

1) 압박붕대의 림프부종 치료 효과

치료하지 않은 대조군과 비교한 임상 연구는 찾을 수 없었으나 리뷰논문[1](Level I)에서 압박붕대는 부종 감소에 효과가 있었다. 치료 전후 비교를 통한 연구[2-4](Level I)에서 압박붕대 단독치료는 부종감소 효과가 있었다. 또한 압박붕대 치료법은 부종의 감소뿐 아니라 부종 팔의 무게감(Heaviness)과 팽팽함(Tension)의 감소에도 효과적이었다.[3](Level I) 그러나 현재까지 압박붕대 치료의 장기적 효과에 대한 참고문헌은 찾기 어려웠다.[5](Level I)

2) 압박붕대의 종류와 압력

압박붕대하(Sub-bandage pressure) 압력을 달리한 연구[6](Level I)에서 낮은 압력(20-30mmhg)과 높은 압력(44-58mmhg)은 부종 감소의 차이는 없었고 낮은 압력에서 환자의 순응도가 높았다. 저탄력 붕대 대신 Kinesio tape를 사용한 연구[7](Level I)에서 저탄력 붕대에 대한 순응도가 낮은 환자에게 Kinesio tape이 저탄력 붕대를 대신할 수 있다고 하였으나, 장기간 치료 효과에 대한 연구가 더 필요하다. 또한 압박붕대 치료의 부작용에 관한 연구는 아직 드물며 2013년 ISL (International Society of Lymphology)[8] (Level III)에서는 압박붕대 치료를 반드시 전문가에게 시행할 것을 추천했다.

3) 압박스타킹의 림프부종 치료

압박스타킹을 시행한 군과 치료를 시행하지 않은 대조군 연구[9](Level I)에서 압박스타킹은 부종 감소의 효과를 보였다. 치료하지 않은 대조군은 없지만 일정 기간 동안 단독 압박스타킹을 시행한 경우[10](Level I),[11] (Level II-1)에서도 부종감소가 관찰되었고, 압박스타킹 치료, 자가운동, 자가마사지를 동시에 시행한 경우[12](Level II-2)와 압박스타킹 사용 없이 자가운동과 자가마사지만 동시에 시행한 군의 비교에서는 자가운동과 자가마사지만 시행한 군에서는 치료효과가 없었고, 압박스타킹을 함께 착용한 군에서만 치료효과가 있었다. 압박스타킹과 간헐적 압박펌프치료를 병행한 경우[10](Level I),[12] (Level II-1)에 단독 압박스타킹 치료에 비해 더 큰 효과는 나타나지 않아 환자의 경제적인 측면을 고려해야 할 경우는 단독 압박스타킹 치료를 추천했다.

4) 간헐적 공기압박펌프 치료기의 치료효과

리뷰 논문에 의하면 간헐적 공기압박펌프치료가 치료에 효과적이라는 논문과 아직 그 효과에 대해 이견이 많다는 논문으로 나뉘어 서로 다른 결론을 내리고 있다.[5,13](Level I) 치료를 하지 않은 대조군이 있는 연구[14](Level I)에서는 간헐적 공기압박펌프 치료가 림프부종 감소에 효과가 없었으나, 자가 마사지[15](Level I)와 압박스타킹[12](Level II-1)만 시행한 군과 단독 간헐적 공기압박치료의 효과를 비교한 연구에서는 단독 간헐적 공기압박치료가 자가 마사지에 비해 림프부종 감소에 효과적이라 했다. 간헐적 공기압박치료의 부작용에 관한 연구는 많이 보고되고 있지 않으나 하지 림프부종 환자의 연구[16](Level II-2)에서 128명의 환자를 대상으로 공기압박펌프 치료를 시행한 군과 시행하지 않은 군의 생식기 부위의 부종 발생 정도를 확인하였는데, 공기압박펌프 치료를 시행하지 않은 군은 75명 중 2명(3%)에서 생식기 부종이 발생한 반면, 공기압박펌프 치료를 시행한 군에서는 53명 중 23명(43%)이 생식기 부종이 발생하였다. 이 연구에서 생식기 부위의 부종 발생은 공기압박치료기의 압력 정도, 압력을 가하는 방법, 사용 시간 등과는 뚜렷한 상관이 없었다. 또한, 2013년 ISL (International Society of Lymphology)에서도 근위부의 부종 악화와 Fibrosclerotic ring 형성 등의 부작용을 경고하고 있어[8](Level III) 심한 림프부종 환자에서 간헐적 공기압박치료는 반드시 전문가와 상의해야 할 것으로 생각된다.

5) 간헐적 공기압박펌프 치료의 병행치료로써의 효과

림프부종 치료에서 복합적 림프물리치료(CDT)에 간헐적 공기압박치료를 병행하는 경우[17-19](Level I)에 관한 보고도 그 결론을 달리하고 있는데 Szuba[17,18] 등의 연구에서는 복합림프물리치료(CDT)를 단독으로 시행한 경우보다 병행 치료가 부종 감소의 효과가 높았으나 Uzkeser[18](Level I) 등의 연구에서는 병행 치료의 효과가 복합림프물리치료 단독치료의 효과와 큰 차이를 보이지 않는다 하였다. 따라서, 간헐적 공기압박치료와 복합 림프물리치료, 도수배출치료 및 압박스타킹 등과의 병행치료에 대한 효과는 보다 연구되어야 할 것이다.

6) 간헐적 공기압박펌프 치료의 특성과 치료효과

간헐적 공기압박펌프 치료기의 특성에 따른[[압력이 가해지는 시간에 따른 분류: 연속적(continuous)/ 간헐적(intermittent), 원위부와 근위부간 시간차에 따른 분류: 순차적(sequential), 원위부와 근위부간 압력차에 따른 분류: 점진적(graduated), 압박치료기 슬리브에 따른 분류: 단실(single chamber)/ 다실(multiple chamber)] 치료효과에 대한 비교는 거의 이루어지지 않았다. Plich[20] (Level II-2) 등의 연구결과에서는 공기압박 치료기의 chamber 수(3개의 chamber와 1개의 chamber) 및 공기주입 시간(90s:90s와 45s:15s)에 따른 효과의 차이는 크지 않았고, 압박 강도는 치료기에 표시되는 압력에 비해 실제 환자에게 가해지는 압력은 더 높아 치료기의 압력을 목표하는 압력에 비해 30 mmhg 정도 낮게 시행할 것을 권고하였다.[21](Level III) 치료부위 및 방법이 도수배출치료와 유사하게 새로이 개발된 간헐적 공기압박치료기의 효과에 대한 연구는 기존의 간헐적 공기압박치료기 보다 효과적이라는 연구[22](Level I)와 차이가 없다는 연구[23](Level I)로 상충되고 있어 보다 많은 연구가 필요하다. 또한, 공기압박치료기의 특성에 대한 연구가 아직 부족한 상태이며, 현재 가정에서 사용되는 공기압박치료기는 그 효과에 대한 연구가 부족한 실정이므로 림프부종 환자에서 공기압박 치료기를 사용할 경우는 전문가의 감독이 반드시 필요하다.

3. Key Point

1) 압박붕대의 사용은 림프부종 부종 감소에 효과적이고 압박스타킹 및 도수림프배출 마사지를 병행할 경우 치료의 효과는 좀 더 높다. 2013년 ISL에서는 압박붕대 치료법은 전문가에 의해 시행할 것을 권하고 있다.

2) 압박스타킹은 림프부종 감소에 효과적이며 자가운동, 자가 마사지, 간헐적 압박펌프치료를 병행하는 경우 단독 압박스타킹 치료에 비해 치료적 효과가 뚜렷하게 증가되지는 않아 경제적 측면을 고려시는 단독 압박스타킹도 고려할 수 있다.

3) 간헐적 공기압박펌프 치료는 림프부종 치료의 효과에 대한 의견이 상충되고 있으며 공기압박치료기의 압력 정도, 압력을 가하는 방식, 사용 시간 등에 대한 표준이 제시되고 있지 않고 일부 연구에서는 근위부의 부종악화 및 섬유화가 관찰되기도 해서 전문가의 지도하에 시행하여야 한다.

참 · 고 · 문 · 헌

1. McNeely ML, Peddle CJ, Yurick JL, Dayes IS, Mackey JR. Conservative and dietary interventions for cancer-related lymphedema: a systematic review and meta-analysis. Cancer. 2011;117:1136-1148

2. Badger CM, Peacock JL, Mortimer PS. A randomized, controlled, parallel-group clinical trial comparing multilayer bandaging followed by hosiery versus hosiery alone in the treatment of patients with lymphedema of the limb. Cancer. 2000 Jun 15;88(12):2832-2837

3. Johansson K, Albertsson M, Ingvar C, Ekdahl C. Effects of compression bandaging with or without manual lymph drainage treatment in patients with postoperative arm lymphedema. Lymphology. 1999 Sep;32(3):103-110

4. McNeely ML, Magee DJ, Lees AW, Bagnall KM, Haykowsky M, Hanson J. The addition of manual lymph drainage to compression therapy for breast cancer related lymphedema: a randomized controlled trial. Breast Cancer Res Treat. 2004 Jul;86(2):95-106

5. Moseley AL, Carati CJ, Piller NB. A systematic review of common conservative therapies for arm lymphoedema secondary to breast cancer treatment. Ann Oncol. 2007;18:639-646

6. Damstra RJ, Partsch H. Compression therapy in breast cancer-related lymphedema: A randomized, controlled comparative study of relation between volume and interface pressure changes. J Vasc Surg. 2009 May;49(5):1256-1263

7. Tsai HJ, Hung HC, Yang JL, Huang CS, Tsauo JY. Could Kinesio tape replace the bandage in decongestive lymphatic therapy for breast-cancer-related lymphedema? A pilot study. Support Care Cancer. 2009 Nov;17(11):1353-1360

8. The diagnosis and treatment of peripheral lymphedema: 2013 consensus document of the international society of liymphology. Lymphology. 2013 46:1- 11

9. Swedborg I. Effects of treatment with an elastic sleeve and intermittent pneumatic compression in post-mastectomy patients with lymphoedema of the arm. Scand J Rehabil Med. 1984;16(1):35-41

10. Johansson K, Albertsson M, Ingvar C, Ekdahl C. Effects of compression bandaging with or without manual lymph drainage treatment in patients with postoperative arm lymphedema. Lymphology. 1999 Sep;32(3):103-110

11. Berlin E, Gjores JE, Ivarsson C, Palmqvist I, Thagg G, Thulesius O. Postmastectomy lymphoedema. Treatment and a five-year follow-up study. Int Angiol. 1999 Dec;18(4):294-298

12. Hornsby R. The use of compression to treat lymphoedema. Prof Nurse. 1995 Nov;11(2):127-128

13. Feldman JL, Stout NL, Wanchai A, Stewart BR, Cormier JN, Armer JM.Intermittent pneumatic compression therapy: a systematic review. Lymphology. 2012 Mar;45(1):13-25

14. Dini D, Del Mastro L, Gozza A, Lionetto R, Garrone O, Forno G, Vidili G, Bertelli G, Venturini M. The role of pneumatic compression in the treatment of postmastectomy lymphedema. A randomized phase III study. Ann Oncol. 1998 Feb;9(2):187-190

15. Wilburn O, Wilburn P, Rockson SG.A pilot, prospective evaluation of a novel alternative for maintenance therapy of breast cancer-associated lymphedema. BMC Cancer. 2006 Mar 29;6:84

16. Boris M, Weindorf S, Lasinski BB. The risk of genital edema after external pump compression for lower limb lymphedema. Lymphology. 1998 Mar;31(1):15-20

17. Szuba A, Achalu R, Rockson SG. Decongestive lymphatic therapy for patients with breast carcinoma-associated lymphedema. A randomized, prospective study of a role for adjunctive intermittent pneumatic compression. Cancer. 2002 Dec 1;95(11):2260-2267

18. Uzkeser H, Karatay S, Erdemci B, Koc M, Senel K. Efficacy of manual lymphatic drainage and intermittent pneumatic compression pump use in the treatment of lymphedema after mastectomy: a randomized controlled trial. Breast Cancer. 2013 Aug 8.

19. Szolnoky G, Lakatos B, Keskeny T, Varga E, Varga M, Dobozy A, Kemeny L.Intermittent pneumatic compression acts synergistically with manual lymphatic drainage in complex decongestive physiotherapy for breast cancer treatment-related lymphedema. Lymphology. 2009 Dec;42(4):188-194

20. Pilch U, Wozniewski M, Szuba A. Influence of compression cycle time and number of sleeve chambers on upper extremity lymphedema volume reduction during intermittent pneumatic compression. Lymphology. 2009 Mar;42(1):26-35

21. Segers P, Belgrado JP, Leduc A, Leduc O, Verdonck P.Excessive pressure in multichambered cuffs used for sequential compression therapy. Phys Ther. 2002 Oct;82(10):1000-1008

22. Fife CE, Davey S, Maus EA, Guilliod R, Mayrovitz HN. A randomized controlled trial comparing two types of pneumatic compression for breast cancer-related lymphedema treatment in the home. Support Care Cancer. 2012 Dec;20(12):3279-3286

23. Ridner SH, Murphy B, Deng J, Kidd N, Galford E, Bonner C, Bond SM, Dietrich MS. A randomized clinical trial comparing advanced pneumatic truncal, chest, and arm treatment to arm treatment only in self-care of arm lymphedema. Breast Cancer Res Treat. 2012 Jan;131(1):147-158

III. 도수림프배출법

도수림프배출법은 림프선과 조직액의 움직임을 증가시키기 위해서 고안된 방법으로 피부 표면에 부드럽게, 천천히, 낮은 압력으로 적용하는 마사지법이다.

1. 핵심질문

1) 도수림프배출법은 림프부종 예방에 효과가 있는가?
2) 림프부종 치료에 도수림프배출법을 단독 시행하면 효과가 있는가?
3) 도수림프배출법을 압박치료에 병행하면 효과가 더 있는가?

2. 내용과 근거 수준

1) 림프부종 예방

두 개의 무작위대조시험[1,2](Level I)에서 서로 다른 결과가 보였으며, 두 논문을 메타분석시 효과가 없었다.[3](Level I) 하지만, 최근 무작위대조시험에서 림프부종 예방에 효과가 있었다.[4](Level I) 전문치료사가 지속적으로 시행하는 경우 효과가 있다.

2) 림프부종 치료시 단독 시행의 효과

치료하지 않은 대조군과 비교한 논문은 찾을 수 없었으나, 전후 비교를 통한 연구[5](Level II-3) 또는 다른 치료와 병행한 연구에서 치료 효과를 보였다. 리뷰 논문[6](Level I)에서 도수림프배출법을 단독 시행시 치료 효과가 있었다고 하였으나, 참고한 논문이 도수림프배출법의 단독 치료 효과로 보기에는 어렵다.[7](Level II- 3)

3) 압박치료(압박붕대 또는 압박스타킹)에 병행 시 효과

두 개의 메타분석 논문에서 상이한 결과를 보였다. 5개의 연구[8-12](Level I)를 메타 분석한 논문[13](Level I)에서는 압박치료에 도수림프배출법을 병행하였던 군에서 압박치료만 시행한 군보다 치료 효과가 더 있었으나, 6개의 연구[8-11,14,15](Level I)를 메타 분석한 논문[3](Level I)에서는 압박치료에 도수림프배출법을 병행한 군과 압박치료만 시행한 군간의 치료 효과 차이는 없었다. 그러나, 메타분석[3]에 포함된 논문[14]은 도수림프배출법과 압박펌프치료를 비교한 연구이며, 논문[15]의 자료 분석은 바르게 이루어지지 않았다. 도수림프배출법은 전문치료사가 시행하여야하며, 림프부종 초기에 치료하는 것이 효과적이다. 도수림프배출법을 다른 치료와 병행 치료시에는 경제적인 면을 고려하여야 한다.

3. Key Point

전문치료사가 지속적으로 도수림프배출법을 시행하는 경우 림프부종 예방에 효과가 있다.

전문치료사가 도수림프배출법을 시행하는 경우, 림프부종 치료에 효과가 있으나, 도수림프배출법만 시행하는 것보다는 다른 치료와 병행(예, 압박치료 등)하는 것이 좋다.

참·고·문·헌

1. Torres Lacomba M, Yuste Sanchez MJ, Zapico Goni A, Prieto Merino D, Mayoral del Moral O, Cerezo Tellez E, Minayo Mogollon E: Effectiveness of early physiotherapy to prevent lymphoedema after surgery for breast cancer: randomised, single blinded, clinical trial. BMJ. 2010;340:b5396

2. Devoogdt N, Christiaens MR, Geraerts I, Truijen S, Smeets A, Leunen K, Neven P, Van Kampen M: Effect of manual lymph drainage in addition to guidelines and exercise therapy on arm lymphoedema related to breast cancer: randomised controlled trial. BMJ. 2011;343:d5326

3. Huang TW, Tseng SH, Lin CC, Bai CH, Chen CS, Hung CS, Wu CH, Tam KW. Effects of manual lymphatic drainage on breast cancer-related lymphedema: a systematic review and meta-analysis of randomized controlled trials. World J Surg Oncol. 2013;11-15

4. Zimmermann A, Wozniewski M, Szklarska A, Lipowicz A, Szuba A. Efficacy of manual lymphatic drainage in preventing secondary lymphedema after breast cancer surgery. Lymphology. 2012;45(3):103-112

5. Kafejian-Haddad AP, Perez JM, Castiglioni ML, Miranda Junior F, de Figueiredo LF. Lymphscintigraphic evaluation of manual lymphatic drainage for lower extremity lymphedema. Lymphology. 2006;39:41-48

6. Moseley AL, Carati CJ, Piller NB. A systematic review of common conservative therapies for arm lymphoedema secondary to breast cancer treatment. Ann Oncol. 2007;18:639-646

7. Piller NB, Swedborg I, Wilking N, Jensen G. Short-term manual lymph drainage treatment and maintenance therapy for post-mastectomy lymphoedema. Lymphology. 1994;27(suppl):589-592

8. Andersen L, Højris I, Erlandsen M, Andersen J: Treatment of breast-cancerrelated lymphedema with or without manual lymphatic drainage.a randomized study. Acta Oncol. 2000;39:399-405

9. Williams AF, Vadgama A, Franks PJ, Mortimer PS: A randomized controlled crossover study of manual lymphatic drainage therapy in women with breast cancer-related lymphoedema. Eur J Cancer Care. 2002;11:254-261

10. Sitzia J, Sobrido L, Harlow W: Manual lymphatic drainage compared with simple lymphatic drainage in the treatment of post-mastectomy lymphoedema. Physiotherapy. 2002;88:99-107

11. McNeely ML, Magee DJ, Lees AW, Bagnall KM, Haykowsky M, Hanson J: The addition of manual lymph drainage to compression therapy for breast cancer related lymphedema: a randomized controlled trial. Breast Cancer Res Treat. 2004;86:95-106

12. Didem K, Ufuk YS, Serdar S, Zumre A: The comparison of two different physiotherapy methods in treatment of lymphedema after breast surgery. Breast Cancer Res Treat. 2005;93:49-54

13. McNeely ML, Peddle CJ, Yurick JL, Dayes IS, Mackey JR. Conservative and dietary interventions for cancer-related lymphedema: a systematic review and meta-analysis. Cancer. 2011;117:1136-1148

14. Johansson K, Lie E, Ekdahl C, Lindfeldt J: A randomized study comparing manual lymph drainage with sequential pneumatic compression for treatment of postoperative arm lymphedema. Lymphology. 1998;31:56-64

15. Johansson K, Albertsson M, Ingvar C, Ekdahl C: Effects of compression bandaging with or without manual lymph drainage treatment in patients with postoperative arm lymphedema. Lymphology. 1999;32:103-110

Ⅳ. 운동

림프부종에 대한 운동은 기본적인 유산소 운동을 포함하여 상지를 이용한 관절가동범위 운동, 스트레칭 그리고 근력강화를 위한 저항성 운동까지 포함된다. 운동 효과의 기본 원리는 근육수축과 교감계 신경을 강화함으로써 림프배액을 도와주어 부종을 감소시키는 것이다.

1. 핵심질문

1) 운동이 림프부종 예방에 효과가 있는가?
2) 운동으로 인하여 림프부종 상태의 악화 가능성이 있는가?
3) 운동은 림프부종 발생을 증가시키는가
4) 운동이 림프부종 환자의 신체기능 및 삶의 질 향상에 효과가 있는가?
5) 운동이 림프부종 환자의 부종 감소에 효과가 있는가?

2. 내용과 근거 수준

1) 림프부종 예방

림프부종 위험이 있는 환자에서 점진적 능동적, 능동보조 관절운동은 새로운 림프부종의 발생 위험을 낮추는 예방효과가 있다는 보고들이 있다.[1,2](level I) 하지만, 이들은 복합적 림프물리치료에 점진적 운동이 포함된 연구들이기 때문에 운동 단독의 림프부종의 1차적 예방효과에 대해 추후 연구를 통해 확인해야 할 것이다.

2) 운동에 의한 림프부종 악화 가능성

최근의 리뷰논문을 포함하는 연구들에 따르면, 림프부종 환자에게 시행한 점진적인 저항성 및 유산소 운동은 림프부종을 악화시키지 않았다.[3-5](level I)

3) 운동에 의한 림프부종 발생율 증가

유방암 생존자들에서 상지 운동이 림프부종의 발생을 증가시키지 않는다는 여러 무작위대조시험들이 있다.[5-8]

(Level I) 점진적 저항운동은 림프부종 발생을 증가시키지 않았으며, 오히려 저항운동군에서 발생률이 낮은 것으로 나타났다.[9](Level I)

4) 운동이 림프부종 환자의 신체기능 및 삶의 질 향상에 대한 효과

림프부종이 있는 암 생존자들을 대상으로 한 연구에서 운동은 신체기능 증진시키고 삶의 질의 향상을 도모한다.[10-13](Level I),[1,14] (Level II). 또한 이런 신체적 활동은 몸무게 및 체질량 지수, 최대산소섭취량 등에도 긍정적인 효과도 기대할 수 있다.

5) 운동이 림프부종 환자의 부종 감소에 효과가 있는가?

림프부종이 있는 암 생존자들에서 운동은 부종 자체의 감소에도 효과가 있다.[13,15](Level I),[1,14] (Level II)[2]

(Level I). 반대로 다른 무작위대조시험에서는 각각 상지 운동 후 삶의 질의 향상은 있었으나 림프부종의 크기의 변화는 없었다고 보고하였다.[16](Level II) 현재 여러 연구들의 운동에 의한 림프부종 감소에 대한 결과는 논란이 있다.

3. Key Point

점진적 저강도 운동의 경우 림프부종을 악화시키거나 림프부종 발생을 증가시키지 않는다. 더불어 신체기능을 증진시키고 삶의 질을 향상시킨다. 그러나 림프부종 감소에 대한 운동의 효과는 논란이 있다.

참·고·문·헌

1. Torres Lacomba M., Yuste Sanchez MJ et al., Effectiveness of early physiotherapy to prevent lymphoedema after surgery for breast cancer: randomised, single blinded, clinical trial BMJ 2010;340:b5396

2. Box R, Reul-Hirche H, Bullock-Saxton J, Furnival C. Physiotherapy after breast cancer surgery: results of a randomised controlled study to minimise lymphedema. Br Cancer Res Treat 2002;75:51-64

3. Schmitz KH: Balancing lymphedema risk: exercise versus deconditioning for breast cancer survivors. Exerc Sport Sci Rev 2010;38(1)17-24 4. Ahmed RL, Thomas W, Yee D, Schmitz KH. Randomized controlled trial of weight training and lymphedema in breast cancer survivors. J Clin Oncol 2006;24:2765-2772

5. Sagen A, Karesen R, Risberg MA: Physical activity for the affected limb and arm lymphedema after breast cancer surgery. A prospective, randomized controlled trial with two years follow-up. Acta Oncol 2009;48(8):1102-1110

6. Cheema B, Gaul CA, Lane K, et al.: Progressive resistance training in breast cancer: a systematic review of clinical trials. Breast Cancer Res Treat 109(1): 9-26, 2008., 28. McKenzie DC, Kalda AL: Effect of upper extremity exercise on secondary lymphedema in breast cancer patients: a pilot study. J Clin Oncol 2003;21(3):463-466

7. Kwan ML, Cohn JC, Armer JM, Stewart BR, Cormier JN. Exercise in patients with lymphedema: a systematic review of the contemporary literature. J Cancer Surviv 2011;5(4):320-336

8. Courneya KS, Segal RJ, Mackey JR, et al.: Effects of aerobic and resistance exercise in breast cancer patients receiving adjuvant chemotherapy: a multicenter randomized controlled trial. J Clin Oncol 2007;25(28):4396-4404

9. Schmitz KH, Ahmed RL, Troxel AB, et al.: Weight lifting for women at risk for breast cancer-related lymphedema: a randomized trial. JAMA 2010;304(24):2699-2705

10. McClure MK, McClure RJ, Day R, Brufsky AM Randomized controlled trial of the Breast Cancer Recovery Program for women with breast cancerrelated lymphedema. Am J Occup Ther 2010;64:59-72

11. McNeely ML, Campbell K, Ospina M, Rowe BH, Dabbs K, Klassen TP, Mackey J, Courneya K Exercise interventions for upper-limb dysfunction due to breast cancer treatment. Cochrane Database Syst Rev 2010;CD005211

12. Prue Cormie & Kate Pumpa et al., Is it safe and efficacious for women with lymphedema secondary to breast cancer to lift heavy weights during exercise: a randomised controlled trial. J Cancer Surviv 2013;7:413-424

13. Moseley AL, Carati CJ et al., A systematic review of common conservative therapies for arm lymphoedema secondary to breast cancer treatment Annals of Oncology 2007;18:639-646

14. Moseley AL, Piller NB, Carati CJ The effect of gentle arm exercise and deep breathing on secondary arm lymphedema. Lymphology 2005;38:136-145

15. Tidhar D, Katz-Leurer M Aqua lymphatic therapy in women who suffer from breast cancer treatment-related lymphedema: a randomized controlled study. Support Care Cancer 2010;18:383-392

16. McKenzie DC, Kalda AL: Effect of upper extremity exercise on secondary lymphedema in breast cancer patients: a pilot study. J Clin Oncol 2003;21 (3):463-466

림프부종의 수술적 치료

1. 핵심 질문

1) 수술적 치료에는 어떠한 방법들이 존재하는가?

2) 수술적 치료는 어떠한 환자들에게 사용할 때 보다 효과적인가?

3) 각 방법들의 치료 기대 효과는?

4) 각 방법들로 치료 시 나타날 수 있는 합병증 및 부작용은?

2. 내용과 근거 수준

1) 수술적 치료 방법의 종류[1-3](Level II-3)

과도하게 축적된 피하조직을 피부와 함께 절제하는 수술적 축소술(surgical reduction) 및 지방이 과도하게 축적되어 림프 순환을 막게 되는 만성 림프부종과 같은 경우 이 지방조직을 흡입하여 부피를 축소하는 지방흡입술(liposuction)과 같은 비생리학적 수술(non-physiologic Surgery)이 있으며, 미세 수술 기법을 활용하여 림프의 배액을 도와 줄 수 있는 수술 기법인 생리학적 수술(physiologic surgery)이 있다.

생리학적 수술에는 림프가 정체된 부위의 림프관을 정맥에 연결하여 우회시키는 림프관-정맥 문합술(lymphaticovenous anastomosis), 공여부에서 림프절을 포함한 조직을 혈액 공급을 위한 혈관경과 함께 거상한 뒤 림프부종 부위에 이식하여 림프액을 배액시키는 림프절 전이술(lymph node transfer)이 포함된다.

2) 수술적 치료 방법의 적응증[1-3](Level II-3)

가) 복합림프물리치료 [(Complex decongestive therapy (CDT)]나 압박 치료(compressive garment) 같은 보존적 방법에 효과가 없는 경우

나) 반복되는 봉와직염, 림프관염 소견을 보이는 경우

다) Garment 착용을 원하지 않을 때

라) 심한 부종으로 인한 외형상 변형, 혹은 뚜렷한 기능적 장애를 보이는 경우

마) 성공적인 비수술적 요법 치료 후 남은 잉여조직 제거

바) 림프피루(Lymphocutaneous Fistulae)

특히 섬유화 및 지방 비대(fat hypertrophy) 등이 심하지 않은 진행되지 않고 림프부종의 경우(fluid dominant swelling pitting edema)에는 림프액 배액을 촉진시키는 생리학적 수술을 시행할 수 있고 과량의 림프부종

지방과 단백질이 축적된 경우(solid predominant swelling non-pitting edema)나 표재성 피부 두께 증가를 동반한 심한 섬유화(lymphostatic elephantiasis) 소견을 보이는 진행된 림프부종의 경우에는 비생리학적 수술을 시행할 수 있다.

3) 수술적 치료의 효과

가) 수술적 축소술(surgical reduction)[4] (Level II-3)

표재성 피부 두께 증가를 동반한 심한 섬유화 조직 병변을 절제함으로써 림프부종 병변의 둘레 및 부피 감소 효과를 얻을 수 있다.

나) 지방흡입술(liposuction)[5-9] (Level II-2)

작은 절개창을 통해 축적된 지방 및 부종을 흡입함으로써 림프부종 병변의 둘레 및 부피 감소 효과를 얻을 수 있는데 상지는 101 % 하지에서는 86 % 부피 감소를 보였다. 복합림프물리치료[(complex decongestive therapy (CDT)]를 같이 시행한 경우 부종 부피(edema volume)를 줄이는 데 더 좋은 결과를 얻을 수 있고 술 후 의료적 압박치료(medical compression therapy)를 함께 시행하면 그 효과가 장기적으로 유지된다.

다) 림프관–정맥 문합술(lymphaticovenous anastomosis)[10-13] (Level II-3)

장기 연구 결과에서 사지 림프부종에 대략 30-50 % 부피 감소 효과를 얻을 수 있는 방법으로 하지보다 상지에서 결과가 더 좋다. 하지만 직경이 0.8 mm 미만인 림프관과 피하 세정맥을 초미세수술기법(supermicrosurgical technique)을 이용하여 시행하여야 하므로 숙련된 술자가 아닌 경우 시행하는데 어려움이 있을 수 있고, 림프관-피하세정맥 문합 부위의 개존(patency)이 수 년 후에 모든 경우에서 유지되는 지에 대한 장기적인 연구가 필요하다.

라) 림프절 전이술(lymph node transfer)[14-17] (Level II-3)

림프부종 병변 부위에서 대략 50.60 %의 부피 및 둘레 감소 효과가 있다고 알려졌으나 수술방법 최적화 등 추가적 연구가 필요한 상태이다. 림프절 공여부로는 서혜부, 겨드랑이, 턱밑(submental)이나 쇄골상부(supraclavicular)가 이용되며 림프부종이 있는 수혜부도 근위부, 중간부 또는 원위부를 수혜부로 이용할 수 있다.

4) 수술적 치료의 합병증 및 부작용

가) 수술적 축소술(surgical reduction)[4] (Level II-3): 침습적 수술로 인한 수술 후 통증 호소, 수술 부위 상처 지연

나) 지방흡입술(liposuction)[5-9] (Level II-2): 주로 경미한 합병증(수술 부위 상처 지연, 일시적인 감각 이상)

다) 정맥-림프관 문합술(lymphaticovenous anastomosis)[10-13] (Level II-3): 주로 경미한 합병증(림프루, 수술 부위 상처 치유 지연) 거의 자연적으로 호전됨

라) 림프절 전이술(lymph node transfer)[14-17] (Level II-3): 주로 경미한 합병증(림프루, 수술 부위 상처 치유 지연)이나 이차적인 공여부 림프부종(secondary donor site lymphedema)이 발생할 가능성이 있음

3. Key Point

1) 림프부종의 수술적 치료는 림프부종의 임상 시기 및 진행 양상을 고려하여 림프관 정맥 문합술과 림프절 전이술과 같은 생리학적 수술이나 수술적 축소술과 지방흡입술과 같은 비생리학적 수술 중 적절한 방

법을 선택하여 시행해야 한다.

2) 림프부종의 수술적 치료의 기본적인 적응증은 복합림프물리치료(complex decongestive therapy)과 같은 보존적 치료로 호전되지 않는 경우이나 미세수술적 방법이 대두되며 최근 수술 적응증 범위가 넓어지고 있다.

3) 림프부종의 수술적 치료는 림프부종 병변 부위의 수술 전, 후 부피 및 둘레 측정 결과에서 감소 효과를 보이나 수술 방법에 따라 효과 정도의 차이가 존재한다.

참·고·문·헌

1. Babak J. Mehrara, M.D., F.A.C.S. Jamie C. Zampell, M.D., Hiroo Suami, M.D., Ph.D.,and David W. Chang, M.D., F.A.C.S.Surgical Management of Lymphedema: Past, Present, and Future. LYMPHATIC RESEARCH AND BIOLOGY Volume 9, Number 3, 2011

2. Jay W, Granzow et al. An effective system of surgical treatment of lymphedema. Ann Surrg Onconl 2014;21:1189-1194

3. Jay W, Granzow et al. Review of current surgical treatment for lymphedema. Ann Surrg Onconl 2014;21:1195-1201

4. Miller TA., Lance E, Wyatt, Rudkin GH Staged skin and subcutaneous excision for lymphedema: A favorable report of long-term results. Plast Reconstr Surg 1998;102:1486-1498

5. Brorson H, Svensson H. Complete reduction of lymphoedema of the arm by liposuction after breast cancer. Scandinavian Journal of Plastic & Reconstructive Surgery & Hand Surgery 1997;31:137-143

6. Brorson H, Svensson H. Liposuction combined with controlled compression therapy reduces arm lymphedema more effectively than controlled compression therapy alone. Plastic & Reconstructive Surgery 1998;102:1058-1068

7. Brorson H, Ohlin K, Olsson G, Langstrom G, Wiklund I, Svensson H Quality of life following liposuction and conservative treatment of arm lymphedema. Lymphology 2006;39:8-25

8. Sando WC, Nahai F. Suction lipectomy in the management of limb lymphedema. Clinics in Plastic Surgery 1989;16:369-373

9. O'Brien BM, Khazanchi RK, Kumar PAV, Dvir E, Pederso WC Liposuction in the treatment of lymphoedema; A preliminary report. British Journal of Plastic Surgery 1989;42:530-533

10. Koshima I, Inagawa K, Urusgibara K, Moriguchi T Supermicrosurgical lymphaticovenular anastomosis for the treatment of lymphedema in the upper extremities. J Reconstr Microsurg 2000;16:437-442

11. Campisi C, Davini D, Bellini C, Taddei G, Villa G, Fulcheri E et al. Lymphatic microsurgery for the treatment of lymphedema. Microsurgery 2006;26:65-69

12. Campisi C, Bellini C, Accogli S, Bonioli E, Boccardo F. Microsurgery for lymphedema: clinical research and long-term results. Microsurgery 2010;30(4):256-260

13. Chang DW, Suami H, Skoracki R A Prospective Analysis of 100 Consecutive Lymphovenous Bypass Cases for Treatment of Extremity Lymphedema. Plast Reconstr Surg 2013;132:1305-1313

14. Becker C, Assouad J, Riquet M , Hidden G Postmastectomy lymphedema: longterm results following microsurgical lymph node transplantation. Ann Surg.2006;243:313-315

15. Lin CH, Ali R, Chen SC, Wallace C, Chang YC, Chen HC et al Vascularized groin lymph node transfer using the wrist as a recipient site formanagement of postmastectomy upper extremity lymphedema. Plast Reconstr Surg. 2009;123:1265-1275

16. Gharb BB, Rampazzo A, Spanio di Spilimbergo S, Xu ES, Chung KP, Chen HC Vascularized lymph node transfer based on the hilar perforators improves the outcome in upper limb lymphedema. Ann Plast Surg. 2011;67:589-593

17. Cheng MH, Chen SC, Henry SL, Tan BK, Lin MC, Huang JJ Vascularized groin lymph node flap transfer for postmastectomy upper limb lymphedema: flap anatomy, recipient sites, and outcomes. Plast Reconstr Surg. 2013;131:1286-1298

림프부종의 생활 관리

1. 핵심질문

1) 운동은 림프부종 발생에 영향을 주는가?

2) 피부관리는 어떻게 하여야 하는가?

3) 행동조절을 위한 교육 혹은 정보제공이 림프부종 예방에 효과적인가?

4) 사우나가 림프부종을 악화시키는가?

5) 체중조절이 림프부종 치료에 도움이 되는가?

2. 내용과 근거 수준

1) 운동의 영향

점진적 저항 운동은 림프부종 고위험군 유방암 생존자에서 운동을 하지 않은 군에 비하여 림프부종의 발생을 증가시키지 않는다. 그러므로 운동중재는 구조화된 교육지침과 의료진의 감독하에 점진적으로 증가시키는 운동이 환자에게 효과가 있다.[1,2](Level I-1) 림프부종 고위험군은 운동을 할 때, 압박 스타킹을 착용하는 것을 권고한다.[3](Level III-3) 운동은 저강도로 시작하고 점진적인 증가를 통한 유산소, 저항성 운동을 시행한다.[4](Level III-4) 다만 유산소운동과 점진적 저항운동을 겸하는 경우에도 안전은 하지만, 대규모 연구를 통해 효과를 확인해볼 필요가 있다.

2) 피부관리

세심한 피부관리가 필요하다. 손과 팔은 세균감염과 림프부종 발생을 최소화하기 위하여 상처가 나지 않도록 하고 적절한 위생을 유지한다. 일반적으로 액와절제술(ALND) 환자에게 주사, 면역주사, 정맥주사 및 정맥 내 장치는 금기이다.[5](Level III-4) 세균 감염을 피하고 화상이나 동상을 피한다. 팔 다리를 조이지 않도록 한다.[4,5](Level III-4)

3) 교육 혹은 정보제공(위험감소 중재프로그램)

림프부종에 대한 교육이나 정보제공 혹은 위험감소 중재프로그램을 제공하는 경우, 대상자의 팔둘레의 변화나 림프부종 발생 차이는 없었지만, 위험감소 행동과 삶의 질이 중재를 받지 않는 군에 비해 유의하게 증가하였다.

림프부종에 대한 증상과 위험감소 행동에 대한 정보를 제공하면 림프부종 증상감소와 위험감소행동 실천율 증가의 효과가 있다.[6,7](Level II-3) 수술 후 4-12주에 유방암환자에게 운동, 림프부종 예방교육, 영양과 상담 프로그램을 진행한 결과 교육을 받은 군의 삶의 질이 유의하게 높았고 팔둘레의 변화가 없었다.[8](Level I-1)

림프부종 위험감소 프로그램은 림프흐름 증진을 위해 가슴근육에 힘을 주는 심호흡법과 펌핑하기, 대근육 운동인 걷기, 댄스, 수영, 요가, 타이치 등 기능상태를 증진시키기 위한 어깨 운동, 적정 BMI 유지, 균형 잡힌 영양식단으로 구성하고, 단계별로 대상자에게 프로그램을 제공하는 경우에 림프부종 위험감소행동을 강화시키는데 효과적이었다.[9](Level II-2) 림프부종 발생은 수술 후 6개월에서 ALND와 감시림프절생검(SLNB) 환자의 림프부종 발생은 차이가 없었지만, 12개월에는 ALND 여성에서 유의하게 높은 것으로 나타났다.

4) 사우나

사우나 혹은 통목욕은 림프부종 발생을 유의하게 증가시키는 환경적 요인이므로 피한다.[10](Level II-3) 림프부종 발생의 위험이 있는 환자는 반동으로 부종을 유발할 수 있는 극심한 추위, 15분 이상의 지연되는 열에 노출, 특히 뜨거운 통목욕과 사우나, 그리고 섭씨 38.9도 이상의 뜨거운 물에 환측 팔을 담그는 것을 피해야 한다.[11](Level III-4) 열 혹은 추위에 노출되어 반동성 혈류증가는 림프계 부하를 증가시키는 결과를 가져온다.[12]

5) 체중조절

체중조절을 위해 열량감소군과 저지방식이군이 대조군에 비하여 림프부종 부피가 감소하였고,[13](Level I-1) BMI≥30 이상군이 림프부종 발생이 높았다.[14](Level II-2) 치료 전에 BMI<30 이었던 유방암환자 생존자 중에서 진단 30개월 후에 BMI≥30 이상으로 증가한 군과 증가하지 않고 그대로 있는 군에서 림프부종 부피의 유의한 차이는 없었다.[15](Level II-3) 즉, 체중이 증가한 환자에서 림프부종 발생이 더 증가하지 않았더라도 치료 전 BMI 수치가 림프부종 발생의 유의한 예측인자인 것으로 나타났으므로, 림프부종 환자에서 체중 조절은 권장되나 예방적 효과는 좀 더 많은 자료가 필요하다.

3. Key Point

1) 운동은 전문가의 안내에 따라 점진적 저항운동을 시행하는 것이 효과적이며, 필요에 따라 압박스타킹을 착용한다.
2) 손과 팔은 세균감염과 림프부종 발생을 최소화하기 위하여 상처가 나지 않도록 하고 적절한 위생을 유지한다.
3) 교육중재와 위험감소 중재프로그램은 림프부종 위험행동을 줄이고 삶의 질을 향상시킨다.
4) 15분 이상 지연된 열의 노출은 피한다. 선스크린 사용이 권장된다.
5) 체중조절은 림프부종 예방을 위해 권장된다.

참 · 고 · 문 · 헌

1. McNeely Margaret L, Campbell K, Ospina M, Rowe Brian H, Dabbs K, Klassen Terry P, et al. Exercise interventions for upper-limb dysfunction due to breast cancer treatment. Cochrane Database of Systematic Reviews: John Wiley & Sons,

Ltd; 2010

2. Schmitz KH, Ahmed RL, Troxel AB, et al. Weight lifting for women at risk for breast cancer.related lymphedema: A randomized trial. JAMA 2010;304:2699-2705

3. Schmitz KH, Ahmed RL, Troxel A, Cheville A, Smith R, Lewis-Grant L, et al. Weight lifting in women with breast-cancer.related lymphedema. New England Journal of Medicine 2009;361:664-673

4. International Society of Lymphology. The diagnosis and treatment of peripheral lymphedema: 2013 consensus document of the International Society of Lymphology Lymphology 2013;46:1-11

5. Harris SR, Hugi MR, Olivotto IA, Levine M. Clinical practice guidelines for the care and treatment of breast cancer: 11. Lymphedema. Canadian Medical Association Journal 2001;164:191-199

6. Fu MR. Breast cancer survivors' intentions of managing lymphedema. Cancer Nursing 2005;28:446-457.

7. Fu MR, Axelrod D, Haber J. Breast cancer related lymphedema: information, symptoms, and risk-reduction behaviors. Journal of Nursing Scholarship 2008;40:341-348

8. Anderson RT, Kimmick GG, McCoy TP, Hopkins J, Levine E, Miller G, et al. A randomized trial of exercise on well-being and function following breast cancer surgery: the RESTORE trial. Journal of Cancer Survivorship: Research and Practice 2012;6:172-181

9. Fu M, Axelrod D, Guth A, Cartwright F, Qiu Z, Goldberg J, et al. Proactive Approach to Lymphedema Risk Reduction: A Prospective Study. Annals of Surgical Oncology 2014;21:3481-3489

10. Showalter SL, Brown JC, Cheville AL, Fisher CS, Sataloff D, Schmitz KH. Lifestyle risk factors associated with arm swelling among women with breast cancer. Annals of Surgical Oncology 2013;20:842-849

11. Cemal Y, Pusic A, Mehrara BJ. Preventative measures for lymphedema: separating fact from fiction. Journal of the American College of Surgeons 2011;213:543

12. Dell DD, Doll C. Caring for a patient with lymphedema. Nursing 2006;36:49-51

13. Shaw C, Mortimer P, Judd PA. Randomized controlled trial comparing a low-fat diet with a weight-reduction diet in breast cancer-related lymphedema. Cancer 2007;109:1949-1956

14. Mahamaneerat WK, Shyu C-R, Stewart BR, Armer JM. Breast cancer treatment, BMI, post-op swelling/lymphoedema. Journal of lymphoedema 2008;3:38

15. Ridner SH, Dietrich MS, Stewart BR, Armer JM. Body mass index and breast cancer treatment-related lymphedema. Supportive Care in Cancer 2011;19:853-857